A Contribuição da
Medicina de Família e Comunidade para os Sistemas de Saúde

  A Artmed é a editora oficial da Sociedade Brasileira de Medicina de Família e Comunidade

DIRETORIA DA SBMFC (2014-2016)

Thiago Gomes da Trindade	Presidente
Daniel Knupp	Vice-Presidente
Paulo Poli Neto	Secretário Geral
Samantha França	Diretora Administrativo-Financeira
Rodrigo Bandeira de Lima	Diretor de Comunicação
Nulvio Lermen Junior	Diretor de Titulação e Certificação
Denize Ornelas	Diretora de Exercício Profissional e Mercado de Trabalho
André Silva	Diretor de Medicina Rural
Nilson Ando	Diretor de Residência e Pós-Graduação *Lato Sensu*
Marcelo Rodrigues Gonçalves	Diretor de Graduação e Pós-Graduação *Stricto Sensu*
Gustavo Gusso	Diretor Científico e de Desenvolvimento Profissional Contínuo
Maria Eugênia Bresolin Pinto	Departamento de Especialização
André Andrade Justino	Departamento de Residência
Marcos Vasconcelos	Departamento de Graduação
Roberto Umpierre	Departamento de Pós-Graduação *Stricto Sensu*
Luiz Felipe Fabi	Departamento de Educação Permanente
Sandro Batista	Departamento de Pesquisa

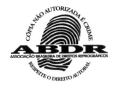

K47c   Kidd, Michael.
　　　　A contribuição da medicina de família e comunidade para os sistemas de saúde : um guia da Organização Mundial de Médicos de Família (WONCA) / Michael Kidd ; tradução: André Garcia Islabão ; revisão técnica: Luiz Fernando Nicz. – 2. ed. – Porto Alegre : Artmed, 2016.
　　　　xxi, 298 p. : il. ; 23 cm.

　　　　ISBN 978-85-8271-326-6

　　　　1. Medicina de família. 2. Sistemas de saúde. I. Título.

　　　　　　　　　　　　　　　　　　　　　　　CDU 614.2

Catalogação na publicação: Poliana Sanchez de Araujo – CRB 10/2094

A Contribuição da Medicina de Família e Comunidade para os Sistemas de Saúde

Um guia da Organização Mundial dos Médicos de Família (WONCA)

2ª EDIÇÃO

Michael **KIDD**

Tradução:
André Garcia Islabão

Revisão técnica desta edição:
Luiz Fernando Nicz

Médico. Consultor em Gestão de Saúde, com área de interesse em Medicina de Família como organizadora e coordenadora dos processos de atenção à saúde em sistema de saúde voltado à cobertura universal. Mestre em Administração, área de Hospitais e Sistemas de Saúde, pela Fundação Getúlio Vargas (FGV).

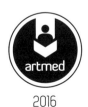

2016

Obra originalmente publicada sob o título *The contribution of family medicine to improving health systems, 2nd Edition*
ISBN 9781846195549
Copyright © 2013.
All Rights Reserved. The original English language work has been published by: CRC Press, a member of the Taylor & Francis Group.

Gerente editorial: *Letícia Bispo de Lima*

Colaboraram nesta edição
Editora: *Daniela de Freitas Louzada*
Preparação de originais: *Maria Regina Lucena Borges-Osório*
Leitura final: *Patrícia Alves da Silva*
Capa: *Márcio Monticelli*
Imagem da capa: *©shutterstock.com / withGod, ULAN-UDE, RUSSIA - APRIL 6: The City Blood Service makes a promo action for donorship popularization. Doctors examine volunteers before they donate blood, April 6, 2010, Ulan-Ude, Buryatia, Russia. ©shutterstock.com / JPC-PROD, Female doctor checking little boy's pulse. ©shutterstock.com / Brainsil, Pediatrician and little boy, medical exam. ©shutterstock.com / Valeriya Anufriyeva, DRC, Democratic Republic of Congo. UNICEF mission against tetanus in September 2008. Doctor from UNICEF mission doing the tetanus vaccination.*
Editoração: *Kaéle Finalizando Ideias*

Reservados todos os direitos de publicação, em língua portuguesa, à
ARTMED EDITORA LTDA., uma empresa do GRUPO A EDUCAÇÃO S.A.
Av. Jerônimo de Ornelas, 670 – Santana
90040-340 – Porto Alegre – RS
Fone: (51) 3027-7000 Fax: (51) 3027-7070

SÃO PAULO
Rua Doutor Cesário Mota Jr., 63 – Vila Buarque
01221-020 – São Paulo – SP
Fone: (11) 3221-9033

SAC 0800 703-3444 – www.grupoa.com.br

É proibida a duplicação ou reprodução deste volume, no todo ou em parte, sob quaisquer formas ou por quaisquer meios (eletrônico, mecânico, gravação, fotocópia, distribuição na Web e outros), sem permissão expressa da Editora.

IMPRESSO NO BRASIL
PRINTED IN BRAZIL

Sobre os autores

Michael Kidd

É Médico de família, presidente da Organização Mundial dos Médicos de Família (WONCA) e ex-presidente do Royal Australian College of General Practitioners. Foi professor de clínica geral na University of Sydney e atualmente é diretor executivo da Faculty of Health Sciences da Flinders University, Austrália.

Principais autores dos capítulos

- **Cynthia Haq** é médica de família, diretora fundadora da University of Wisconsin – Madison Center for Global Health, Estados Unidos, e diretora de treinamento em Urban Medicine and Public Health. Tem concentrado sua carreira na educação para cuidados de atenção primária à saúde e promovido programas de medicina de família no Paquistão, Uganda e Etiópia.

- **Hernan Montenegro** é conselheiro sênior de sistemas de saúde da Organização Mundial de Saúde, em Genebra, Suíça. É médico da University of Chile e tem mestrado em saúde pública pela Johns Hopkins University. Também trabalhou para o Ministério da Saúde do Chile e para o Banco Mundial.

- **Igor Svab** é médico de família, pesquisador em cuidados primários e professor de medicina de família na University Medical School em Liubliana, Eslovênia. É ex-presidente da WONCA na região da Europa.

- **Jan De Maeseneer** é chefe do Department of Family Medicine and Primary Health Care e Vice-Diretor para planejamento estratégico na Faculty of Medicine and Health Sciences da Ghent University, Bélgica. É presidente do European Forum for Primary Care e secretário geral da The Network: Towards Unity for Health. Desde 1997, tem promovido diferentes projetos em relação ao desenvolvimento da medicina de família na África.

- **Jeff Markuns** é diretor executivo da Boston University Family Medicine Global Health Collaborative. É ex-diretor assistente da residência em medicina de família na Boston University, Estados Unidos, completou um *fellowship* em educação médica e agora lidera consultorias técnicas internacionais em desenvolvimento da medicina de família, primariamente com foco no Sudeste da Ásia.

vi Sobre os autores

- **Tiago Villanueva** trabalha como clínico geral na região da Grande Lisboa, Portugal, e como jornalista *freelancer* para a imprensa especializada em saúde. Foi um British Medical Journal Clegg Scholar, editor do *Student BMJ* e editor sênior do Harvard Medical School – Portugal Health Information Program.

- **Waris Qidwai** é professor e catedrático do Department of Family Medicine na Aga Khan University em Karachi, Paquistão. Teve um papel importante no desenvolvimento e na promoção da medicina de família na região Sul da Ásia. Faz parte da WONCA Working Party on Research.

- **Wim Van Lerberghe** é ex-diretor do Department for Health Systems Policies and Workforce da Organização Mundial de Saúde. É médico e tem mestrado e doutorado em saúde pública. Trabalhou em Moçambique, Zaire (atual República Democrática do Congo), Djibuti, Marrocos, Tanzânia e Tailândia. Foi professor de políticas de saúde no Institute of Tropical Medicine na Antuérpia, Bélgica.

Autores colaboradores

- **Akye Essuman** é palestrante e coordenador da Family Medicine Unit, Department of Community Health na University of Ghana Medical School. É o primeiro formado em medicina de família em Gana e trabalha como especialista sênior em medicina de família no Korle-Bu Teaching Hospital, Acra.

- **Alex Warner** é médico de família em Londres e *fellow* de pesquisa na prática do National Institute no Department of Primary Care and Population Health no University College London. Tem interesse em saúde mental na atenção primária, desigualdades da saúde e em organização e oferta de atenção primária.

- **Allyn Walsh** é professora no Department of Family Medicine na McMaster University, Canadá, e chefe da WONCA Working Party on Education. Sua atuação na McMaster inclui diretora do programa de pós-graduação em medicina de família, diretora assistente de desenvolvimento da faculdade e, mais recentemente, chefe dos assuntos dos estudantes.

- **Bob Mash** é chefe of the Division of Family Medicine and Primary Care na Stellenbosch University, África do Sul, e editor do *African Journal of Primary Health Care and Family Medicine*. Atuou no apoio ao desenvolvimento da medicina de família na África do Sul, Botsuana, Zimbábue, Namíbia, Malauí, Tanzânia, Quênia, Uganda e Gana.

- **Bruce Arroll** é formado pela University of Auckland, Nova Zelândia, e trabalha na McMaster University, Canadá. Está envolvido nas revisões da Cochrane e faz parte do Cochrane Primary Care Field que desenvolveu o PEARLs (Practical Evidence About Real Life Situations). Também trabalhou com prática clínica em South Auckland.

- **Charles Boelen** é consultor internacional em pessoal e sistemas de saúde. Trabalhou por 30 anos na Organização Mundial de Saúde e atuou como coordenador do programa de recursos humanos para a saúde. É copresidente do Consenso Global relativo à Responsabilidade Social das Escolas Médicas.

- **Chen Bowen** é vice-presidente do Capital Institute of Paediatrics, em Beijing e secretário geral da Community Health Association da China. Está envolvido com a promoção do estabelecimento de serviços de saúde comunitários na China desde 1997. Em 2012, ganhou o prêmio de fundos de saúde dos Emirados Árabes Unidos.

Sobre os autores **vii**

- **Claunara Schilling Mendonça** é professora de medicina de família na Universidade Federal do Rio Grande do Sul, Brasil, sendo administradora de um serviço de saúde comunitária em Porto Alegre. Mestre em epidemiologia. Trabalhou para o Ministério da Saúde do Brasil como médica de família e diretora do Departamento de Cuidados de Atenção Primária à Saúde.

- **Daniel Ostergaard** é médico de família e ex-presidente da WONCA da Região da América do Norte. Foi vice-presidente da American Academy of Family Physicians. Responsável por atividades internacionais e interprofissionais, bem como de educação e saúde pública.

- **Dheepa Rajan** é autoridade técnica na Organização Mundial de Saúde em Genebra, Suíça. Mestre pela University of Göttingen, Alemanha, trabalhou no Swiss Tropical and Public Health Institute em Basel, Suíça, e na Real Medicine Foundation em Jhabua e Bangalore, Índia.

- **Donald Li** é especialista em medicina de família na prática privada e ex-presidente da WONCA na Região da Ásia Pacífico. Presidente da Hong Kong Academy of Medicine, censor do Hong Kong College of Family Physicians e conselheiro da Chinese Society of General Practice da Chinese Medical Association.

- **Dong Yanmin** é chefe da Community Health Association de Tianjin City, China, tendo trabalhado como diretora do Tianjin Health Bureau. Atuou como clínica geral e como administradora de saúde comunitária por muitos anos, atualmente trabalhando como consultora para a Chinese Association of General Practice e como médica de família.

- **Edward Shahady** é professor clínico de medicina de família e ex-presidente da Society of Teachers of Family Medicine nos Estados Unidos. Visitou e ensinou em diversos países e atualmente chefia um grupo Diabetes Collaborative na Flórida.

- **Felicity Goodyear-Smith** é professora de clínica geral e cuidados de atenção primária à saúde na University of Auckland, Nova Zelândia, com um importante currículo de pesquisa envolvendo a colaboração interdisciplinar e intersetorial em uma variedade de assuntos de cuidados de atenção primária à saúde. É editora fundadora do Royal New Zealand College of General Practitioners Journal of Primary Health Care.

- **Guo Aimin** é vice-reitora da School of Public Health and Family Medicine da Capital Medical University na China. É vice-diretora do Training Centre of General Practice com o Ministry of Health, China. Atua em educação e pesquisa em clínica geral desde 2000.

- **Gustavo Gusso** é ex-presidente da Sociedade Brasileira de Medicina de Família e Comunidade e professor da disciplina de clínica geral da Universidade de São Paulo. Membro da WONCA Working Party on Research, contribui para o desenvolvimento e a promoção extensivos da medicina de família na América do Sul, principalmente no Brasil.

- **Hassan Salah** é autoridade técnica em Health Policy and Planning no Eastern Mediterranean Regional Office da Organização Mundial de Saúde. Tem mais de 20 anos de experiência internacional em governança, setor privado, políticas de saúde e planejamento estratégico, além de sistemas distritais integrados baseados na prática de família.

- **Ilse Hellemann-Geschwinder** é médica de família e conferencista de grupo na Medical University of Graz, Áustria. Membro da WONCA World Executive Committee, responsável pela ligação WONCA/Organização Mundial de Saúde, está agora no conselho da European Society of General Practice/Family Medicine e na European Academy of Teachers in General Practice/Family Medicine.

viii Sobre os autores

- **Inderjit Singh Ludher** é médico de família, ex-presidente e ex-chefe dos programas acadêmicos da Academy of Family Physicians, Malásia. Esteve envolvido na educação em cuidados de atenção primária à saúde em Camboja e com a Baha'i Community in Social Action, capacitando populações necessitadas em nações em desenvolvimento.

- **Iona Heath** é uma líder internacionalmente reconhecida em medicina de família e trabalhou como clínica geral em Kentish Town, Londres. É ex-presidente do Royal College of General Practitioners no Reino Unido, tendo atuado como membro executivo da WONCA e como responsável pela de ligação da WONCA/Organização Mundial de Saúde.

- **Janko Kersnik** é médico de família rural, chefe do Family Medicine Department, University Maribor, e chefe de pesquisa no Family Medicine Department, University Ljubljana, Eslovênia. É presidente da Slovenian Family Medicine Society e presidente da European Academy of Teachers in General/Family Practice (EURACT).

- **Jinan Usta** é professora associada de clínica médica no Family Medicine Department da American University of Beirut, Líbano. É ex-presidente da Lebanese Society of Family Medicine e trabalha como consultora para a Organização Mundial de Saúde, OXFAM e organizações de resgate.

- **Juan Gérvas** é clínico geral aposentado e trabalhou no sistema de saúde espanhol em áreas urbanas e rurais. É pesquisador em atenção primária e líder do grupo de pesquisa, estudo e ensino multiprofissional em atenção primária e medicina geral (CESCA). Professor de saúde pública na Autonomous University Madrid e professor de saúde internacional na National School of Public Health, Madri.

- **Khaya Mfenyana** é médico de família, ex-presidente da WONCA da Região da África e ex-vice-presidente da South African Academy of Family Practice/Primary Care. É diretor executivo da Faculty of Health Sciences na Walter Sisulu University na África do Sul e chefe do South African Committee of Medical Deans.

- **Kim Griswold** é membro docente do Department of Family Medicine na University at Buffalo, The State University of New York, sendo responsável pelo ensino de estudantes de medicina e enfermagem, bem como residentes de prática de família. Ela dedica-se a cuidados clínicos para populações necessitadas na zona urbana de Buffalo, incluindo muitos refugiados e imigrantes.

- **Lawrence Loh** é médico de família e saúde pública que trabalha como especialista na Public Health Agency do Canadá. Formado pela University of Western Ontario, fez residência na University of Toronto e mestrado em saúde pública na Johns Hopkins Bloomberg School of Public Health.

- **Lesley Pocock** é estrategista pós-graduada em educação médica global, trabalhando com organizações não governamentais e nações individuais. Provedora de desenvolvimento profissional continuado para médicos de família, é editora de vários periódicos médicos internacionais e regionais, incluindo o *Middle East Journal of Family Medicine*.

- **Liliana Arias-Castillo** é médica de família, professora e catedrática do Department of Family Medicine na Universidad del Valle, em Cali, Colômbia. É ex-presidente da WONCA na região Iberoamericana.

- **Luís Filipe Cavadas** é clínico geral na Lagoa Family Health Unit, em Matosinhos, Portugal. É também professor de estudantes de medicina e de residentes de anos iniciais e de clínica geral, pesquisador do grupo Senhora da Hora Research e ex-editor do Portuguese Journal of General Practice.

Sobre os autores **ix**

- **Luisa Pettigrew** é médica de família, com interesse em sistemas de saúde e educação em saúde global. Ajudou a desenvolver programas de intercâmbio internacional para estudantes de medicina e residentes de clínica geral por toda a Europa. Mestre em políticas, planejamento e financiamento de saúde, trabalhou no Departamento de Financiamento de Sistemas de Saúde da Organização Mundial de Saúde e é membro do comitê internacional do Royal College of General Practitioners.

- **Maaike Flinkenflögel** é holandesa, e tem trabalhado com educação médica e desenvolvimento de treinamento em medicina de família na África. Apoiou o estabelecimento da Primafamed Network da Ghent University, na Bélgica, e trabalha como professora associada no Department of Family Medicine and Community Health na National University of Rwanda.

- **Marc Rivo** é médico de família, vice-presidente sênior para cuidados administrados e saúde da população na Health Choice Network e principal autoridade médica da Prestige Health Choice. Foi diretor da Division of Medicine no Department of Health and Human Services dos Estados Unidos e ex-editor da *WONCA News*.

- **Marcelo Marcos Piva Demarzo** é médico de família e professor assistente da Unidade de Medicina de Família do Departamento de Medicina Preventiva na Escola Paulista de Medicina da Universidade Federal de São Paulo, Brasil. *Fellow* do International Primary Care Research Leadership Program da University of Oxford.

- **Mart Leys** atua como autoridade técnica na Organização Mundial de Saúde em Genebra, Suíça. É cientista política da University of Ghent e tem mestrado em ação humanitária internacional. Trabalhou no Fund for Development Cooperation em Bruxelas, Bélgica, e na University of Antwerp.

- **Mary K. Hunt** trabalhou por 30 anos em pesquisa baseada na comunidade em faculdades de saúde pública em Minnesota, Boston e no Centers for Disease Control and Prevention dos Estados Unidos. Em seu trabalho internacional no Barein e em Uganda, concentrou-se na nutrição e na integração dos cuidados de atenção primária à saúde e medicina de família com a saúde pública.

- **Meng-Chih Lee** é superintendente do Taichung Hospital em Taiwan e pesquisador visitante do Institute of Population Health Sciences com o National Health Research Institutes, Taiwan. Presidente da Taiwan Medical Alliance for Control of Tobacco.

- **Mohammad Assai** é conselheiro regional de Primary and Community Health Care no Eastern Mediterranean Regional Office da Organização Mundial de Saúde. Trabalhou como diretor geral para atenção primária à saúde no Ministério da Saúde do Irã e como autoridade médica da Organização Mundial de Saúde no Paquistão.

- **Nandani de Silva** é professora emérita de Medicina de Família na University of Kelaniya e chefe do grupo de estudos do College of General Practitioners do Sri Lanka. É membro da WONCA Council e membro do Nominations and Awards Committee, Working Party on Education e Working Party on Women and Family Medicine.

- **Olayinka O. Ayankogbe** é palestrante sênior em medicina de família e chefe da Family Medicine Unit no Department of Community Health and Primary Care do College of Medicine na University of Lagos, Nigéria. É também consultor a cargo da Family Medicine Unit, no Lagos University Teaching Hospital.

- **Preethi Wijegoonewardene** é médico de família, ex-presidente do College of General Practitioners do Sri Lanka, ex-presidente da Sri Lanka Medical Association e ex-presidente da

WONCA da Região do Sul da Ásia. Ele é conferencista visitante em medicina de família do Postgraduate Institute of Medicine na Colombo University no Sri Lanka.

- **Roar Maagaard** é especialista em clínica geral/medicina de família próximo a Aarhus, Dinamarca, e professor associado da University of Aarhus responsável pelo treinamento especializado de clínicos gerais. Foi presidente do Danish College of General Practitioners e é secretário honorário da European Academy of Teachers in General Practice/Family Medicine.

- **Sameen Siddiqi** é diretor do Department of Health Systems Development no Eastern Mediterranean Regional Office da Organização Mundial de Saúde. Médico com mestrado e doutorado em saúde pública, trabalhou em políticas de saúde, governança e oferta de serviços com o Banco Mundial, a German Agency for Technical Development e o Ministério da Saúde no Paquistão.

- **Samia Almusallam** é professora em medicina de família e diretora do programa de residência em medicina de família no Kuwait Institute for Medical Specialization. Tem um papel de liderança no desenvolvimento e na promoção da medicina de família no Kuwait e na região do Oriente Médio.

- **Steve Reid** é médico de família com ampla experiência em prática clínica, educação e pesquisa no campo da saúde rural na África do Sul. Formado em prática clínica rural, administração e pesquisa, sendo o Glaxo-Wellcome Chair of Primary Health Care na University of Cape Town na África do Sul.

- **Tawfik Khoja** é consultor de medicina de família com base na Arábia Saudita e atual diretor geral do comitê executivo do Health Ministers Council for Cooperation. Tem papel importante como pesquisador e autor nesse campo e no desenvolvimento e promoção da medicina de família na Região do Mediterrâneo Oriental.

- **Victor Inem** é professor associado de saúde comunitária e cuidados primários no College of Medicine na University of Lagos, Nigéria. Membro ativo da International Federation of Primary Care Research Networks, contribui para o desenvolvimento e a promoção da medicina de família na África, principalmente na Nigéria.

- **Vincent Hunt** é um antigo médico de família rural, diretor de residência e chefe do Department of Family Medicine na Brown University nos Estados Unidos. Foi consultor para programas de medicina de família nos Estados Unidos e em muitos outros países. Recentemente, atuou como administrador de projetos da WONCA's East Africa Initiative.

- **William E. Cayley Jr.** é professor no University of Wisconsin Department of Family Medicine. É membro da WONCA, da Society of Teachers of Family Medicine e da Christian Medical and Dental Association. É editor de revisão de livros para o periódico *Family Medicine*, bem como do Cochrane Heart Group.

- **Yin Delu** é professor assistente do Capital Institute of Pediatrics. É diretor do Management Consultancy Department of the Community Health Association da China. Seu trabalho tem como foco a condução de pesquisas em serviços de saúde comunitários na China.

- **Yongyuth Pongsupap** é especialista sênior no National Health Security Office, Tailândia. Trabalha com a disseminação de modelos de prática de família por todo o país, tendo atuado como médico de família no primeiro centro de demonstração em saúde para uma nova abordagem para cuidados de atenção primária à saúde de qualidade na Tailândia.

- **Yun Yu** é autoridade técnica da Organização Mundial de Saúde em Genebra, Suíça. Médica com mestrado em saúde pública pela University of Cambridge, trabalhou em áreas de cuidados de atenção primária à saúde e promoção da saúde no Shanghai Municipal Health Bureau.

Apresentação

Desde o século passado, diversos países vêm implantando e desenvolvendo seus sistemas de saúde orientados à Atenção Primária à Saúde (APS), que culminou com um consenso mundial a partir da Declaração de Alma-Ata, de 1978. Embora as intenções ficassem marcadas nesta declaração, passados 38 anos, nem todos os signatários conseguiram desenvolver plenamente as recomendações e, além disso, observaram-se experiências e modelos distintos de APS globalmente. A Organização Mundial de Saúde (OMS) vem referendando, através de distintos documentos e ações ao longo dessas décadas, a necessidade do desenvolvimento de sistemas de saúde que levem a cobertura universal às suas populações - com uma novidade firmada nos últimos anos e endossada no prefácio deste livro por sua diretora geral, Dra. Margaret Chan: a importância do desenvolvimento da Medicina de Família e Comunidade (MFC) para se atingir uma APS de qualidade nos diversos países.

Nesse contexto, a Organização Mundial dos Médicos de Família e Comunidade (WONCA), coordenada por seu Presidente, Dr. Michael Kidd, desenvolveu este livro, trazendo de forma ampliada toda a discussão sobre como qualificar a atenção primária através do fortalecimento da medicina familiar comunitária e das equipes de saúde da família, partindo da análise de diversas experiências globais. Como marco inicial faz-se uma análise importante sobre as necessidades de saúde da população, e de como os sistemas de saúde precisam atender a essa demanda, construindo-se de fato um sistema que atenda a essas necessidades, que seja de fato usuário-centrado. A partir dessa avaliação, traz-se um apontamento consensual dos princípios da APS e da MFC necessários a tal qualificação - dos quais não se pode abrir mão -, bem como enfatiza-se que sejam fortalecidos os seguintes atributos: o acesso de primeiro contato, o cuidado continuado, integral e coordenado pela APS, orientado à família e à comunidade, e centrado na pessoa. Dessa forma, fica demonstrado que os modelos que lograram bons resultados em saúde tiveram como base valores e princípios sólidos da APS e da MFC. Na sequência, o livro aborda as experiências de ensino-aprendizagem da MFC na graduação, residência e educação continuada, assim como em pesquisa - sempre se pautando em experiências mundiais exitosas. Outra importante discussão refere-se aos modelos assistenciais propriamente ditos, de acesso, financiamento, indicadores de qualidade, e da necessidade do fortalecimento das Associações Nacionais de MFC. (Evidenciando, novamente, um conjunto de recomendações baseado no consenso dessas experiências.) O destaque final vai para os relatos de experiências da implementação de modelos de APS/MFC em diversos países de renda média, nos diversos continentes, com destaque para o caso brasileiro.

Ressaltamos a importância deste livro, como um marco histórico, do estado da arte da APS e da MFC mundiais, mostrando através das experiências variadas os caminhos para a qualificação dos sistemas de saúde através da contribuição consistentes da MFC, ressaltando não apenas os êxitos, mas também as estratégias de superação de barreiras a essa implementação. Sem dúvida, esta edição em língua portuguesa contribuirá efetivamente para a discussão em fóruns acadêmicos, mas, sobretudo para que os gestores das diversas esferas tenham acesso a uma base de conhecimentos sólidos das experiências diversas. Que possamos seguir construindo no Brasil um Sistema de Saúde orientado à APS, tendo o médico de família e comunidade como figura central neste processo assistencial, gerencial e de ensino.

Este é mais um dos livros recomendados pela SBMFC, fruto da parceria com a Artmed Editora, para utilização em larga escala por médicos da atenção primária, profissionais de saúde de uma maneira geral, gestores, estudantes de medicina, residentes e preceptores de MFC, de forma a qualificarem seu aprendizado em torno das experiências mundiais de APS e MFC, criando novas possibilidades de qualificação das nossas experiências locais.

Thiago Gomes Trindade
Presidente da Sociedade Brasileira de Medicina
de Família e Comunidade (SBMFC)

Prefácio

Direitos humanos e dignidade, justiça, participação e inclusão há muito tempo são valores centrais da OMS. Eles sustentam nossa contribuição para o bem-estar global e o desenvolvimento sustentável. A oferta de serviços de saúde alinhada com esses valores permanece como um grande desafio global no setor da saúde, apesar de enormes ganhos obtidos nas últimas décadas. Aqueles que acabam sofrendo mais são as populações vulneráveis, especialmente em cenários de pobreza. Assim, o investimento em saúde e em sistemas de saúde é fundamental, não apenas para melhorar a oferta global de serviços de saúde, mas também para reduzir a pobreza, construir capital humano e promover o desenvolvimento sustentável.

A cobertura de saúde universal (CSU), com base em serviços de saúde disponíveis, aceitáveis, acessíveis e baratos, de alta qualidade, tem um significado extraordinário para oferecer uma melhor saúde para todos, sendo um objetivo unificador para o desenvolvimento de sistemas de saúde conforme vislumbrado pela declaração de Alma-Ata e outras globais mais recentes. O caminho para a cobertura de saúde universal exige considerável investimento na melhora dos serviços de saúde com base em princípios e valores dos cuidados de atenção primária à saúde. Os serviços de saúde podem ser demasiado caros para uma população (barreira de custo), muito distantes (barreira de acessibilidade), com poucos profissionais e longas horas de espera (barreira de disponibilidade) ou não estar de acordo com as preferências culturais e de gênero das pessoas (barreira de aceitação). E quando as pessoas conseguem acesso aos serviços, eles costumam ser de má qualidade e, em alguns casos, mesmo prejudiciais. Além disso, os serviços tendem a ser fragmentados, curativos, baseados em hospitais e orientados para doenças – tudo isso dificultando ainda mais o acesso a serviços abrangentes e de qualidade.

A oferta e a sustentação de cuidados de atenção primária à saúde, como parte integral de um sistema de saúde abrangente, exigem vários elementos principais: entre outros, boa governança, financiamento adequado e sustentável e uma força de trabalho capaz e motivada. Um componente importante deste último item é a medicina de família, dentro do contexto de uma equipe multidisciplinar trabalhando intimamente com a família e a comunidade e sendo oferecida de acordo com as necessidades de saúde das pessoas. Esses elementos devem andar juntos para ajudarem a vencer as barreiras para a mudança, ser aprendidos com as lições do passado e identificar caminhos específicos para o futuro.

Este livro analisa de forma sistemática a contribuição da medicina de família para os cuidados de atenção primária à saúde de alta qualidade, abordando os desafios encontrados pelos sistemas de saúde atuais e oferecendo alternativas para seguir em frente. Ele serve como uma orientação pragmática para estratégias potenciais que coloquem equipes de cuidados de família efetivamente contribuindo para o desenvolvimento do setor de saúde dentro de uma variedade de contextos. Acredito que a adaptação de modelos de medicina de família ao contexto local é particularmente relevante e, assim, demanda especial atenção.

Aguardo com interesse a colaboração continuada entre a OMS e a WONCA e estimulo mais parceiras desse tipo para promover a importante agenda da oferta de serviços de saúde de alta qualidade, centrados na pessoa e integrados para a cobertura de saúde universal.

Dra. Margaret Chan
Director-general, WHO

Introdução

Este livro mostra como a medicina de família pode ajudar os países no mundo todo a manter e melhorar a saúde e o bem-estar de seus cidadãos, por meio do desenvolvimento de uma abordagem mais produtiva, coordenada e custo-efetiva para os cuidados de saúde. Ele descreve:

- o que considerar na estruturação de sistemas de saúde para que sejam mais responsivos às necessidades de cada pessoa e grupo de pessoas
- qual a oferta mais efetiva de serviços de saúde com base na atenção primária à saúde
- quais os desafios para alcançar essa visão
- que respostas a medicina de família pode dar a esses desafios
- quais as estratégias para desenvolver e fortalecer a prática da medicina de família em diferentes países.

Ao longo deste livro, são defendidas abordagens flexíveis para a implementação de opções que sejam compatíveis com as necessidades de cuidados de saúde, os recursos e as expectativas culturais específicas de cada país. Mesmo que os sistemas de saúde sejam confrontados com desafios universais, a implementação bem-sucedida envolve respostas efetivas em nível local.

Para o desenvolvimento de sistemas de saúde responsivos e sustentáveis, o Capítulo 1 considera a importância fundamental do equilíbrio entre pontos de vista complementares e prioridades conflitantes entre aqueles que contribuem para os cuidados de saúde. Essas perspectivas divergentes podem ser resolvidas focando-se em prioridades comuns como o estado de saúde de cada pessoa dentro da comunidade, a saúde coletiva da população e a distribuição igualitária dos cuidados de saúde. Dessa maneira, podem ser desenvolvidas soluções compartilhadas que maximizem as forças e competências de parceiros cujas contribuições são indispensáveis para uma abordagem coerente para a oferta de serviços de saúde. Essas soluções variam conforme as circunstâncias socioeconômicas e de desenvolvimento

xvi Introdução

de uma sociedade. Assim, vários cenários representativos são descritos junto com preocupações relevantes e decisões importantes que os líderes precisarão tomar para implementar a medicina de família de maneira ideal dentro de seus países específicos.

As características e funções dos sistemas de oferta de cuidados de saúde, conforme descritas no Capítulo 2, também podem guiar as decisões que envolvem interesses diferentes. Este capítulo delineia vários desafios atuais para os cuidados de saúde que aumentam a complexidade da tarefa. Ao abordar essas questões difíceis, crescem as evidências de que um determinante fundamental para a melhora da saúde das pessoas é a maneira como um país organiza seus recursos disponíveis. A forma mais custo-efetiva de reduzir a morbidade e a mortalidade em uma população é por meio de um sistema bem desenvolvido de serviços de cuidados de atenção primária à saúde que garanta cuidados acessíveis, abrangentes, coordenados e centrados nas pessoas – características associadas com desfechos de saúde positivos. A composição da força de trabalho em cuidados de saúde em um sistema assim é fundamental, não apenas para oferecer cuidados de atenção primária à saúde de alta qualidade, mas também para evitar a utilização excessiva dos escassos recursos humanos e a dependência excessiva de tecnologias caras, ambos sendo importantes determinantes dos custos dos cuidados.

O Capítulo 3 explica por que os médicos de família podem contribuir muito para essa infraestrutura de cuidados de atenção primária à saúde. Esse capítulo descreve os atributos dos médicos de família, seus papéis e responsabilidades e a qualidade e custo-efetividade de seu trabalho. Sua competência é desenvolvida por meio da participação em uma preparação rigorosa deliberadamente baseada nas necessidades da população atendida. Sua contribuição é ainda reforçada quando sua educação recebe maior ênfase em saúde pública e comunitária. Os médicos de família especificamente treinados são preparados para oferecer cuidados centrados nas pessoas, de maneira abrangente e contínua a todos os pacientes dentro da comunidade. Eles coordenam os cuidados entre os provedores de cuidados de saúde, fazendo a ligação da comunidade com os centros clínicos acadêmicos, dos profissionais de saúde de vilarejos com os especialistas consultores e de seus pacientes com uma ampla gama de recursos disponíveis. Sua flexibilidade permite que se adaptem às necessidades específicas da comunidade atendida, bem como aos diferentes padrões e variações epidemiológicas nos recursos disponíveis. Devido a essas qualidades, os médicos de família aumentam o valor do sistema de cuidados primários. Eles e outros profissionais de orientação semelhante, como enfermeiros e serviço social, se reforçam mutuamente.

Para preencherem os papéis descritos no Capítulo 3, os médicos de família necessitam de treinamento que lhes permita dominar o distinto corpo de conhecimento, atitudes e habilidades necessárias para a prática ideal nas comunidades atendidas. O Capítulo 4 descreve o *continuum* dessa educação, que começa na faculdade de medicina, estende-se à residência na especialidade, é sustentada por meio de um processo de educação médica continuada e é alimentada por intermédio do desenvolvimento profissional da faculdade de ensino. Coloca-se ênfase na importância de educar os médicos em cenários ambulatoriais com o mesmo rigor acadêmico previamente reservado ao ambiente hospitalar. Assim, a comunidade se torna o laboratório clínico e de pesquisa. Esses cenários não envolvem necessariamente novos investimentos. As estruturas existentes, com moderadas modificações, em geral podem ser convertidas em ambientes de ensino relevantes para as necessidades dos residentes e da sociedade.

Há necessidade de um ambiente de suporte para a prática ideal. O Capítulo 5 delineia vários componentes desse ambiente que necessitam ser alimentados para que os médicos de família contribuam mais efetivamente para o sistema de cuidados de saúde de um país. Ele conclama a esforços unificados entre políticos, administradores da saúde, profissionais de saúde, instituições acadêmicas e representantes da comunidade. A medicina de família é idealmente adequada para reforçar os sistemas de saúde por meio da integração das atividades de saúde individuais e comunitárias. Isso, porém, exige liderança dedicada, comprometimento institucional, desenvolvimento de políticas estratégicas e recursos apropriados.

Um dos maiores desafios globais que a medicina de família enfrenta é a sua implementação efetiva em muitos países de renda média inferior e superior. Aproveitando as experiências do Brasil, China, Região do Mediterrâneo Oriental e Tailândia, o Capítulo 6 descreve as lições aprendidas no desenvolvimento da medicina de família nesses países e reforça a necessidade e possibilidade de introduzi-la mesmo em cenários com recursos médios e baixos.

Em comparação com o restante do mundo, os cuidados de saúde na África se caracterizam por uma enorme discrepância entre a alta carga de doenças e a escassez de profissionais de saúde para carregar essa carga. A medicina de família oferece a oportunidade para abordar esses desafios, e o Capítulo 7 apresenta uma visão geral do desenvolvimento da medicina de família na África, incluindo exemplos da África do Sul e nações no Leste da África e no Oeste da África, bem como maneiras de superar esses desafios na implementação da medicina de família e observar melhoras na oferta de atenção primária para pessoas em algumas das nações mais pobres do mundo.

Apesar dessas grandes dificuldades envolvidas para alcançar as expectativas descritas neste livro, tem aumentado a procura por formas de manter e melhorar a saúde e o bem-estar das pessoas ao redor do mundo. Isso aumenta a importância daqueles que contribuem para um processo que une a família em uma jornada comum baseada no respeito intrínseco pela dignidade de cada indivíduo. As raízes desse processo são tão profundas quanto os primeiros esforços da humanidade para aliviar o sofrimento, ainda que sejam nutridas pelas abordagens descritas nas páginas a seguir, que tratam do atual desenvolvimento em educação e cuidado com o paciente, pesquisas epidemiológicas recentes e exemplos atuais de implementação bem-sucedida em diversas comunidades ao redor do mundo.

Sumário

1 Satisfazendo as necessidades de saúde das pessoas 1

Identificando as necessidades de saúde atuais e futuras das pessoas 2

Respondendo às necessidades de saúde das pessoas... 3

Enfrentando os desafios e convencendo a liderança 6

Referências 13

2 Melhorando os sistemas de saúde 15

2.1 Valores dos sistemas de saúde.. 15

2.2 Objetivos dos sistemas de saúde... 18

2.3 Funções dos sistemas de saúde 19

2.4 Tendências que afetam a disponibilização de serviços de saúde...................... 25

2.5 Desafios para disponibilização ideal de serviços de saúde............................. 30

2.6 Enfrentando os desafios por meio da atenção primária à saúde 32

2.7 Estratégias para implementação da atenção primária à saúde......................... 33

Referências 37

3 Médicos de família em sistemas de saúde 41

A natureza da medicina de família... 41

Contribuições dos médicos de família para a atenção à saúde............................... 42

Médicos de família como clínicos efetivos 51

Médicos de família como coordenadores de atenção à saúde................................ 61

xx Sumário

Médicos de família como líderes, administradores e supervisores.................................. 65

Referências 68

4 Educação e desenvolvimento profissional 73

O que é educação e treinamento em medicina de família?.. 74

Por que educação e treinamento em medicina de família são diferentes? 85

Como a educação e o treinamento em medicina de família devem
ser implementados? 106

Programas de ensino da medicina de família.. 124

Transição da educação á prática.. 141

Referências 143

5 Criando um ambiente favorável para clínica de família mais efetiva 151

Promoção de relações positivas.. 152

Criação de organizações profissionais para médicos de família.................................. 160

Financiamento de serviços de atenção primária à saúde e médicos de família.......... 165

Melhora do acesso à atenção primária 169

Apoio à pesquisa na atenção primária 172

Melhora de qualidade da atenção e de resultados.. 177

Avançando.. 185

Referências.. 187

6 Medicina de família em países de renda média inferior e superior 193

O sistema único de saúde do Brasil: cuidados de atenção primária à saúde
em ação.. 198

Promoção de serviços primários universais de saúde na China
por meio de reformas na clínica geral 208

Progresso da clínica de família e perspectivas em países
do mediterrâneo oriental 215

Orientação para medicina de família e comunidade como uma nova
abordagem de atenção primária de qualidade na Tailândia 227

Referências.. 236

Sumário   xxi

7 **"O médico de família africano": desenvolvimento da medicina de família na África no século XXI** 245

As condições de saúde da África 246

Medicina de família, começando na África do Sul 248

Da África do Sul ao leste da África 249

Expansão do leste da África para o restante da África Anglófona 250

Medicina de família no oeste da África: a situação na Nigéria e em Gana 252

O que é medicina de família no contexto africano? 253

Restrições 255

Medicina de família na áfrica e desenvolvimento de sistemas de saúde 256

Aumentando a capacidade da medicina de família na África 257

Agradecimentos 260

Referências 261

Anexo A 265

Anexo B 269
Reorientação da educaçao médica e da prática médica em direção
à saúde para todos

Anexo C 272
Extrato do World Health Report 2008: cuidados de atenção primária à saúde
– agora mais do que nunca

Anexo D 274
Colaboração OMS-WONCA

Créditos 277

Glossário 281

Índice 287

1

Satisfazendo as necessidades de saúde das pessoas

Apesar dos importantes avanços na ciência e tecnologia médica, mais de um bilhão de pessoas no mundo todo não têm acesso a serviços básicos de saúde.[1-4] Assim, mais de uma em cada sete pessoas vive diariamente com a ameaça de morbidade e mortalidade prematuras causadas por doenças que poderiam ser tratadas ou prevenidas. Esse incomensurável sofrimento humano supera a nossa compreensão, levanta graves questionamentos humanitários e éticos e evoca um desejo profundo de abordagens mais efetivas para oferecer atenção à saúde de qualidade para a população mundial.

Os desafios para garantir acesso consistente à atenção à saúde de alta qualidade para toda a população não se limitam aos países de baixa renda. Os países de renda média e alta estão lidando com custos insustentáveis, turbinados pelo envelhecimento das populações, rápidos aumentos na prevalência de doenças não transmissíveis e fragmentação, duplicação e má distribuição dos serviços de saúde com consequente falta de acesso especialmente em comunidades rurais e de baixa renda. As potentes forças que movem a medicina em direção à especialização e ao reducionismo acentuam a correspondente necessidade de complementar e integrar mais estreitamente os esforços orientados para o foco das especialidades com uma abordagem que se concentre no paciente como um todo dentro de um sistema de saúde com atenção integral. A atenção primária à saúde, reforçada pela medicina de família, oferece o modelo necessário para alcançar essa síntese.[5]

A medicina de família também serve para ligar os que se preocupam com a saúde da população aos que estão na linha de frente da oferta de atenção à saúde às pessoas. A convergência da saúde pública e da atenção centrada na pessoa aumenta as oportunidades para oferecer atenção à saúde de melhor qualidade que é mais custo-efetiva, relevante, equitativa e sustentável. Consequentemente, é provável que essa abordagem satisfaça as necessidades dos pacientes, prestadores de serviços de saúde e tomadores de decisões, independentemente do estado de desenvolvimento econômico de seu país.

Este capítulo identifica as necessidades de atenção à saúde atuais e futuras das pessoas, introduz o papel dos médicos de família nos sistemas de saúde, delineia desafios envolvidos na implementação da atenção primária à saúde e da medicina de família e apresenta cenários específicos de determinados países para esclarecer e facilitar as tomadas de decisões em políticas de saúde por líderes nacionais.

IDENTIFICANDO AS NECESSIDADES DE SAÚDE ATUAIS E FUTURAS DAS PESSOAS

O estado de saúde de pessoas e populações é influenciado por uma variedade de determinantes biológicos, sociais e econômicos. As variáveis principais incluem o estágio de desenvolvimento socioeconômico de um país, a disponibilidade e distribuição de recursos, o número e a distribuição de médicos e outros profissionais de saúde importantes e a epidemiologia de doenças.

Estágios de desenvolvimento econômico, recursos, número e distribuição de médicos

Há uma ampla variação entre os países em seus estágios de desenvolvimento econômico e recursos disponíveis. Acesso e qualidade são fortemente influenciados pela quantidade e distribuição de recursos financeiros que pessoas e países alocam para os serviços de saúde. A média de gastos *per capita* varia de 25 dólares em países de baixa renda a 4.692 dólares em países de alta renda.[6] Muitos países da África subsaariana não têm instalações adequadas, equipamentos diagnósticos, medicamentos e recursos humanos para cuidar de suas populações. Embora sejam necessários muitos profissionais de saúde para a prestação de serviços de saúde, a disponibilidade de médicos costuma determinar o acesso a cuidados que podem salvar vidas. Malauí (Malawi) e Etiópia têm relação médico-habitante de 1:50.000.[6] Por outro lado, muitos países europeus têm mais de três médicos para 1.000 pessoas e uma oferta relativamente abundante de instalações de atenção à saúde.[7] Fatores sociais e econômicos, como pobreza, falta de água potável, precário saneamento básico, estradas ruins, baixos níveis de educação, acesso limitado à informação e instabilidade política acentuam ainda mais as disparidades de saúde.[8,9]

Desafios epidemiológicos

Também há discrepâncias importantes nas cargas de doença entre os países. Por exemplo, em países subsaarianos, mais de 60% dessa carga se devem a doenças transmissíveis e condições maternas, perinatais e nutricionais. As principais causas de morte em crianças entre 0 e 4 anos de idade são diarreia, doenças respiratórias e aquelas associadas com o período perinatal, como asfixia no parto, parto prematuro e baixo peso ao nascer. Doenças transmissíveis e condições maternas são as principais causas de morte em adultos. Traumatismos, violência e doenças não transmissíveis também são causas importantes de morbidade e mortalidade prematuras.[7] Embora sejam mais difíceis de documentar, as doenças mentais como depressão, esquizofrenia e alcoolismo também contribuem substancialmente para a carga de doença em países de renda baixa e média.[10]

A Contribuição da Medicina de Família e Comunidade para os Sistemas de Saúde **3**

As doenças não transmissíveis são as principais causas de morte em todas as regiões, com exceção da África.[11] Diabetes, hipertensão, câncer e doença pulmonar crônica predominam nos países europeus, com apenas 5% da mortalidade sendo atribuída a doenças infecciosas. Um espectro semelhante é encontrado nos Estados Unidos, onde houve um aumento significativo na prevalência de diabetes diagnosticado em adultos no período de 15 anos, de 1995 a 2010.

Apesar de sua predominância em países de alta renda, as doenças não transmissíveis afetam desproporcionalmente os países de renda baixa e média, sendo responsáveis por quase 80% dos 36 milhões de mortes relacionadas a doenças não transmissíveis no mundo todo. Além disso, a Organização Mundial de Saúde (OMS) projeta que as mortes relacionadas a doenças não transmissíveis aumentarão em 17% nos próximos 10 anos, com os maiores aumentos em regiões da África (27%) e do Mediterrâneo Oriental (25%).

Esse aumento dramático é uma preocupação importante no mundo todo. Além de seu impacto nas pessoas, as doenças não transmissíveis estão intimamente ligadas ao desenvolvimento social e econômico global. Assim, a OMS sugere o fortalecimento geral do sistema de saúde de modo que os setores público e privado tenham os elementos necessários para o gerenciamento e atenção às condições crônicas. Elementos especificados incluem políticas apropriadas, recursos humanos treinados, acesso adequado a medicamentos essenciais e tecnologias básicas, mecanismos de referência bem funcionantes e padrões de qualidade para a atenção primária à saúde.[12]

RESPONDENDO ÀS NECESSIDADES DE SAÚDE DAS PESSOAS

A discrepância entre nossa capacidade de melhorar a saúde e os resultados reais da saúde vem desencadeando respostas de comunidades e líderes mundiais da saúde com relação à importância fundamental da atenção primária à saúde.

Atenção primária à saúde e atenção primária: necessidades universais, soluções locais

Em 1978, a Declaração de Alma-Ata identificou a atenção primária à saúde como a forma mais custo-efetiva de oferecer serviços de saúde essenciais.[13]

Tem havido alguma confusão, desde então, em relação aos termos atenção primária à saúde e atenção primária. Precisamos diferenciar a atenção primária à saúde, como uma estratégia para obter saúde para todos, da atenção primária, como a atenção ao primeiro contato.* A atenção primária à saúde como estratégia abrange serviços de atenção primária de alta qualidade.

---

*N. de R.T. Atenção ao primeiro contato é um dos quatro atributos essenciais da atenção primária, de acordo com Barbara Starfield (ver referência 18, neste capítulo).

4 Michael Kidd

Têm havido variações e refinamentos no conceito de atenção primária à saúde nas últimas três décadas, com comitês e indivíduos reforçando a importância dos seguintes atributos de serviços de atenção primária de alta qualidade:[5,14-19]

- pessoal – pacientes tratados com dignidade e eficiência
- de primeiro contato – disponibiliza uma entrada acessível para o sistema de saúde
- contínuo – estabelece uma relação longitudinal e sustentada com os pacientes ao longo do tempo
- integral – aborda todas as necessidades de atenção à saúde, problemas comuns e comorbidades, incluindo os determinantes físicos, psicológicos, sociais e culturais de saúde e doença
- coordenado com outros profissionais de saúde
- custo-efetivo
- de alta qualidade
- com distribuição equitativa de serviços de saúde
- orientado para a comunidade, incluindo parcerias e envolvimento local
- responsável.

Os atributos exclusivos da atenção primária incluem primeiro contato, longitudinalidade (continuidade), integralidade (abrangência) e coordenação.[18] É distinta a maneira como esses atributos são organizados e incorporados em uma abordagem sistemática dentro de sistemas de atenção primária bem-sucedidos e, assim, constitui-se em um modelo para países que buscam melhorar a eficácia da atenção disponibilizada a seus cidadãos.

A contribuição da medicina de família

Apesar de uma variedade de profissionais de saúde ser essencial para a prestação de serviços de saúde, os médicos de família são particularmente adequados para essa função por serem treinados para cuidar de pessoas de todas as idades. Eles também servem como membros integrais e complementares da equipe de atenção primária, supervisionando outros profissionais de saúde e garantindo atenção à saúde integral, contínua e coordenada para indivíduos, famílias e comunidades.

A medicina de família é um componente da atenção primária e é definida como uma especialidade da medicina envolvida na prestação de atenção integral para indivíduos e famílias, integrando ciências biomédicas, comportamentais e sociais; é conhecida como clínica geral em alguns países. Médicos de família são especialistas treinados para oferecer serviços de atenção à saúde para todos os indivíduos independentemente de idade, sexo ou tipo de problema de saúde. Eles disponibilizam atenção primária e continuada para famílias inteiras dentro de suas comunidades, abordam problemas físicos, psicológicos e sociais, e coordenam ser-

A Contribuição da Medicina de Família e Comunidade para os Sistemas de Saúde **5**

viços de atenção à saúde integrais com outros especialistas, quando necessário. Os médicos de família podem também ser conhecidos como clínicos gerais. Eles diferem-se dos médicos generalistas, que podem trabalhar na comunidade sem treinamento especializado adicional após a faculdade de medicina.

O escopo do treinamento e da prática de cada médico de família varia conforme os contextos de seu trabalho, seus papéis e a organização e os recursos dos sistemas de saúde em cada país. Um amplo espectro de habilidades é necessário para que os médicos de família se adaptem às necessidades de atenção à saúde em seus países. Nos países com pouco profissionais médicos, como em alguns da África subsaariana, os médicos de família podem ser empregados no setor público e servir como espinha dorsal de hospitais distritais, realizando procedimentos cirúrgicos que incluem cesarianas, manejo de traumatismos e cuidados para adultos e crianças. Em alguns países da Europa, eles podem se concentrar na atenção primária ambulatorial e servir como porta de entrada para hospitais e serviços especializados. Cada vez mais, como membros de equipes multidisciplinares de atenção primária, seu escopo de prática está se expandindo ao redor do mundo para incluir atividades de saúde pública, tais como ensino e consultoria para profissionais de saúde locais e parteiras; trabalho com escolas, igrejas e outros grupos dentro da comunidade; e prestação de cuidados em domicílios, clínicas e centros de saúde comunitários.[20] Além disso, o aumento mundial em doenças não transmissíveis (DNTs) acentua a necessidade de médicos de família bem treinados para o gerenciamento e atenção de pessoas com doenças crônicas e comorbidades associadas.

A ampla gama de contextos em que os médicos de família atuam é resumida no Quadro 1.1.

QUADRO 1.1 Gama de contextos em que os médicos de família podem trabalhar

- Países de renda baixa a média e alta
- Domicílios, comunidades, clínicas e hospitais
- Ambientes rurais, suburbanos e urbanos
- Práticas individuais e de grupos médios e grandes
- Sistemas de saúde públicos, não governamentais e privados

Da mesma forma, seu escopo de prática, que pode ser ajustado para satisfazer as necessidades das populações atendidas, está descrito no Quadro 1.2.

QUADRO 1.2 Escopo de prática de médicos de família

- Cuidar de pacientes de todas as idades, do período pré-natal à morte ("do útero ao túmulo")
- Garantir acesso a serviços de saúde primários e secundários integrais
- Gerenciar doenças infecciosas e crônicas
- Prestar cuidados de emergência, agudos e de longo prazo
- Servir como médicos, professores, defensores e líderes
- Coordenar serviços clínicos individuais, comunitários e de saúde pública

A habilidade dos médicos generalistas bem treinados de se adaptar às circunstâncias únicas e necessidades específicas de atenção à saúde em cada país está refletida no rápido crescimento da Organização Mundial dos Médicos de Família (WONCA) – Organização Mundial dos Médicos de Família de 18 organizações-membro fundadoras, em 1972, para 126 organizações-membro representando mais de 130 países, em 2012.[21]

Essa diversidade requer uma abordagem educacional flexível, ainda que definida, para garantir que as competências estejam alinhadas com as necessidades locais. Médicos estão mais bem preparados para esses papéis multifacetados quando seu treinamento se concentra nos problemas e doenças específicos que eles podem encontrar em suas práticas futuras. Assim, a base de conhecimentos necessária para manejar a maioria desses eventos recorrentes pode ser dominada. Esse foco fornece a experiência e a confiança necessárias para que os médicos de família prestem atenção de qualidade a seus pacientes sem expectativas não realistas de si mesmos ou dos pacientes, de outros prestadores ou dos tomadores de decisões. Os capítulos subsequentes descreverão a fundamentação para considerar a medicina de família como um componente essencial da atenção primária à saúde, evidência de sua eficácia e consideração prática de sua implementação com exemplos de vários países.

ENFRENTANDO OS DESAFIOS E CONVENCENDO A LIDERANÇA

A saúde da população e a capacidade social e econômica de uma nação são interdependentes.[1] Por consequência, cada nação tem um interesse fundamental em promover e melhorar a saúde de sua população. Autoridades governamentais, instituições educacionais, organizações de atenção à saúde, sistemas financeiros e sociedade civil têm papéis distintos e complementares na administração, produção e manutenção de sistemas de saúde complexos. Esses grupos influenciam as políticas, a organização, a formação de equipes, o financiamento e a oferta de serviços de saúde, que, por sua vez, afetam resultados econômicos e da saúde de pessoas e populações. Essa relação recíproca torna ainda mais importante que os governos empreguem seus orçamentos finitos e os recursos disponíveis de maneira eficiente, à medida que se esforçam para obter os melhores resultados de saúde que necessitam da participação ativa de todos os setores da população.

Desafios da atenção primária à saúde

Todos os países enfrentam formidáveis desafios quando tentam oferecer atenção à saúde de alta qualidade, que sejam custo-efetiva, relevante, equitativa e sustentável.[5] Esses desafios, conforme descritos no World Health Report 2008, podem ser resumidos da seguinte maneira.

A Contribuição da Medicina de Família e Comunidade para os Sistemas de Saúde 7

- **Cuidado inverso:** pessoas com mais recursos consomem a maior parte da atenção, enquanto as com menos recursos e maiores problemas consomem menos, em geral devido à falta de acesso a serviços disponíveis e aceitáveis.
- **Empobrecimento por problemas de saúde:** quando as pessoas não têm proteção social e os pagamentos aos prestadores de serviços de saúde são feitos do próprio bolso, os problemas de saúde podem levar a gastos catastróficos.
- **Atenção fragmentada:** especialização excessiva e foco em doenças específicas desestimula a abordagem holística e continuada para os serviços de saúde.
- **Atenção mal direcionada:** recursos são alocados principalmente para serviços agudos curativos, muitas vezes negligenciando a prevenção primária e a promoção da saúde.
- **Atenção insegura:** sistemas mal projetados e práticas inseguras levam a taxas elevadas de infecções adquiridas no hospital, erros e efeitos adversos.

São necessárias políticas de saúde que abordem essas iniquidades e garantam recursos e incentivos adequados para sustentar sistemas de atenção primária à saúde fortes e recursos humanos para a saúde.

Aprendizados obtidos a partir de experiências em todas as partes do mundo indicam que soluções devem ser específicas, com base em evidências sólidas e sensíveis aos contextos locais. O World Health Report 2008 descreve quatro reformas interdependentes necessárias para sistemas de atenção primária à saúde forte.[5]

1. **Reformas na cobertura universal:** para garantir que os sistemas de saúde contribuam para a equidade e o fim da exclusão com base em variáveis como renda e etnia; e para investir recursos adequados para a manutenção de um sistema de atenção primária à saúde forte com acesso universal.

2. **Reformas em políticas públicas:** para integrar a saúde pública com a atenção primária e promover políticas de saúde pública entre os setores; para promover a colaboração entre médicos de família, comunidades, governo, setor privado e instituições acadêmicas, a fim de abordar as necessidades de saúde que surgem nas sociedades; e para garantir o recrutamento, treinamento, organização e retenção de profissionais de saúde conforme as necessidades da população.

3. **Reformas em liderança e pesquisa:** para promover a tomada de decisões inclusivas, participativas e baseadas na negociação conforme os valores de solidariedade, justiça social e responsabilidade; para conduzir pesquisas que avaliem qualidade, satisfação e resultados, para revisar serviços com base em evidências sólidas; e para promover a solidariedade global e o aprendizado compartilhado.

4. **Reformas na oferta de serviços e na educação:** para reorganizar os serviços de saúde com equipes de profissionais que ofereçam promoção da saúde, serviços preventivos e atenção primária centrados na pessoa, culturalmente adequados e baseados na comunidade; para treinar médicos de família e outros profissionais da saúde para gerenciar os problemas mais comuns em nível comunitário e dar apoio aos pacientes e/ou encaminhá-los a outros especialistas conforme a necessidade.

Desafios da medicina de família

Os médicos de família enfrentam desafios únicos relacionados com sua identidade, papéis e apoio financeiro. Considerando-se que medicina de família é um conceito novo, o público e outros profissionais de saúde muitas vezes não compreendem ou apreciam as habilidades únicas dos médicos de família. Em alguns casos, médicos de família podem ter papéis conflitantes com outros profissionais de saúde. Essa confusão pode ser exacerbada por inconsistências em padrões, políticas e comunicação dentro de e entre grupos profissionais.

A adequação de recursos, incentivos e salários também é necessária. Se os médicos de família forem remunerados com valores muito abaixo daqueles de outras especialidades médicas, será difícil recrutá-los e retê-los em número suficiente, especialmente em áreas rurais, em hospitais distritais e em áreas com alta concentração de pessoas vivendo na pobreza. Condições de trabalho e preparo inadequados promoverão a migração de profissionais de saúde para ambientes de trabalho mais atraentes e aumentará a carga de trabalho dos que permanecerem.

Outros desafios incluem a crescente base de conhecimento da medicina, a crescente dependência de tecnologias caras e a complexidade do manejo de pacientes com comorbidades. Modelos flexíveis de treinamento e educação continuada abordam esses fatores ao focar nas necessidades das populações a serem atendidas, e organizando equipes de atenção primária à saúde, protocolos para manter a alta qualidade e uso de tecnologia da informação de baixo custo, com a finalidade de mantê-los atualizados e em contato com outros especialistas. Isso incluirá o domínio de ferramentas como aprendizado por ensino à distância, consultoria por telemedicina e mapeamento computadorizado da população.

Aqueles que trabalham em áreas rurais também podem necessitar de habilidades – avançadas em obstetrícia, cirurgia e trauma. Além disso, podem sentir-se isolados e ficar preocupados com acesso a oportunidades educacionais, culturais e profissionais para seus familiares. Esses desafios podem ser enfrentados, em parte, pelo apoio de práticas em grupo e reunindo os vários profissionais em centros de saúde comunitários–melhor localizados ou em hospitais distritais. Assim, os médicos podem compartilhar a carga de trabalho e ter tempo para atividades recreativas e familiares. Eles ainda podem servir a uma rede de comunidades vizinhas por meio de consultorias, ensino e supervisão de outros profissionais de atenção primária à saúde em suas comunidades.

Convencendo a liderança

Será necessário liderança exemplar e defesa, por líderes políticos, comunitários e médicos, para se adotar uma ampla gama de intervenções e enfrentar esses desafios. Implementação bem-sucedida requer, muitas vezes, o equilíbrio de forma complementar e com reforço mútuo entre valores que competem entre si. Por exemplo, os sistemas de saúde que garantem acesso equitativo a serviços integrais devem integrar a atenção a indivíduos com as medidas de saúde pública. Ambos os componentes da atenção à saúde são fundamentais e mais efetivos quando trabalham em sinergia. Além disso, qualidade deve ser equilibrada com custo-efetividade para prestar cuidados a um custo que cada sociedade possa pagar e sustentar. A dicotomia entre as abordagens integrais e integradas, e as abordagens especializadas, reducionistas para a atenção à saúde apresenta desafios adicionais.

O realinhamento dos sistemas de saúde para melhor satisfazer as necessidades das pessoas também envolve importantes mudanças sociais. Será necessário flexibilidade de cada parte interessada para gerenciar prioridades que competem entre si no contexto de recursos finitos. Ao lidar com esses desafios, os líderes podem obter consenso entre as principais partes interessadas, focando em objetivos e valores compartilhados, como promoção da saúde, prevenção e alívio do sofrimento e importância da equidade e custo-efetividade.

A implementação da medicina de família irá variar de acordo com as circunstâncias de cada país, refletidas em classificações internacionalmente reconhecidas, como níveis de renda *per capita*, endividamento, e economias em transição ou em situação de emergência. Cada categoria exige uma abordagem específica e flexível para o desenvolvimento da medicina de família em cada país. A identificação do estágio de desenvolvimento de uma nação facilitará a compreensão da contribuição particular que a medicina de família pode dar e das decisões fundamentais que devem ser tomadas para seu sucesso. Os seguintes cenários descrevem esse espectro de estágios de desenvolvimento dentro de nações.

Ampliação

Em muitos países de renda baixa e média, a medicina de família é considerada sinônimo de atenção primária à saúde, e os componentes dessa disciplina são, dessa forma, praticados por vários profissionais de saúde, a maioria dos quais não médicos – como assistentes médicos, enfermeiros e agentes de saúde da comunidade. Essa força de trabalho, geralmente identificada como trabalhadores de atenção primária à saúde, presta serviços de saúde essenciais para uma grande parte da população, particularmente em áreas rurais e remotas. A OMS descreveu a maneira como a atenção primária exige

> equipes de profissionais de saúde: médicos, enfermeiros e assistentes com habilidades biomédicas e sociais específicas e sofisticadas – não é aceitável que, nos países de baixa renda, atenção primária seja sinônimo de cuidados não profissionais e de baixa tecnologia para a população rural pobre que não pode pagar por melhores cuidados.[5]

Devido a limitações no número e à escassez de recursos disponíveis para esses países, as contribuições mais efetivas dos médicos de família nessas circunstâncias pode ser treinar e supervisionar os profissionais de atenção primária à saúde em determinada região, complementar a atenção para os pacientes com problemas complexos e facilitar encaminhamentos adequados. Nessas situações, devem-se definir os papéis, responsabilidades, distribuição e remuneração dos médicos de família, além da forma como eles podem reforçar a prestação de serviços de atenção primária à saúde na comunidade.

Substituição

Em alguns países, a disciplina da medicina de família ainda não existe ou é reconhecida e, assim, não atrai graduados das escolas médicas para o treinamento na especialidade da medicina de família. Nesses casos, as escolas médicas podem adequar seus programas educacionais básicos para treinar os médicos para as necessidades de saúde mais relevantes, presumindo que todos os médicos terão competência para prestar serviços de atenção primária. Deve-se decidir se essa abordagem é um substituto efetivo para médicos de família formalmente treinados, e se o treinamento formal na especialidade melhoraria os resultados.

Reconhecimento

Em muitos países, a disciplina de medicina de família é formalmente reconhecida e ensinada como uma especialidade, mas há poucos incentivos ou oportunidades para a evolução na carreira de médico de família. Nesses cenários, a população em geral costuma acessar diretamente os subespecialistas, acreditando que esses prestam os melhores serviços. Têm havido iniciativas de muitos governos e organizações de serviços de saúde para reverter essa tendência e promover a medicina de família por meio de legislações apropriadas, educação pública e incentivos profissionais. Onde essas iniciativas ainda não existem, deve-se decidir se o aumento do reconhecimento e apoio para a medicina de família melhoraria acesso, qualidade, integralidade ou custo-efetividade da atenção à saúde.

Reconstrução

Países podem estar reconstruindo seus sistemas de saúde após grandes mudanças políticas ou conflitos armados. Nesses casos, a introdução da medicina de família é uma contribuição importante para as reformas do sistema de saúde: apoiando a descentralização, melhorando o acesso a serviços de saúde na comunidade e dando opções de prática privada. No entanto, uma multiplicidade de intervenções e uma relativa falta de coordenação podem causar confusão e incertezas, desviando do objetivo de eficiência e equidade. Nessas situações, a mais importante contribuição da medicina de família é ser um componente integral de um plano abrangente e coordenado para a melhora global do sistema de saúde.

Produtividade

Alguns países estão usando a medicina de família para melhorar a satisfação do paciente e controlar os custos crescentes em organizações de serviços de saúde. Nessas situações, embora os mais privilegiados tenham pronto acesso a atenção de alta qualidade, as necessidades de saúde dos indivíduos e grupos menos privilegiados podem ser negligenciadas. Essas nações enfrentam o desafio de desenvolver acesso universal a atenção à saúde de alta qualidade, custo-efetiva, em ambientes onde as forças de mercado e as liberdades individuais para a escolha de um médico pessoal são virtudes publicamente reconhecidas. Nesses casos, os tomadores de decisões devem considerar se a educação da população, o treinamento e o apoio a um número suficiente de médicos de família aumentaria a oferta de serviços de saúde integrais, custo-efetivos e centrados na comunidade, e, de fato, contribuiria para a melhora da saúde da população.

Humanismo

Em países com tradição de solidariedade social sustentada por políticas governamentais, a atenção primária à saúde é reconhecida e tratada como um direito humano fundamental. Oportunidades iguais para o desenvolvimento pessoal, respeito pelas diferenças, justiça social e reforço do interesse público estão na base dessas sociedades. A decisão de investir na medicina de família pode representar uma contribuição tangível para um renascimento de valores humanísticos, melhorando a qualidade de vida ao se construir um sistema de saúde socialmente mais responsivo.

Estratégias para a mudança

Esses cenários não formam uma taxonomia completa das situações que os líderes da medicina de família irão encontrar, nem qualquer desses cenários descreve inteiramente um país específico. A maioria das nações compartilha as características de diversos cenários. Entretanto, os líderes dos sistemas de saúde têm mais chances de considerar investimentos na medicina de família, se as recomendações forem baseadas em avaliações cuidadosas das necessidades, que levem em conta contexto cultural e social, circunstâncias demográficas, epidemiologia, estágio de desenvolvimento e recursos disponíveis do país.

Há uma necessidade urgente de ligar a medicina de família e a implementação da atenção primária de alta qualidade com o movimento global para alcançar

12 Michael Kidd

a cobertura universal da atenção à saúde. Essa abordagem constitui o meio mais eficaz para garantir atenção à saúde de primeiro contato de qualidade para todas as pessoas.

A confiança dos líderes de serviços de saúde para fazerem essa ligação pode ser aumentada ainda pelas seguintes medidas.

- **Apresentação de evidências:** são necessários informação factual e argumentos enfatizando os benefícios da medicina de família para convencer os líderes nacionais, e o uso por esses líderes para convencer outras partes envolvidas. Quando as evidências não são suficientes num determinado contexto, pode ser necessário desenvolver projetos-piloto para coletar informações adicionais.
- **Demonstração de exemplos práticos:** programas bem-sucedidos de medicina de família, documentação de experiências práticas, visitas locais e estudos de casos servem para construir a confiança na possibilidade e no impacto de projetos de desenvolvimento da medicina de família.
- **Desenvolvimento de colaboração internacional:** parcerias entre países oferecem oportunidades para intercâmbios internacionais mutuamente benéficos de informações e experiências. Esses intercâmbios facilitam comparações e adaptações de projetos para contemplar necessidades locais e aumentar a visibilidade e podem gerar recursos adicionais.

Essas estratégias esclarecerão as contribuições que os médicos de família podem fazer para a saúde das pessoas. Ao fazerem isso, fornecerão perspectivas que ajudem a reconciliar os dilemas da atenção à saúde e a criar sinergias na ampla gama de cenários em desenvolvimento.

Conclusões

A Declaração Universal dos Direitos Humanos afirma que "todos têm o direito a um padrão de vida adequado para a saúde e bem-estar de si próprio e de sua família."[22] Médicos de família têm o potencial para trazer contribuições vitais para esse objetivo louvável por meio da prestação de serviços integrais de atenção primária à saúde. Os próximos capítulos descrevem a base lógica para se considerar a medicina de família como parte essencial dos sistemas de saúde, evidência de sua eficácia e considerações práticas para a sua implementação.

Mais detalhes sobre o estado atual da medicina de família em cada região do mundo estão disponíveis na página de internet da WONCA (www.globalfamily-doctor.com).[21]

REFERÊNCIAS

1. World Bank. *World Development Report 1993: Investing in Health.* Available at: wdronline. worldbank.org/worldbank/a/c.html/world_development_report_1993/abstract/ WB. 0-1952-0890-0.abstract1

2. Crisp N. *Turning the World Upside Down: the search for global health in the twenty- first century.* Royal Society of Medicine Press, 2010.

3. Collier P. *Th e Bottom Billion.* Oxford University Press, 2007.

4. Sen A*D. evelopment as Freedom.* Alfred A Knopf, 2001.

5. World Health Organization. *World Health Report 2008: primary health care (now more than ever).* Available at: www.who.int/whr/2008/en/

6. World Health Organization. *World Health Statistics 2012.* Available at: www.who.int/gho/publications/world_health_statistics/2012/en/index.html

7. World Health Organization. *Global Health Observatory Data Repository 2012.* Available at: apps.who.int/gho/data/?vid=10015#

8. World Health Organization. *Commission on Social Determinants of Health Final Report: Closing the gap in a generation: health equity through action on the social determinants of health, 2008.* Available at: www.who.int/social_determinants/thecommission/fi nalreport/en/index.html

9. Marmot M, Friel S, Bell R, et al.; on behalf of the Commission on Social Determinants of Health. Closing the gap in a generation: health equity through action on the social determinants of health. *Lancet.* 2008; 372: 1661–9.

10. Patel V, Araya R, Chatterjee S, *et al.* Treatment and prevention of mental disorders in lowincome and middle- income countries. *Lancet.* 2007; 370: 991–1005.

11. World Health Organization Media Centre. Noncommunicable diseases fact sheet, September 2011: 1–4. Available at: www.who.int/mediacentre/factsheets/fs355/en/index.html

12. World Health Organization. *Action Plan for the Global Strategy for the Prevention and Control of Noncommunicable Diseases, 2008.* Available at: www.who.int/nmh/publications/9789241597418/en/

13. World Health Organization/UNICEF. *Primary Health Care: report of the International Conference on Primary Health Care, Alma- Ata, USSR, 6–12 September 1978.* Geneva: World Health Organization, 1978 (Health for All Series, No.1).

14. Alpert JJ, Charney E. *Th e Education of Physicians for Primary Care.* Washington DC: US Department of Health, Education and Welfare, 1973.

15. Donaldson MS, Yordy KD, Lohr KN, *et al.* (eds). *Primary Care: America's health in a new era.* Washington DC: Institute of Medicine, National Academy Press, 1996.

16. Ljubljana Charter on Reforming Health Care. *Bulletin of the World Health Organization.*1999; 77: 48–9.

17. Vienonen M, Jankauskiene D, Vask A. Towards evidence based health care reform. *Bulletin of the World Health Organization.* 1999, 77: 44–7.

18. Starfi eld B. *Primary Care: balancing health needs, services and technology.* New York: Oxford University Press, 1998.

19. Boelen C. *Towards Unity for Health: challenges and opportunities for partnership in health development. A working paper.* Geneva: World Health Organization, 2000.

20. Roberts RG, Hunt VR, Kulie TI, *et al.* Family medicine training: the international experience. *Medical Journal of Australia.* 2011; 194(11): 84.

21. Organização Mundial dos Médicos de Família (WONCA). Available at: www.globalfamilydoctor.com/

22. United Nations. Universal Declaration of Human Rights, 1948. Available at: www.un.org/en/documents/udhr/

2

Melhorando os sistemas de saúde

Este capítulo revisa valores, objetivos e funções dos sistemas de saúde, relata os desafios comuns que dificultam sua implementação bem-sucedida e descreve estratégias para responder a esses desafios. Apresenta o contexto para avaliar as contribuições que a medicina de família pode fazer para a saúde das pessoas como parte integral dos sistemas de saúde.

2.1 VALORES DOS SISTEMAS DE SAÚDE

Várias iniciativas financiadas pela Organização Mundial de Saúde (OMS) no mundo todo enfatizam a importância de qualidade, equidade, relevância e custo-efetividade para a obtenção de resultados ideais de saúde.[1-3]

Qualidade

Qualidade da atenção pode ser vista sob uma perspectiva clínica ou da população. A perspectiva clínica foca em como os serviços prestados por profissionais individuais ou grupos de profissionais afetam a saúde de seus pacientes. A perspectiva da população foca em como os sistemas de saúde afetam a saúde das populações e reduzem as disparidades em saúde entre seus subgrupos.

Indicadores clínicos da qualidade da atenção abrangem quatro componentes:

1. adequação de recursos
2. disponibilização de serviços
3. desempenho clínico
4. resultados de saúde.

Há necessidade de vários recursos para a disponibilização de serviços de alta qualidade. Os sistemas de saúde necessitam de pessoal adequadamente treinado, número suficiente de instalações apropriadas onde os serviços são prestados, financiamento adequado para serviços de atenção primária, acessibilidade desses serviços para a população, sistemas de informação adequados e mecanismos efetivos de governança.[4]

Como efetividade e equidade de serviços de saúde dependem de um forte sistema de atenção primária à saúde, a disponibilização de serviços pode ser avaliada analisando-se a capacidade de um sistema de saúde para disponibilizar atenção primária à saúde e seu desempenho para disponibilizar as principais características da atenção primária à saúde, como longitudinalidade, integralidade, coordenação e custo-efetividade. A questão de melhora da qualidade do desempenho clínico e dos resultados é considerada de forma mais abrangente no Capítulo 5, Seção 5.4, sobre a melhora do acesso à atenção primária.

Equidade

Justiça social inclui oportunidades de atenção à saúde iguais para todos. Implica que serviços de saúde equivalentes estão consistentemente disponíveis por todo o país. Apesar dos exemplos positivos de melhora da equidade em serviços de saúde e no estado de saúde, é comum haver acentuada disparidade no acesso a atenção à saúde, qualidade e resultados entre as populações de um país.[5]

É muito frequente que as desigualdades na saúde sejam socialmente determinadas e sejam evitáveis. As disparidades podem estar associadas com renda e classe social e estarem relacionadas à raça, sexo, idade, nível educacional, ocupação, incapacidades e localização geográfica. Equidade na atenção à saúde pode ser garantida pelo desenvolvimento de um sistema de atenção primária à saúde realmente integral. Para chegar a esse sistema, devem-se reconhecer explicitamente as necessidades da população no planejamento e na oferta de serviços. Isso também significa dar poder e educação para que as pessoas assumam um papel ativo na promoção e na proteção de sua própria saúde.

Apesar de equidade e qualidade poderem ser vistas como objetivos conflitantes, alcançar um equilíbrio entre as duas é uma marca de excelência em serviços de saúde. Atenção à saúde de alta qualidade para poucos, sem se atentar para a equidade, pode reduzir ainda mais a qualidade de vida de todos. Na comunidade global atual, em que as populações são cada vez mais interdependentes, os riscos para a saúde são rapidamente transmitidos entre as populações e dentro delas. Além disso, o estado de saúde é um determinante importante da vitalidade econômica e do bem-estar de uma comunidade. Condições ruins de saúde entre subgrupos reduz a produtividade global da população. Por outro lado, o objetivo de equidade não deve sacrificar a qualidade. Serviços de saúde abaixo do padrão e de má qualidade podem fazer mais mal do que bem. Assim, qualidade e equidade são atributos distintos, mas inter-relacionados, de um sistema de saúde forte.

Relevância

Relevância implica disponibilizar atenção compatível com as mais importantes prioridades de atenção à saúde de um país. Prioridades irão variar conforme a epidemiologia local, os recursos disponíveis e as necessidades de populações específicas.

Sistemas ideais de atenção primária – disponibilizam uma gama abrangente de serviços de saúde, desde serviços principais relevantes para toda a população até serviços adicionais para grupos com necessidades especiais comuns. Ao aplicar o princípio da relevância para a atenção à saúde, os recursos podem concentrar-se nos problemas de saúde mais importantes e nos mais necessários, tornando possível se alcançar qualidade e equidade.

Uma abordagem semelhante pode aumentar a relevância da educação para profissionais da saúde. Isso incluirá a criação de parcerias na comunidade, desenvolvendo cursos e estratégias que reflitam as necessidades de saúde da sociedade, e medindo os efeitos dessas interações educacionais.[6] Além disso, esforços dos países para a descentralização da oferta de serviços de saúde podem aumentar a probabilidade de relevância, bem como controle local e envolvimento da comunidade.[7,8]

Custo-efetividade

Os valores de qualidade da atenção, equidade e relevância devem ser considerados no contexto de custo-efetividade. Uma intervenção é custo-efetiva quando consegue os resultados de saúde pretendidos ao menor custo possível.

Custo-efetividade pode ser conseguido sem sacrifício da qualidade. Por exemplo, definição adequada das tarefas pode reduzir custos dos serviços. Podem ser feitas revisões, em nível nacional ou local, para alocação ou realocação de responsabilidades dos diversos profissionais de saúde, de modo que profissionais de menor custo prestem serviços de maior qualidade. Profissionais de saúde e legisladores devem ter acesso a informações objetivas e regularmente atualizadas sobre custo-efetividade para subsidiar com informações sua tomada de decisões. Talvez o fator mais fundamental para se conseguir atenção à saúde custo-efetiva seja a organização de uma infraestrutura bem funcionante para a prestação de serviços de saúde.

Equilibrando valores inter-relacionados

Embora cada um dos valores de qualidade, equidade, relevância e custo-efetividade seja importante para os sistemas de saúde, são a integração harmoniosa e o equilíbrio entre esses valores que permitem que os sistemas de saúde sejam mais efetivos. Alguns sistemas podem oferecer atenção à saúde sofisticada, mas apenas para determinados segmentos da população, drenando uma proporção significativa de recursos, enquanto uma grande porcentagem da população não tem acesso à atenção básica de saúde. Outros sistemas podem oferecer atenção básica, como imunizações com baixo custo, mas não conseguem lidar com condições crônicas comuns, como hipertensão. Progresso na promoção de qualquer desses valores pode afetar de maneira independente os outros, negativa ou positivamente. O objetivo de um sistema de saúde funcionando otimamente é conseguir equilíbrio entre esses valores para satisfazer as necessidades de cada comunidade (ver Figura 2.1).[2]

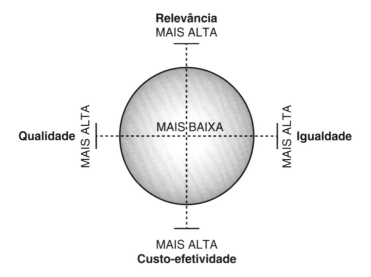

Figura 2.1. Limites dos valores inter-relacionados.

O direito ao mais alto nível possível de saúde, equidade e solidariedade

Em 2007, a Organização Pan-Americana de Saúde (OPAS) lançou um relatório sobre a renovação atenção primária à saúde nas Américas. Esse relatório identifica três valores centrais para sistemas de saúde baseados na atenção primária à saúde: direito ao mais alto nível possível de saúde, equidade e solidariedade. Solidariedade é a extensão em que, em uma sociedade, as pessoas trabalham conjuntamente para definir e alcançar o bem comum.[9]

2.2 OBJETIVOS DOS SISTEMAS DE SAÚDE

Embora recursos e necessidades de saúde variem, os objetivos básicos dos sistemas de saúde são a obtenção de níveis ótimos de saúde e das menores diferenças possíveis no estado de saúde entre indivíduos e grupos. Conforme a Constituição

A Contribuição da Medicina de Família e Comunidade para os Sistemas de Saúde **19**

da Organização Mundial de Saúde, saúde é um estado de bem-estar físico, mental e social. A OMS destacou isso como um bem universal por meio da Declaração de Alma-Ata (*ver* Anexo A). Nas últimas décadas, essa aspiração vem norteando as decisões e prioridades para os sistemas de saúde, confirmando a importância essencial da atenção primária à saúde para se alcançar essa visão.

A OMS e seus Estados Membros concordam que os sistemas de saúde devem disponibilizar atenção básica de alta qualidade para todos, definida por critérios de efetividade, custos suportáveis e aceitação social; e que cada país deve medir o seu progresso regularmente nessas áreas. Esses objetivos podem ser alcançados utilizando-se do mais avançado estado de conhecimento sobre a causa de doenças e seu gerenciamento, e o uso de recursos de saúde. Todas as nações têm mecanismos para disponibilizar serviços de saúde; porém, a quantidade de recursos destinados para a atenção à saúde, o grau de coordenação das atividades e os resultados de saúde alcançados por esses sistemas variam consideravelmente.

2.3 FUNÇÕES DOS SISTEMAS DE SAÚDE

Sistemas de saúde podem ser descritos como tendo várias funções centrais: prestação de serviços básicos de saúde, organização de recursos humanos e físicos, financiamento desses serviços e recursos, e coleta de dados para subsidiar com informações o planejamento e o desenvolvimento de políticas. Além disso, há necessidade de liderança responsável para guiar e coordenar essas funções interdependentes em direção aos melhores resultados possíveis.

Prestação de serviços básicos de saúde

Numerosos estudos confirmam grandes variações em resultados de saúde entre países com semelhança em gastos, renda, níveis educacionais e condições socioeconômicas.[10-12] Aumentos adicionais de rendimentos podem não se traduzir em ganhos de saúde correspondentes. Em geral, custos de intervenções não se correlacionam bem com resultados positivos, recursos não são completamente aproveitados e muitas vezes há desperdício de dinheiro. Alguns serviços de saúde são muito custo-efetivos, com custos baixos por medida de saúde ganha, enquanto outros são menos efetivos, com pequenos ganhos a um custo muito elevado. A maneira como os serviços de saúde estão organizados faz uma diferença fundamental e merece consideração cuidadosa para que os países maximizem seus recursos e obtenham ótimos resultados de saúde.

Serviços de saúde efetivos, de acordo com o World Health Report da OMS sobre a melhora do desempenho de sistemas de saúde,[13] caracterizam-se por:

- priorização de serviços básicos
- organização e financiamento adequados

- prestação consistente de serviços
- incentivos que reforçam prioridades
- equipamentos e instalações apropriados
- treinamento e apoio adequados para os prestadores de atenção à saúde.

As prioridades, a organização e a oferta equitativa de serviços de saúde têm um impacto direto na saúde das populações. Além disso, ao alocar recursos para serviços de saúde, outros determinantes importantes da saúde devem ser considerados, como educação, políticas de emprego e redução da pobreza. Como os custos de intervenções potenciais excedem os recursos alocados para atenção à saúde em todos os países, cada sistema de saúde deve fazer o melhor uso dos recursos disponíveis em resposta às necessidades priorizadas.

Felizmente, é possível para a maioria dos países, mesmo para aqueles com recursos financeiros limitados, disponibilizar serviços básicos clínicos e públicos de alta qualidade e com valor acessível para toda a população. Um nível mínimo de gasto pode disponibilizar um conjunto de serviços básicos clínicos e públicos que podem produzir um efeito muito importante sobre a saúde da população. Por exemplo, em 1993, o Banco Mundial estimou que um gasto de 12 dólares por pessoa e por ano em países de baixa renda poderia reduzir a carga de doenças em um terço.[11,12,14] Embora estimativas mais recentes cheguem a valores maiores, muitos países de baixa renda continuam lutando para disponibilizar serviços básicos de alta qualidade a seus habitantes. Uma melhor alocação de recursos poderia melhorar a situação, mas muitos países de baixa renda não têm os meios financeiros e a vontade política para a realização de tais reformas.

Os World Health Reports (Relatórios sobre a saúde no mundo) da OMS, após 2000, também salientam a importância da oferta adequada de serviços de saúde, especialmente os relatórios de 2008, *Primary Health Care: Now More Than Ever*[15] e, de 2010, *Health systems financing: the path to universal coverage*.[10] Para alcançar esses resultados, porém, deve haver uma infraestrutura funcional para disponibilizar esses serviços, compartilhando custos, pessoal e recursos. Um sistema de referência que funcione bem, ligando a centros e hospitais distritais também é necessário.

Alcançar melhoras substanciais e sustentadas na saúde das pessoas exige parcerias de longo prazo e colaboração entre programas que estejam bem integrados vertical e horizontalmente. Programas verticais focam em um objetivo específico, como a imunização de crianças. Isso envolveria a efetiva produção, oferta e administração de vacinas. Os programas horizontais coordenam múltiplas tarefas para alcançar objetivos mais amplos. Por exemplo, sobrevida de crianças aumenta só com imunizações, mas melhoras são ainda mais substanciais com programas integrados de nutrição, saneamento básico, imunização, e diagnóstico e tratamento de doenças infecciosas. É pouco provável que pacotes específicos ou outras formas de abordagens "seletivas" para a atenção primária levem a melhoras sustentadas no estado de saúde, a menos que façam parte de um sistema mais abrangente de oferta

A Contribuição da Medicina de Família e Comunidade para os Sistemas de Saúde **21**

de serviços de saúde. Isso fica especialmente claro ao se lidar com problemas complexos de saúde, como HIV/Aids e tuberculose, que exigem uma resposta multifacetada, integrada e sustentável. Sistemas de saúde que estabelecem um equilíbrio entre terapias preventivas e curativas abordam problemas de saúde prevalentes em localidades específicas e disponibilizam as terapias mais custo-efetivas têm mais chance de reduzir as iniquidades nos resultados de saúde.[4]

Organização de recursos humanos e físicos

Sistemas de saúde efetivos exigem uma mistura de profissionais e instalações projetadas para disponibilizar serviços básicos preventivos e clínicos com base nas necessidades locais, recursos disponíveis e custos suportáveis. Isso inclui número adequado de profissionais de saúde apropriadamente treinados. Eles devem ter uma combinação harmoniosa de habilidades e a eles devem ser disponibilizadas as instalações que necessitam para a realização acurada de diagnóstico e tratamento e têm que ser geograficamente distribuídos para atender às necessidades da população. Investimentos na força de trabalho do setor saúde, que pode consumir até dois terços do orçamento para a saúde em uma nação, deve garantir número, tipo e distribuição adequados dos profissionais de saúde necessários para disponibilizar o espectro desejado de serviços de saúde individuais e públicos. Para alocar o financiamento adequado para se conseguir o equilíbrio correto de profissionais de saúde é necessário considerar as necessidades de saúde e as prioridades da população atendida, os recursos disponíveis e como todos os membros do sistema de saúde trabalharão juntos para prestar serviços integrais. Atualmente, a combinação de habilidades de um pequeno número de profissionais caros não atende às necessidades de saúde das populações.[16]

A determinação do número adequado de médicos e de especialidades médicas tem mais chance de sucesso se feita em conjunto com uma análise das expectativas de cada disciplina médica, bem como de outras categorias de profissionais da saúde. Não há uma abordagem única e as estratégias de força de trabalho efetiva serão diferentes em cada país, levando em conta fatores locais e contexto histórico.[15]

Por exemplo, a escassez de médicos que trabalham em regiões remotas é mais realisticamente abordada levando-se em conta a disponibilidade de uma equipe de saúde capacitada e autorizada para prestar serviços específicos sob a supervisão de médicos, bem como a existência de adequados sistemas de referência. Da mesma forma, uma resposta para a amplamente reconhecida escassez de enfermeiros é muito mais efetiva se o processo de planejamento identificar desincentivos, que dificultam que profissionais de saúde assumam funções de enfermagem, e soluções que envolvam abordagens colaborativas entre os profissionais de saúde.

Uma abordagem abrangente para o desenvolvimento de recursos humanos é fundamental para garantir que os sistemas de saúde recebam o número e o tipo adequados de profissionais de saúde. Isso exige planejamento ativo, instituições fortes e regulação da qualidade. Há mais chance de serem obtidos resultados ideais quando

22 Michael Kidd

instituições de ensino, associações profissionais e organizações de serviços de saúde compartilham uma visão comum em relação ao perfil de emprego de cada profissional da saúde, incluindo requisitos educacionais básicos, condições de trabalho, recompensas e planos de carreira. Esse tipo de colaboração garantirá consistência, apoio mútuo e ações sinérgicas.[15]

Em 1995, a Assembleia da Organização Mundial de Saúde reconheceu formalmente essa necessidade de uma abordagem mais bem coordenada para o desenvolvimento de recursos humanos, em sua resolução WHA 48.8 sobre reorientação da educação médica e da prática médica em direção a uma saúde para todos[17] (*ver* Anexo B), a qual pede que os Estados Membros:

- colaborem com todas as partes envolvidas, incluindo as associações profissionais, na definição do perfil desejado do profissional médico do futuro e, quando apropriado, dos respectivos e complementares papéis de generalistas e especialistas e suas relações com outros prestadores da atenção primária à saúde para uma melhor resposta às necessidades das pessoas e para a melhora do estado de saúde;
- promovam e sustentem pesquisas em sistemas de saúde para definir números ideais, combinação, organização, infraestrutura e condições de trabalho para melhorar relevância e custo-efetividade do profissional médico na disponibilização de atenção à saúde.

A OMS descreveu estratégias para a implementação dessa resolução e para a concomitante reforma da atenção à saúde, prática médica e educação médica – todas envolvem o desenvolvimento de uma força de trabalho mais responsiva e efetiva.[18]

A Resolução 57.19 de 2004 da Assembleia da organização Mundial da Saúde[19] pediu que os Estados Membros:

- desenvolvam estratégias para reduzir os efeitos adversos da migração de profissionais de saúde e minimizem seu impacto negativo sobre os sistemas de saúde;
- estabeleçam mecanismos para reduzir o impacto adverso sobre os países em desenvolvimento da perda de profissionais da saúde por migração, incluindo medidas para que os países que recebem esses profissionais auxiliem no reforço dos sistemas de saúde, em particular no desenvolvimento de recursos humanos, nos países de origem.

Uma resolução importante para a medicina de família foi a Resolução 62.12, de 2009 da Assembleia da Organização Mundial de Saúde,[20] em que foi solicitado que os Estados Membros:

- treinem e retenham números adequados de profissionais da saúde, com combinação apropriada de habilidades, incluindo enfermeiros de atenção primária à saúde, parteiras, profissionais de saúde correlatos e **médicos de família**, capazes de trabalhar em contexto multidisciplinar em colaboração com trabalhadores de saúde da comunidade não profissionais, para responder efetivamente às necessidades de saúde das pessoas.

A abordagem para disponibilizar recursos físicos é semelhante à de organizar recursos humanos. É mais efetiva quando prioridades são orientadas pelas necessidades de saúde da população a ser atendida, coordenada com os recursos disponíveis e compatíveis com um inventário continuado e acurado. Dessa maneira, o financiamento disponível será maximizado e os profissionais de saúde terão as instalações para utilizarem suas habilidades de maneira ideal e custo-efetiva. Há muitas situações, porém, em que essas diretrizes não são seguidas, apesar de sua lógica intuitiva. Por exemplo, países podem investir em caras instalações de atenção terciária, e não satisfazer as necessidades básicas de atenção primária à saúde de suas populações. O recente Consenso Global relativo à Responsabilidade Social das Escolas Médicas oferece uma série de orientações estratégicas para auxiliar escolas médicas bem como outras escolas da área da saúde a responder melhor às necessidades prioritárias de saúde das pessoas e aos desafios dos sistemas de saúde nos países.[21]

No artigo do periódico *Lancet* "Profissionais de saúde para um novo século: transformando a educação para reforçar os sistemas de saúde em um mundo interdependente,"[22] os autores enfatizaram a necessidade de aumentar os recursos humanos para a atenção à saúde em diferentes continentes. Além disso, o artigo convida as instituições de educação para profissionais da saúde a participarem de um processo de "aprendizado transformador", com ênfase na aprendizagem interprofissional, criando prestadores que não sejam apenas bons "cientistas", nem apenas bons "prestadores de atenção à saúde", mas que também atuem como "agentes de mudança" para a melhora contínua da prestação de atenção à saúde.

Financiamento dos sistemas de saúde e remuneração dos serviços de saúde

O contexto do financiamento dos serviços de saúde reflete os valores, herança e cultura de cada país. A maioria das nações utiliza uma combinação de fundos públicos e privados para os serviços de atenção à saúde. Qualquer que seja o ponto de início, os sistemas de financiamento devem se adaptar ao longo do tempo, à medida que muda a demanda sobre eles.

O Relatório sobre a saúde no mundo de 2010[10] identificou o papel do financiamento do sistema de saúde na mudança em direção à cobertura universal de saúde. Nesse documento, a OMS descreveu a forma como os países podem modificar seus sistemas de financiamento para migrar mais rapidamente para a cobertura universal e para sustentar esses avanços.

As receitas do sistema de saúde podem ser obtidas por meio de taxação, seguros privados obrigatórios ou voluntários, ou de gastos do próprio bolso. Foi demonstrado que o pagamento do próprio bolso pelos serviços de saúde restringe o acesso à atenção à saúde, excluindo os membros mais pobres da sociedade. Mutualização financeira combina receitas de maneira que os custos da atenção à saúde sejam distribuídos entre um grupo, em vez de cada indivíduo pagar de forma independente pelos serviços, e a alocação pode ser ajustada para promover a equidade de acesso. Um sistema de compras estratégicas utiliza uma variedade de mecanismos para criar incentivos e distribuir serviços efetivos de maneira equitativa, com base em prioridades socialmente responsáveis e custo-efetivas, ao mesmo tempo em que equilibra responsabilidade e autoridade locais com diretrizes mais centralizadas.[10,13,52]

Como os recursos financeiros para atenção à saúde são finitos, sistemas de saúde devem limitar a atenção disponível. Alguns sistemas utilizam controle de preços para limitar orçamentos em geral ou cobertura para terapias mais caras. Outros utilizam estratégias para controlar referências para serviços especializados, como requerendo que o paciente consulte primeiro um médico da atenção primária ou obtenha aprovação prévia do pagamento por serviços especializados. Com qualquer um desses sistemas, porém, se prioridades não forem selecionadas e financiadas, é improvável que terapias custo-efetivas sejam consistentemente incluídas nos serviços cobertos ou que resultados máximos sejam alcançados com os recursos disponíveis.

Independentemente do mecanismo adotado, é importante garantir que as políticas de financiamento sejam compatíveis com as prioridades de atenção à saúde de um país e que os sistemas de remuneração sejam suficientes para recrutar, treinar e motivar uma força de trabalho competente e compatível com as necessidades da população atendida. As implicações dos sistemas de pagamento para remuneração de tarefas complexas realizadas por médicos de família são consideradas no Capítulo 5, Seção 5.3.

Um documento conjunto da WONCA, da OMS e do Royal College of General Practitioners in the United Kingdom sobre o financiamento de médicos descreve um panorama útil dos mecanismos de financiamento, com particular referência aos médicos de família e seus papéis como prestadores de atenção primária à saúde.[23]

Coleta de dados

Uma coleta sistemática de informações acuradas é necessária para tomar decisões apropriadas sobre serviços, recursos e finanças com base na identificação de problemas, na determinação de prioridades e avaliação de resultados.

Estatísticas tradicionais sobre mortalidade, morbidade e nascimentos podem ser ampliadas por conjuntos de dados padronizados para a atenção ambulatorial, que rotineiramente relatam problemas e diagnósticos feitos na prática ambulatorial. Para obter o máximo de efetividade e respostas consistentes de profissionais sobrecarregados, é necessário desenvolver sistemas de coleta de dados simples e

A Contribuição da Medicina de Família e Comunidade para os Sistemas de Saúde **25**

eficientes que integrem funções da saúde individual e da saúde pública. Esses dados são também um valioso recurso para a pesquisa em saúde. Análises populacionais fora dos serviços de saúde fornecem outras maneiras de entender as necessidades de saúde de uma população.

Muitas vezes, sistemas de informações, nos países, são planejados e gerenciados sem dados de entrada suficientes em nível distrital ou de unidades de saúde, onde as principais intervenções de saúde são implementadas. A estratégia principal é descentralizar o sistema de informações, para que possa ser usado mais efetivamente para implementar intervenções individuais e na comunidade. Exemplos de dados comunitários relevantes incluem notificação de casos de surtos de doenças infecciosas; identificação de crianças, mulheres e famílias de alto risco; e cobertura das populações carentes com serviços sociais e de saúde.

Liderança

Embora cada governo tenha a responsabilidade final sobre o acompanhamento do desempenho de seu sistema de saúde, todos os envolvidos na disponibilização de serviços de saúde contribuem para melhorar o sistema. Funções da liderança incluem definir uma visão, estabelecer uma orientação, desenvolver políticas de saúde, definir padrões e regulações, e coletar e responder às informações. Líderes efetivos ensinam com o seu exemplo, envolvem os participantes e guiam o sistema de saúde para a prestação de atenção à saúde de melhor qualidade para todas as pessoas, a um custo que o sistema possa pagar.

Governança, um aspecto da liderança, implica na cuidadosa supervisão dos recursos disponíveis para manter e reforçar o sistema para benefício de todos. Também implica na responsabilidade pela mobilização e convencimento de parceiros influentes no cenário da saúde para unir forças e conversar sobre ações colaborativas.[13]

Ajuda internacional deve estar alinhada e harmonizada com políticas nacionais de saúde nos países com maior dependência de financiamento externo. Recursos úteis para uma ajuda efetiva são a Declaração de Paris e a Agenda Accra para a Ação da Organização para a Cooperação e Desenvolvimento Econômico (OECD*).[24]

2.4 TENDÊNCIAS QUE AFETAM A DISPONIBILIZAÇÃO DE SERVIÇOS DE SAÚDE

Avanços na educação, desenvolvimento econômico, comportamentos relacionados à saúde, políticas públicas, ciência, tecnologia e saúde pública melhoraram de forma dramática o estado de saúde de muitas pessoas nos últimos 50 anos. Qualidade e

---

*N. de R.T. Sigla em inglês da Organisation for Economic Co-operation and Development.

26 Michael Kidd

duração da vida foram aumentadas com saneamento básico, um meio ambiente mais limpo, estilos de vida mais saudáveis, nutrição, antimicrobianos, imunizações, planejamento familiar e progressos em diagnósticos, terapias e procedimentos cirúrgicos. Em grande parte como resultado dessas medidas, a expectativa de vida em países de baixa renda aumentou de 40 anos em 1950, para mais de 65 anos em 1997.[25] As pessoas no mundo todo vivem quase 25 anos a mais atualmente em comparação com as pessoas que viviam em condições de renda semelhante em 1900.

Uma boa saúde contribui para melhora na qualidade de vida global e para ganhos na produtividade econômica. No entanto, essas conquistas não são compartilhadas por um grande segmento da população mundial. Mais de um bilhão de pessoas vivem na pobreza e não têm acesso à educação e saúde básicas, água potável e nutrição adequada. Assim, como apontado pelo Relatório sobre o Desenvolvimento Humano de 1996, o desenvolvimento humano nos últimos 30 anos é uma "mistura de progresso humano sem precedentes e miséria humana inominável."[26]

O relatório da OMS de 2008 sobre determinantes sociais da saúde[49] salientou a importância de melhorar as condições de vida diária e lidar com a desigual distribuição de poder, dinheiro e recursos, havendo necessidade de mensurar e compreender o problema da iniquidade da saúde. Além disso, o documento afirma que

> os sistemas de saúde têm melhores resultados em saúde quando são baseados na atenção primária à saúde – isto é, tanto o modelo de atenção primária à saúde que enfatiza a ação localmente apropriada sobre uma gama de determinantes sociais, em que a prevenção e a promoção estão em equilíbrio com o investimento em intervenções curativas, quanto uma ênfase no nível de atenção primária com referência adequada para níveis mais altos de atenção.

Para alcançar os resultados ideais em países ricos e pobres, os planejadores da saúde devem abordar as seguintes principais tendências que afetam a sociedade: a carga de doença, mudanças nos padrões de doença, crescimento e, envelhecimento da população, e globalização.

Carga de doença

Embora o mundo tenha testemunhado melhoras sem precedentes no estado de saúde global, a OMS documentou enormes problemas globais de saúde ainda existentes.[27,28]

Entre 1990 e 2002, as rendas globais médias aumentaram em torno de 21%. Durante esse período, o número de pessoas vivendo na pobreza extrema diminuiu em aproximadamente 130 milhões; as taxas de mortalidade infantil caíram de 103 mortes por 1.000 nascidos vivos ao ano para 88; a expectativa de vida aumentou de 63 para quase 65 anos; 8% a mais da população dos países em desenvolvimento tiveram acesso à água; e 15% a mais obtiveram acesso a melhorias nos serviços de saneamento básico.

A Contribuição da Medicina de Família e Comunidade para os Sistemas de Saúde **27**

Ainda assim, entre 1975 e 1995, um total de 16 países experimentou uma redução na expectativa de vida. Embora algumas populações tenham alcançado baixa fertilidade e baixa mortalidade, a mortalidade prematura ainda permanece inaceitavelmente alta em muitas regiões. Cerca de 10 milhões de crianças com menos de 5 anos de idade morrem a cada ano, principalmente por causas preveníveis; em 30% dos casos, a causa subjacente é a subnutrição. Mais de meio milhão de mulheres morrem por complicações diretas da gestação e do parto.[27]

Essas estatísticas representam um sofrimento imenso que é evitável.

Mesmo nos países ricos, a carga de doença é considerável. Da mesma maneira que nos países de baixa renda, as desigualdades de renda têm efeitos prejudiciais sobre a saúde das pessoas em posições socioeconômicas mais baixas. O uso excessivo de tecnologia diagnóstica pode contribuir para diagnósticos falso-positivos, caras avaliações de acompanhamento médico e tratamentos desnecessários. Problemas iatrogênicos relacionados a erros, efeitos adversos de tratamentos e cuidados contraindicados parecem ser consideráveis, aumentando a carga de doença em populações de renda baixa e alta.[29]

No "Estudo sobre a Carga de Doença Global 2010", foram observadas mudanças nos padrões de doenças, lesões e riscos no mundo todo.[28] O estudo ressaltou a incapacidade – causada, por exemplo, por transtornos de saúde mental, abuso de substâncias, doença musculoesquelética, diabetes, doença respiratória crônica, anemia e perda de visão e audição. Mais pessoas passarão mais anos de suas vidas com mais doenças isto é, multimorbidade. Esse será um novo desafio para a medicina de família e para a atenção primária à saúde.

Mudanças nos padrões de doença

Padrões de doença variam muito entre países, resultando em efeitos diferentes sobre sistemas de saúde. Embora a mortalidade por doenças transmissíveis tenha diminuído nos últimos 40 anos na maioria dos países, as taxas dessas doenças, em grande parte preveníveis ou curáveis a um custo baixo, ainda são altas nos países de baixa renda. Por exemplo, na África subsaariana, cerca de 70% da carga de doença devem-se a doenças transmissíveis, enquanto essas doenças são responsáveis por apenas cerca de 10% da carga nos países industrializados. Mais de 36 milhões de pessoas vivem atualmente com HIV/Aids e mais de 70% das pessoas HIV-positivas vivem na África.[30] Nos países de renda alta, as doenças não transmissíveis, como problemas cardiovasculares, câncer e diabetes, predominam.[11]

Além disso, todos os países enfrentam novos desafios na saúde. O peso crescente da Aids, malária e tuberculose resistentes a fármacos, e mortes relacionadas ao tabagismo podem anular ganhos recentes na longevidade. Garantir suprimentos adequados de alimentos e água, sangue não contaminado e ar puro continuarão sendo a importante prioridade para a comunidade global.

Crescimento populacional

A taxa de crescimento anual da população mundial atingiu um pico de 2% ao ano durante o período de 1965-1970, caiu para 1,16% durante 2005-2010 e estima-se que caia para 0,44% ao ano, em 2045-2050. O número médio de crianças nascidas por mulher caiu de 4,45, em 1970-1975, para 2,52, em 2005-2010, embora essa média global ainda inclua uma variação considerável entre os países.[31] Alguns países de renda baixa e média já alcançaram níveis populacionais estáveis em torno de 2,1 filhos por família, e estima-se que 132 países alcancem taxas de fertilidade total de 2,1 ou menos, em 2045-2050.[31]

Apesar disso, a população mundial continuou a crescer em cerca de 80 milhões de pessoas ao ano até 2010, após o aumento deverá cair gradualmente para 40 milhões, em 2050. Assim, calcula-se que a população mundial aumente de 7 bilhões, em 2013, para 9 bilhões, em 2050, esse aumento ocorrendo nos países em desenvolvimento. Estima-se que esse crescimento seja acompanhado por aumentos substanciais no número de pessoas que vivem nos níveis de subsistência ou abaixo disso, o que cria pressões adicionais sobre os sistemas de prestação de serviços de saúde.

Envelhecimento da população

O envelhecimento da população é outro fenômeno social que terá profundas consequências para a saúde em todos os países. Em 2011, a proporção de pessoas idosas nos países mais desenvolvidos excedia a proporção de crianças, e estima-se que, em 2050, ela seja o dobro da proporção de crianças. Nos países menos desenvolvidos, um período de rápido envelhecimento populacional também é previsto, com a proporção de pessoas idosas devendo alcançar 20%, em 2050.[31] A redução da força de trabalho com menos de 30 anos de idade e os números crescentes de pessoas com mais de 65 anos de idade pressionarão os fundos de pensão e aumentarão a proporção do produto interno bruto que será gasto em atenção à saúde, pois os adultos mais velhos consomem uma quantidade e uma porcentagem maiores de recursos da atenção à saúde.

Doenças crônicas são a maior causa de morte no mundo.[51] Em 2002, as principais doenças crônicas (doença cardiovascular, câncer, doença respiratória crônica e diabetes) causaram 29 milhões de mortes no mundo todo. Apesar de evidências crescentes sobre o impacto epidemiológico e econômico[32] e a realização pelas Nações Unidas do primeiro encontro de alto nível sobre prevenção e controle de doenças não transmissíveis em 2011,[33] a resposta global para o problema continua inadequada.

A abordagem clássica para problemas crônicos, baseada em diretrizes para monodoenças, será problemática com o aumento da multimorbidade. Isso levará os prestadores de saúde a mudar de um paradigma de atenção "orientada para o problema" para uma atenção "orientada para o objetivo".[34]

Globalização

Forças econômicas e políticas globais também influenciam a saúde da população, a alocação de recursos e a oferta de serviços. Mudanças políticas e econômicas contribuem para viagens a outros países, aumentando a probabilidade de disseminação das doenças. Emigração resultante da privação econômica causa demandas de atenção à saúde importantes no país receptor. Lutas étnicas e políticas dentro das nações e entre elas resultaram em milhões de refugiados vivendo em condições insalubres, criando um campo fértil para doenças emergentes e oportunistas.

Forças globais também afetam o movimento de profissionais da saúde. Por exemplo, mais da metade de todos os médicos e enfermeiros que migram vêm de países em desenvolvimento. Sistemas de saúde em vários países de alta renda dependem muito de médicos e enfermeiros treinados em outros locais. Nos últimos 30 anos, o número de trabalhadores da saúde que migraram aumentou em mais de 5% ao ano em muitos países europeus. Nos países da OECD, cerca de 20% dos médicos vêm de outros países. Diferenças salariais e más condições de trabalho costumam levar à decisão de emigrar, o que resulta em falta de pessoal qualificado nos países de origem.[35]

Informação computadorizada fornece rápido acesso a evidências e sistemas de gerenciamento que podem melhorar a qualidade da atenção à saúde no mundo todo. Globalização também influencia a educação médica, com crescentes intercâmbios de estudantes e entre escolas médicas do mundo todo, participação em conferências internacionais e uso de livros-texto semelhantes. Além disso, ministérios da saúde e da educação, organizações não governamentais internacionais e a OMS estão explorando padrões de acreditação para escolas médicas que consideram critérios uniformes, apesar de manterem a flexibilidade da resposta a diversas necessidades e circunstâncias locais.[21,36–38]

Uma porcentagem pequena, mas crescente, de serviços de saúde está disponível no mercado global. Muitas companhias farmacêuticas, redes hospitalares, grandes seguradoras de saúde e operadoras de planos privados de saúde estão se tornando corporações multinacionais de atenção à saúde. Embora essas corporações possam padronizar expectativas de financiamento e disponibilização de serviços de saúde entre os países, é mais provável que elas respondam às forças de mercado internacionais e aos interesses dos acionistas do que às necessidades das populações locais. Assim, sem atenção à equidade, seu foco nos lucros pode levá-las a não oferecer atenção para os pobres ou outras populações carentes.

Outras forças globais incluem movimentos para privatizar, comercializar e descentralizar a disponibilização de serviços de saúde. Mesmo nos países em que políticas de atenção à saúde e serviços de saúde são determinados pelo setor público, governos estão aproveitando o potencial do setor privado como maneira de aumentar custo-efetividade e, algumas vezes, transferir custos. Entretanto, interesses comerciais podem ofuscar considerações éticas humanas e um senso de responsabilidade social entre prestadores e organizações acadêmicas.[39]

2.5 DESAFIOS PARA DISPONIBILIZAÇÃO IDEAL DE SERVIÇOS DE SAÚDE

Além de responder às tendências sociais citadas anteriormente, sistemas de saúde obtêm mais valores para seus investimentos se abordarem quatro principais desafios que prejudicam a disponibilização de atenção à saúde no mundo: (1) alocação errada de recursos, (2) distribuição desigual de serviços, (3) ineficiência e (4) custos rapidamente crescentes.[11]

Alocação errada de recursos

Alocação errada de recursos públicos é um dos problemas mais graves que impedem que países ricos e pobres respondam adequadamente às necessidades prioritárias de saúde. Recursos muitas vezes são gastos em intervenções com baixa custo-efetividade, enquanto intervenções mais custo-efetivas não recebem financiamento suficiente. Recursos públicos podem ser gastos em serviços hospitalares de alto custo que atendem, de maneira desproporcional, o setor urbano mais rico. Por exemplo, em alguns países, um único hospital de atenção terciária pode absorver até 20% do orçamento do ministério da saúde, inviabilizando a oferta de serviços clínicos mais efetivos em serviços de saúde menores e descentralizados por todas as comunidades urbanas e rurais.11 Os recursos escassos podem ser gastos no treinamento de médicos demais, em uma combinação de especialistas que não coincide com as necessidades da sociedade ou em médicos com pouca chance de atender onde são mais necessários, particularmente em comunidades rurais ou entre os pobres.

Distribuição desigual de serviços

Após prioridades serem selecionadas, é importante disponibilizar atenção de forma consistente e igualitária. Desigualdades em atenção à saúde são comuns mesmo nos países mais ricos e estão fortemente associadas com classe social. Algumas nações menos ricas reduziram desigualdades nos resultados, disponibilizando serviços essenciais para todos, embora ainda exista um hiato significativo a ser preenchido antes que o objetivo de cobertura universal de saúde seja alcançado. Algumas nações ricas continuam a gastar muito e a alcançar resultados menos desejáveis devido a desigualdades na disponibilização de serviços essenciais. Os pobres costumam receber atenção de qualidade mais baixa em consequência de recursos insuficientes e implementação não uniforme de programas que deveriam atender a suas necessidades. A disponibilização de serviços de saúde consistentes e de alta qualidade é um desafio particular em áreas rurais, onde baixa densidade populacional e menor quantidade de serviços em geral dificultam a atração da gama necessária de profissionais da saúde (ver Cap. 5, Seção 5.4).

Ineficiência

A organização dos serviços de saúde tem efeito significativo nos resultados de saúde. Esses serviços podem ser altamente centralizados e coordenados, ou fragmentados com muitos sistemas sobrepostos operando de forma simultânea. Coordenação central pode melhorar a eficiência, mas pode comprometer a autonomia e inovação. Sistemas múltiplos de atenção à saúde podem estimular a criatividade, mas podem também resultar em fragmentação, redundância e uso ineficiente de recursos limitados. Profissionais da saúde podem não ser apropriadamente distribuídos ou adequadamente supervisionados. A frequente separação e falta de coordenação entre serviços públicos preventivos e serviços clínicos individuais criam ineficiências adicionais. O Relatório sobre a Saúde do Mundo da OMS de 2010 destacou como as ineficiências podem ser responsáveis por 20-40% de todos os gastos em saúde.[10]

Foi demonstrado que, para lidar com os problemas de saúde globais no século XXI, serviços devem ser integrados e que serviços organizados verticalmente não são tão eficientes. Isso reforça ainda mais a importância de serviços integrais de atenção primária prestados pela medicina de família.[50]

Custos rapidamente crescentes

Todos os países enfrentam desafios semelhantes na escolha de como alcançar os melhores resultados de saúde no contexto de expectativas e custos crescentes. Custos crescentes da atenção à saúde são alimentados por vários fatores, como crescimento desproporcional de médicos especialistas, tecnologia médica de alto custo facilmente disponível e esquemas de seguros com reembolso na base de pagamento por procedimento, que geram uma demanda crescente por exames, procedimentos e tratamentos caros, alguns dos quais não associados com evidências científicas de resultados positivos de saúde.[29]

Implicações para a força de trabalho médica

Esses quatro desafios para disponibilização ideal de serviços de saúde costumam ser interdependentes. Por exemplo, em muitos países, alocação errada de recursos resultou em excesso de médicos, que contribui para competição entre eles e gastos médicos excessivos, sem uma correspondente melhora nos resultados de saúde. Há muitas vezes um grande número de generalistas com treinamento insuficiente, em combinação com um número rapidamente crescente de especialistas, cujo treinamento enfatiza o uso de tecnologias sofisticadas para pacientes hospitalizados com doenças avançadas, em vez de atenção primária à saúde nas comunidades. Decisões médicas são responsáveis por consumir uma grande porção do orçamento para a saúde de um país. Custos aumentam pela escolha de medicamentos e tratamentos que não têm valor científico comprovado ou por confiança indevida em soluções caras de alta tecnologia para problemas de saúde. Esses países poderiam obter melhores resultados

32 Michael Kidd

com a mesma alocação de recursos formando menos médicos, enfatizando o treinamento de generalistas e realinhando o foco de especialistas para atendimentos de referência em vez de prestadores de atenção primária à saúde.

2.6 ENFRENTANDO OS DESAFIOS POR MEIO DA ATENÇÃO PRIMÁRIA À SAÚDE

A discrepância entre a capacidade de melhorar a saúde e a realidade dos resultados de saúde vem desencadeando diversas respostas de comunidades e líderes mundiais de saúde centradas na importância fundamental da atenção primária à saúde.

A Declaração de Alma-Ata[40] identificou a atenção primária à saúde como a maneira mais custo-efetiva para disponibilizar serviços básicos de saúde. Todos os países foram solicitados a priorizar a disponibilização desses serviços para toda a sua população. Atenção primária à saúde foi selecionada por sua capacidade de responder integralmente às necessidades de saúde de indivíduos e comunidades, mesmo quando recursos são limitados. A Declaração de Alma-Ata foi revisada, em 2008, pela OMS, e foi publicado um novo documento, "Agora Mais do que Nunca", reafirmando a importância da atenção primária à saúde.[15]

Os atributos exclusivos da atenção primária à saúde incluem atenção de primeiro contato, longitudinalidade, integralidade e coordenação.[4] Além disso, a maneira como os atributos estão organizados e incorporados em uma abordagem sistemática dentro de sistemas de atenção primária à saúde é distinta e reconhecível (*ver* Quadro 2.1).

QUADRO 2.1 Exemplo de um paciente que chega aos cuidados primários

Um paciente com dor torácica indiferenciada pode estar sofrendo de um problema musculoesquelético, cardíaco, pulmonar, gastrintestinal ou psicológico. Em vez de consultar vários especialistas em ortopedia, cardiologia, pneumologia, gastrenterologia e saúde mental, os pacientes com esses problemas podem geralmente ser manejados de forma efetiva por um generalista no ambiente de cuidados primários.

As pessoas costumam apresentar múltiplos problemas de saúde. Em ambientes de cuidados primários, problemas como hipertensão, diabetes e manutenção da saúde podem ser abordados em uma única consulta. Se as pessoas tiverem problemas que não podem ser manejados na atenção primária, elas são encaminhadas para o nível de cuidados especializados mais adequados. Assim, a atenção primária tem uma função coordenadora importante.

A efetividade e a equidade dos sistemas de saúde se correlacionam com sua orientação para a atenção primária à saúde. Essa correlação foi demonstrada em um estudo de Barbara Starfield, que mediu os resultados de saúde em 12 nações ocidentais industrializadas, com relação às características das políticas e práticas de seus sistemas de saúde que refletem a atenção primária à saúde. Menores taxas de mortalidade, maior expectativa de vida, menos gastos com atenção à saúde e satisfação da população com o seu sistema de saúde estavam todos associados com uma orientação do país para a atenção primária à saúde. Países que apoiaram de maneira

A Contribuição da Medicina de Família e Comunidade para os Sistemas de Saúde **33**

apropriada e ofereceram atenção primária à saúde alcançaram melhores resultados de saúde com menor custo.[4,29] Pesquisas adicionais demonstraram que uma maior ênfase na atenção primária deve reduzir os custos da atenção, melhorar a saúde pelo acesso a serviços mais adequados e reduzir as iniquidades na saúde da população.[41]

2.7 ESTRATÉGIAS PARA IMPLEMENTAÇÃO DA ATENÇÃO PRIMÁRIA À SAÚDE

Em 1998, 20 anos depois da conferência em Alma-Ata, a OMS patrocinou um encontro de acompanhamento em Almaty, Cazaquistão, a fim de explorar novas estratégias para alcançar a saúde para todos no século XXI. Participantes descreveram ganhos substanciais de saúdes resultantes da implementação da atenção primária à saúde em muitas regiões, mas se observou progresso inadequado em outras áreas, onde houve deterioração no estado de saúde. Concluiu-se que a abordagem da atenção primária à saúde resultou em consideráveis melhoras nos resultados de saúde, entretanto, reconheceu-se que implementação inconsistente como um desafio chave, sendo identificados os seguintes pré-requisitos[40] para atenção primária à saúde efetiva:

- políticas nacionais de saúde que dêem apoio, com compromissos de longo prazo
- responsabilidade e controle descentralizados
- desenvolvimento de capacidade em nível local
- condições aceitáveis para os profissionais de saúde
- financiamento para garantir acesso para os pobres
- esforços contínuos para melhorar a qualidade
- empoderamento e participação da comunidade
- parcerias sustentáveis.

Esses elementos, quando combinados em um ciclo contínuo de planejamento, implementação e monitoramento, podem ser usados para levar um sistema de saúde a um melhor desempenho. Várias outras estratégias aumentarão a oferta de atenção primária à saúde. Incluem atenção primária à saúde orientada para a comunidade e melhora da colaboração entre as partes interessadas.

Atenção primária à saúde orientada para a comunidade

Atenção primária à saúde orientada para a comunidade (CPOC[**]) é uma abordagem sistemática para melhorar os serviços de atenção primária à saúde pela integração da medicina clínica com a saúde pública no nível da comunidade.[42,43,53]

[**]N. de R.T. Sigla em inglês para Community-oriented primary health care.

Isso envolve uma sequência de atividades relacionadas que inclui:

- definição de uma comunidade por características geográficas, demográficas ou de outro tipo
- determinação das necessidades de saúde da comunidade de maneira sistemática
- identificação e priorização de problemas de saúde
- desenvolvimento de programas que lidem com as prioridades dentro do contexto de atenção primária à saúde
- avaliação dos resultados.

Assim, CPOC integra atenção individual e baseada na população, combinando as habilidades clínicas do profissional com epidemiologia, medicina preventiva e promoção da saúde. Essa sequência é um processo dinâmico que pode não ser linear. Alguns componentes podem ser mais bem desenvolvidos que outros, alguns podem ser desenvolvidos de forma concomitante e outros podem necessitar de reavaliação com o tempo. O principal ponto, porém, é que esse processo visa à melhora da saúde da população pela aplicação sistemática de princípios que tenham demonstrado benefícios para a saúde de comunidades.

Equipes de CPOC projetam intervenções específicas para lidar com problemas prioritários de saúde. Uma equipe, constituída por profissionais de atenção primária à saúde e membros da comunidade, avalia recursos e desenvolve planos estratégicos para lidar com os problemas identificados. Intervenções que envolvem os participantes da comunidade e levam em conta as perspectivas e preocupações da população-alvo têm mais chance de sucesso. Indicadores específicos de saúde são monitorados e medidos ao longo do tempo para avaliar a efetividade das intervenções. O ciclo de CPOC é renovado quando equipes usam resultados de esforços anteriores para melhorar programas subsequentes. À medida que as equipes ficam mais experientes e obtêm recursos adicionais, são capazes de antecipar desafios e aumentar sua efetividade e escopo de atividades.

Uma revisão de experiências de CPOC, a partir de suas origens na África do Sul, na década de 1940, até 1984, forneceu dados sobre a efetividade de programas de CPOC para diversos programas de saúde em diferentes países do mundo.[42] Em uma revisão mais recente de CPOC, os autores concluíram que "foi demonstrado que o CPOC tem impacto impressionante nas comunidades onde é praticado".[44]

Outros alertaram que o desenvolvimento de CPOC foi prejudicado pela falta de apoio no ambiente político, por abordagens fragmentadas que impedem atenção integral e dificuldades na implementação, incluindo custos e problemas associados com a realocação de recursos.[45-47]

As estratégias desenvolvidas por proponentes de CPOC, porém, fornecem abordagens positivas para a resolução da separação que tem sido muito frequente entre saúde pública e atenção à saúde individual.

Unindo as partes interessadas por meio de parcerias

Atenção primária à saúde também é reforçada por abordagens que unem setores chave, como bancos de desenvolvimento, organizações doadoras e agências governamentais, em torno de objetivos comuns e de responsabilidades coletivas. O pressuposto dessa abordagem é que o melhor uso dos fundos disponíveis deve ocorrer quando as políticas de oferta de serviços de saúde são desenvolvidas em conjunto entre as partes envolvidas, e quando essas políticas estão refletidas na alocação consistente de recursos e nas estruturas das instituições.[48] Ajuda internacional também deve estar alinhada e harmonizada com políticas nacionais de saúde nos países com alta dependência de financiamento externo.[24]

Além da necessidade de abordagens coordenadas entre todos os setores, um problema importante para a prestação de atenção primária à saúde ideal é a falta de relações coerentes e colaborativas entre os envolvidos na disponibilização de serviços de saúde. Towards Unity for Health é um projeto patrocinado pela OMS, delineado para unir pessoas e organizações em abordagens coordenadas para atenção primária à saúde por parcerias entre as principais partes interessadas. Partes interessadas são as que participam ou se beneficiam do sistema de saúde. Incluem indivíduos, comunidades e programas, dentro e fora dos setores tradicionais de saúde. Embora muitos grupos contribuam para o funcionamento ideal dos sistemas de saúde, as principais partes interessadas incluem profissionais de saúde, instituições acadêmicas, administradores de saúde, políticos e comunidades. A colaboração entre essas partes tem mais chance de melhorar o funcionamento geral dos sistemas de saúde (*ver* Figura 2.2).

As agências internacionais de desenvolvimento também podem ser parceiras importantes, especialmente em países com alta dependência de financiamento externo. A fragmentação que existe entre esses grupos pode ser superada por objetivos compartilhados, que incorporem os valores de qualidade, equidade, relevância e custo-efetividade.[2] A OMS e a WONCA vêm colaborando em diversas iniciativas para a melhora da coordenação e disponibilização de serviços de saúde (*ver* Anexo D).

Os componentes mais críticos de um sistema de atenção à saúde que funciona bem são as pessoas que prestam os cuidados. Incluem as equipes de atenção à saúde e os médicos que dessas participam.

Profissionais de saúde não trabalham em um vácuo. Eles necessitam de um sistema que estimule e apoie seus esforços, e disponibilize instalações adequadas com boas condições de trabalho. Dada à complexidade dos sistemas de saúde, progresso substancial tem mais chance de ocorrer quando profissionais de saúde compartilham objetivos e valores com outras partes interessadas importantes. Se equipes forem bem compostas, cada membro compreende e depende das habilidades de outros para criar um conjunto funcional e alcançar os melhores resultados. Como conseguir equipes de atenção primária à saúde funcionem de forma ideal, é considerado, mais extensivamente, no Capítulo 3.

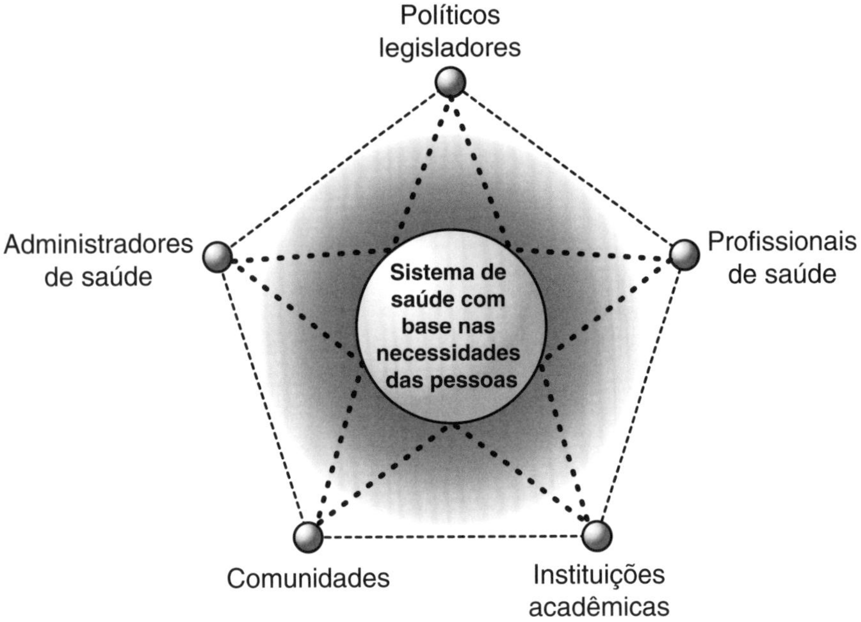

FIGURA 2.2 Pentágono de parcerias

Médicos da atenção primária têm particular importância para o bom funcionamento das equipes de atenção primária. Esses médicos são chamados para tratar de uma ampla gama de pacientes na comunidade, incluindo aqueles com distúrbios complexos. Em alguns países, as funções da atenção primária são distribuídas entre um grupo de médicos, com os pediatras cuidando de crianças, médicos de clínica médica cuidando de adultos e obstetras cuidando de gestantes. Outros países reconhecem o valor dos médicos generalistas especificamente treinados para prestar cuidados para toda a comunidade. Esses médicos generalistas são chamados de clínicos gerais ou médicos de família.

Médicos de família são uma peça crítica na infraestrutura de um sistema de saúde bem funcionante, coordenado e custo-efetivo, que responde às poderosas tendências e desafios que afetam a disponibilização de serviços de saúde, com uma atenção à saúde que representa um equilíbrio cuidadoso de qualidade, equidade e relevância. Médicos de família estão preparados para preencher os hiatos entre pacientes e recursos de saúde, saúde individual e saúde pública, centros médicos comunitários e acadêmicos, e profissionais da atenção primária à saúde e especialistas, trabalhando em harmonia com profissionais de saúde e outras partes interessadas orientadas para objetivos similares. As funções, a educação e o apoio dos médicos de família para esses papéis são abordados nos próximos capítulos.

REFERÊNCIAS

1. Boelen C, Neufeld V (eds). *Towards Unity for Health: case studies.* Geneva: World Health Organization, 2001.

2. Boelen C. *Towards Unity for Health: challenges and opportunities for partnership in health development. A working paper.* Geneva: World Health Organization, 2000.

3. Boelen C. Building synergies. *Towards Unity For Health.* 2000; 2: 3.

4. Starfield B. *Primary Care: balancing health needs, services and technology.* Oxford: Oxford University Press, 1998.

5. Marmot M. Social determinants of health inequalities. *Lancet.* 2005; 365: 1099–104.

6. World Health Organization. *Increasing the Relevance of Education for Health Professionals. Report of a WHO Study Group on Problem-Solving Education for the Health Professions.* Geneva: World Health Organization, 1993 (WHO Technical Report Series, No. 838).

7. Kahssay HM, Taylor ME, Berman PA. *Community Health Workers: the way forward.* Geneva: World Health Organization, 1998 (Public Health in Action, No.4).

8. Tarimo E. *Towards a Health District. Organizing and managing district health systems based on primary health care.* Geneva: World Health Organization, 1991.

9. Pan American Health Organization (PAHO). Renewing primary health care in the Americas: a position paper of the Pan American Health Organization/World Health Organization, 2007. Disponível em: www2.paho.org/hq/dmdocuments/2010/Renewing_ Primary_Health_Care_Americas-PAHO.pdf

10. World Health Organization. *World Health Report 2010 – Health systems financing: the path to universal coverage.* Disponível em: www.who.int/whr/2010/en/index.html

11. World Bank. *World Development Report 1993. Investing in Health.* Disponível em: wdronline. worldbank.org/worldbank/a/c.html/world_development_report_1993/abstract/WB. 0-1952-0890-0.abstract1

12. Murray CJL, Lopez AD (eds). *Global Comparative Assessments in the Health Sector: disease burden, expenditures and intervention packages.* Geneva: World Health Organization, 1994.

13. World Health Organization. *World Health Report 2000 – Health systems: improving performance.* Disponível em: www.who.int/whr/2000/en/

14. Bobadilla JL, Cowley P, Musgrove P, et al. Design, content and financing of an essential national package of health services. *Bulletin of the World Health Organization.* 1994; 72(4): 653–62.

15. World Health Organization. *World Health Report 2008 – Primary health care (now more than ever).* Disponível em: www.who.int/whr/2008/en/

16. World Health Organization. *World Health Report 2006 – Working together for health.* Disponível em: www.who.int/whr/2006/en/index.html

17. World Health Organization. The reorientation of medical education and medical practice for Health for All. World Health Assembly Resolution WHA48.8. Geneva: World Health Organization, 1995 (WHA48/1995/REC/1: 8-10).

18. World Health Organization. *Doctors for Health: a WHO global strategy for changing medical education and medical practice for health for all.* Geneva: World Health Organization, 1996.

19. World Health Organization. International migration of health personnel: a challenge for health systems in developing countries. World Health Assembly Resolution WHA57.19. Geneva: World Health Organization, 2004. Disponível em: apps.who.int/gb/ebwha/pdf_files/ WHA57/A57_R19-en.pdf

20. World Health Organization. Reducing health inequities through action on the social determinants of health. World Health Assembly Resolution WHA62.12. In: Sixty-second World Health Assembly, Geneva, 18–22 May 2009, Volume 1: Resolutions and decisions, Annexes. Geneva: WHO, 2009: (WHA62/2009/REC/1) 16–19.

21. *Consenso Global relativo à Responsabilidade Social das Escolas Médicas, 2010.* Disponível em: www. healthsocialaccountability.org

22. Frenk J, Chen L, Bhutta ZA, et al. Profissionais de saúde para um novo século: transformando a educação para reforçar os sistemas de saúde em um mundo interdependente. *Lancet.* 2010; 376: 1923–58.

23. Royal College of General Practitioners. Physician funding and health care systems – an international perspective. A summary of a conference hosted by the WHO, WONCA and RCGP at St John's College, Cambridge, 1999.

24. Organisation for Economic cooperation and Development Paris declaration 2005 and Acrra agenda for action 2008. Disponível em: www.oecd.org/dac/aideffectiveness/paris declarationandaccraagendaforaction.htm

25. Preker A, Feachem R, DeFerranti D. *Health, Nutrition and Population Sector Strategy.* Washington DC: World Bank, 1997.

26. United Nations Development Programme. *Human Development Report 1996.* Oxford University Press, 1996.

27. World Health Organization. *The Global Burden of Disease 2004 Update.* Disponível em: www. who.int/healthinfo/global_burden_disease/2004_report_update/en/index.html

28. Horton R. GBD 2010: understanding disease, injury, and risk. *Lancet.* 2012; 380: 2053–4.

29. Starfield B. Is US health really the best in the world? *Journal of the American Medical Association.* 2000; 284: 483–5.

30. UNAIDS/WHO. *AIDS Epidemic Update: December 2000.* Geneva: UNAIDS/WHO, 2000 (document UNAIDS/00.44E-WHOICDS/EDCl2000.9).

31. United Nations Department of Economic and Social Affairs. *World Population Prospects: the 2010 revision.*

32. Yach D, Hawkes C, Gould L, et al. The global burden of chronic diseases: overcoming impediments to prevention and control. *Journal of the American Medical Association.* 2004; 291(21): 2616–22.

33. United Nations. Political declaration of the High-Level Meeting of the General Assembly on the prevention and control of non-communicable diseases, 2011. Disponível em: www. un.org/ga/search/view_doc.asp?symbol=A/66/L.1

34. De Maeseneer J, Boeckxstaens P. James Mackenzie Lecture 2011: multimorbidity, goal-oriented care and equity. *British Journal of General Practice*. 2012; 62: 522–4.

35. Adams O, Kinnon C. A public health perspective, perspective. In: Zarrilii S, Kinnon C, Ricupero R (eds). *International Trade in Health Services: a development perspective*. Geneva: World Health Organization, 1998 (document no. WHO/TFHE/98.1): 37.

36. Karle H. Globalisation of medical education. *Journal of the World Medical Association*. 2001; 47(1): 3–7.

37. Boelen C. Adapting health care institutions and medical schools to societies' needs. *Academic Medicine*. 1999; 74(8): S11–20.

38. AMEE: Association of Medical Education in Europe. ASPIRE project, 2012. www.aspire-to-excellence.org

39. Pandurangi VR. Basic health services: why we are not making greater progress. *Towards Unity for Health*. 2000; 2: 34–5.

40. World Health Organization/UNICEF. *Primary Health Care 21: everybody's business: an international meeting to celebrate 20 years after Alma Ata, Almaty, Kazakhstan, 27–28 November 1998*. Geneva, World Health Organization, 2000. Disponível em: http://apps.who.int/iris/ bitstream/10665/66306/1/WHO_EIP_OSD_00.7.pdf

41. Starfield B, Shi L, Macinko J. Contribution of primary care to health systems and health. *Milbank Quarterly*. 2005; 83: 457–502.

42. Abramson JH. Community-oriented primary care: strategy, approaches and practice a review. *Public Health Reviews*. 1988, 16: 35–98.

43. Nutting PA (ed). *Community-Oriented Primary Care: from principle to practice*. Washington DC, Health Resources and Services Administration, Public Health Services, 1987.

44. Longlett SK, Kruse JE, Wesley RM. Community-oriented primary care: historical perspective. *Journal of the American Board of Family Practice*. 2001; 14(1): 54–63.

45. Donaldson MS, Yordy KD, Lohr KN, et al. (eds). *Primary Care: America's health in a new era*. Washington DC: Institute of Medicine, National Academy Press, 1996.

46. Gofin J, Gofin R, Abramson JH, et al. Ten-year evaluation of hypertension, overweight, cholesterol and smoking control: the CHAD Programme in Jerusalem. *Preventive Medicine*. 1986; 15: 304–12.

47. Gofin J. The community-oriented primary care (COPC) approach and Towards Unity for Health: unity of action and purpose. *Towards Unity for Health*. 2001; 1: 9–10.

48. Cassels A. *A Guide to Sector-Wide Approaches for Health Development: concepts, issues and working arrangements*. Geneva: World Health Organization, 1997 (document no. WHO/ ARA/97.12).

49. World Health Organization. *Commission on Social Determinants of Health Final Report: Closing the Gap in a Generation: health equity through action on the social determinants of health, 2008*. Disponível em: www.who.int/social_determinants/thecommission/final-report/ en/index.html

50. De Maeseneer J, Roberts RG, Demarzo M, et al. Tackling NCDs: a different approach is needed. Lancet. 2012; 379: 1860–1.

51. World Health Organization. *Action Plan for the Global Strategy for the Prevention and Control of Noncommunicable Diseases*, 2008. Disponível em: www.who.int/nmh/publications/9789241597418/en/

52. Schieber G, Maeda A. A curmudgeon's guide to financing health care in developing countries. In: Schieber G (ed). *Innovations in Health Care Financing. Proceedings of a World Bank Conference*, 10–11 March 1997. Washington DC: World Bank, 1997 (World Bank Discussion Paper No. 365).

53. Kark SL. *The Practice of Community-oriented Primary Care*. New York: Appleton-Century- Crofts, 1981.

3

Médicos de família em sistemas de saúde

Este capítulo descreve a natureza da medicina de família e como médicos de família contribuem para sistemas ideais de atenção primária à saúde. Concentra-se em funções, papéis e atendimentos clínicos efetivos prestados por médicos de família. Além disso, analisa a qualidade desse trabalho e suas contribuições em seus muitos papéis como prestadores de atenção à saúde, líderes, administradores e supervisores, além de coordenadores gerais de atenção à saúde individual e da comunidade.

A NATUREZA DA MEDICINA DE FAMÍLIA

As características da medicina de família são orientadas por alguns conceitos fundamentais, que incluem um comprometimento com a atenção continuada das pessoas (longitudinalidade), uma abordagem integral e aceitação de todos os pacientes independentemente de gênero, idade ou tipo de problema de saúde. Médicos de família mais frequentemente atendem esse rico mosaico de pacientes em situações ambulatoriais na comunidade. Experiências compartilhadas criam um ponto de vista comum entre médicos de família no mundo todo, apesar de suas bases educacionais diversas e culturas diferentes. Consequentemente, as características, os conhecimentos, as habilidades e os padrões de prática parecem ser muito comparáveis no mundo todo.[1] Essa abordagem uniforme para a atenção está resumida na definição da Organização Mundial de Médicos de Família (WONCA) para o médico de família no Quadro 3.1.

O papel dos médicos de família evoluiu inicialmente da clínica geral tradicional, quando os médicos, em sua maioria, eram considerados clínicos gerais imediatamente após a escola médica ou após um período de internato relativamente curto.[3] Hoje, um número crescente de países exige treinamento formal em medicina de família, como é exigido para outras especialidades médicas, e foram desenvolvidos currículos em muitos países, criados procedimentos de certificação e instituídos programas de educação médica continuada. Todos esses desenvolvimentos estão relacionados com mudanças nas necessidades de saúde e nas expectativas das populações no mundo todo.

42 Michael Kidd

QUADRO 3.1 Definição de médico de família/clínico geral

O clínico geral/médico de família é o médico primeiramente responsável pela prestação de atenção inicial e integral à saúde para todos os indivíduos que buscam atendimento clínico e aconselhamento, programando a prestação de serviços por outros profissionais de saúde, quando necessário.
O clínico geral/médico de família funciona como um generalista que aceita todos os que buscam atendimentos, ao contrário de outros médicos que limitam o acesso a seus serviços conforme idade, sexo e/ou tipo de problema de saúde.
O clínico geral/médico de família atende pessoas no contexto da família, da família no contexto da comunidade e da comunidade no contexto da saúde pública, independentemente de raça, cultura ou classe social. É clinicamente competente para prestar a maior parte da atenção, considerando a situação cultural, socioeconômica e psicológica. Além disso, é pessoalmente responsável por prestar atenção integral e continuada centrada na pessoa para seus pacientes, ajudando a coordenar e integrar a atenção.
O clínico geral/médico de família exerce seu papel profissional prestando atendimento diretamente aos pacientes ou por meio de serviços de outros profissionais, conforme as necessidades de saúde da comunidade atendida e os recursos disponíveis.

Adaptado de: The Role of the General Practitioner/Family Physician in Health Care Systems: A Statement from WONCA, 1991.[2]

CONTRIBUIÇÕES DOS MÉDICOS DE FAMÍLIA PARA A ATENÇÃO À SAÚDE

A combinação única de atributos que caracteriza médicos de família também descreve suas contribuições para a atenção à saúde. Essas características propiciam os fundamentos para seus papéis como prestadores de atenção à saúde e para suas funções em equipes de atenção primária. Suas contribuições também estão relacionadas com a maneira como os pacientes buscam atenção dentro de determinadas comunidades.

O Relatório sobre a Saúde Mundial de 2008 lembrou ao mundo que a atenção primária à saúde era necessário "Agora Mais do que Nunca" para se alcançar acesso equitativo à saúde para todos. Para se alcançar essa cobertura universal, há necessidade de reformas em políticas públicas e lideranças, e o reconhecimento de que o coração da disponibilização de serviços de saúde que "coloca as pessoas em primeiro lugar" é a atenção primária.[4] Médicos de família estão no coração da atenção primária em muitos sistemas de saúde.

Os atributos de médicos de família

As características e os atributos fundamentais da medicina de família permitem que os médicos de família contribuam de maneira substancial para os sistemas de saúde, não apenas em termos de oferta de serviços, mas também influenciando as políticas públicas e exercendo liderança, agindo como defensores de seus pacientes.

Além disso, apesar das diferenças entre os países, as características e os atributos fundamentais da boa medicina de família são semelhantes. Isso permite que todos os médicos de família contribuam, caso queiram fazê-lo, para a melhora dos sistemas de saúde em seu próprio país e em outros.

O "Modelo para desenvolvimento profissional e administrativo de clínica geral/medicina de família na Europa"[5] reflete o término de um processo de consulta em toda a Europa durante quase uma década, iniciado pelo Escritório Regional para a Europa da Organização Mundial de Saúde. Esse grupo resumiu os atributos da medicina de família da seguinte forma.

- **Geral:** medicina de família atende problemas de saúde não selecionados de toda a população; não exclui determinadas categorias da população devido à idade, sexo, classe social, raça ou religião, nem qualquer categoria de queixas ou problemas de saúde. Deve ser facilmente acessível com um mínimo de demora para atendimento; seu acesso não é limitado por barreiras geográficas, culturais, administrativas ou financeiras.
- **Contínua:** medicina de família é fundamentalmente centrada na pessoa, em vez de ser centrada na doença. Baseia-se em uma relação pessoal de longa duração entre o paciente e o médico, cobrindo a atenção à saúde do indivíduo longitudinalmente ao longo de um período substancial de suas vidas e não se limitando a um episódio particular de uma doença.
- **Integral:** a medicina de família atua em promoção integrada da saúde, prevenção de doenças, atendimentos curativos, reabilitação e apoio físico, psicológico e social aos indivíduos. Lida na interface entre enfermidade e doença, e integra os aspectos humanísticos e éticos da relação médico-paciente com a tomada de decisão clínica.
- **Coordenada**: medicina de família pode lidar com muitos dos problemas de saúde apresentados pelos indivíduos no primeiro contato com seu médico de família, mas, sempre que necessário, o médico de família deve assegurar o encaminhamento apropriado e oportuno do paciente a serviços especializados ou para outro profissional de saúde. Nessas situações, médicos de família devem informar os pacientes sobre os serviços disponíveis e como melhor utilizá-los, devendo ser os coordenadores do aconselhamento e do apoio que os pacientes recebem. Médicos de família devem agir como administradores da atenção em relação a outros prestadores de atendimentos de saúde e sociais, aconselhando seus pacientes sobre questões relacionadas à saúde.
- **Colaborativa:** médicos de família devem estar preparados para trabalhar com outros profissionais médicos, de saúde e sociais, delegando a eles a atenção de seus pacientes sempre que isso for apropriado, com a devida consideração à competência de outras disciplinas. Devem contribuir com uma equipe de atenção multidisciplinar bem funcionante e dela ativamente participar, devendo estar preparados para exercer a liderança da equipe.
- **Orientada para a família:** medicina de família aborda os problemas de saúde dos indivíduos no contexto de suas circunstâncias familiares, de suas redes sociais e culturais e das circunstâncias em que vivem e trabalham.

- **Orientada para a comunidade:** os problemas do paciente devem ser vistos no contexto de sua vida na comunidade local. O médico de família deve estar ciente das necessidades de saúde da população que vive nessa comunidade e deve colaborar com outros profissionais, agências de outros setores e grupos de autoajuda para iniciar mudanças positivas em problemas locais de saúde.

Outro ponto importante é:

- **Primeiro contato:** pacientes e populações sabem que o médico de família é o primeiro ponto de contato, que pode encaminhá-los, quando necessário, para outros profissionais e serviços de atenção à saúde.

Trabalhando com um modelo conceitual semelhante, o Colégio de Médicos de Família do Canadá definiu quatro princípios que fundamentam a medicina de família (*ver* Quadro 3.2).

QUADRO 3.2 Princípios fundamentais de medicina de família[6]

A relação médico-paciente é central à medicina de família.
O médico de família é um clínico efetivo.
A medicina de família atua na comunidade.
O médico de família é um recurso para uma população definida.

Esses atributos e princípios embutem um compromisso com a pessoa como um todo.[3] O escopo da prática do médico de família é definido em grande parte pelas necessidades humanas.[7] A abordagem para essas necessidades, porém, reflete um treinamento médico rigoroso que fornece as bases necessárias para prestar atenção competente em ambientes de atenção primária, onde os pacientes apresentam uma ampla gama de problemas de saúde.

Médicos de família combinam extensão da prática com profundidade da experiência. Ao fazerem isso, eles valorizam os sistemas de atenção primária à saúde, reforçando dessa forma as contribuições de profissionais de saúde com as mesmas orientações, como enfermeiros, assistentes sociais e agentes de saúde da comunidade – os quais se reforçam e emponderam mutuamente.

Médicos de família estão em uma posição ideal para melhorar a saúde das pessoas em seus locais de trabalho, considerando-as como um grupo definido. Isso pode permitir que eles analisem as necessidades e os riscos de saúde de uma população em particular, prestem ações efetivas de prevenção de doenças e defendam estratégias de promoção da saúde, especialmente se tiveram treinamento em prevenção ou promoção da saúde da população.

O médico de família é treinado em competência cultural. O valor da diversidade se reflete em comunicação, habilidade para escutar e atenção centrada na pessoa.[49]

A Contribuição da Medicina de Família e Comunidade para os Sistemas de Saúde **45**

As necessidades de saúde da população também apontam o foco para a educação de médicos de família e para orientar pesquisa em atenção primária à saúde (*ver* Quadro 3.3).

QUADRO 3.3 O projeto JANUS: médicos de família satisfazendo as necessidades da sociedade de amanhã[8]

Na mitologia romana, Janus era o rei dos bons começos e os romanos acreditavam que bons começos garantiam bons finais. Da mesma forma, o projeto JANUS – uma iniciativa do Colégio de Médicos de Família do Canadá – olha para o passado e o presente para ajudar os médicos de família canadenses a satisfazer as necessidades futuras de saúde de seus pacientes. Esse projeto está planejado para garantir que educação e pesquisa sejam adequadas e relevantes para as mudanças nas necessidades da sociedade atual. Isso inclui:

- garantir participação de médicos de família em uma Pesquisa Médica Nacional abrangente e continuada
- desenvolver oportunidades de educação e pesquisa para médicos de família em atividade com base nas necessidades identificadas de seus pacientes e da comunidade
- tornar disponíveis os resultados dessa Pesquisa Médica Nacional para líderes médicos, planejadores de atenção à saúde, pesquisadores e tomadores de decisões em políticas de saúde; essas lições do Canadá estão disponíveis para todos os países por meio do desenvolvimento de um modelo funcional que os países podem usar para avaliar suas necessidades de saúde, avaliar seus serviços atuais e treinar adequadamente os médicos de família.

Muitos desses atributos descritos são compartilhados por outros médicos e profissionais de atenção à saúde. Além disso, em conjunto, eles definem o tipo de médico cuja experiência é mais coerente com os requisitos para atenção primária à saúde ideal previstos na Declaração de Alma-Ata (*ver* Anexo A).

Características diferenciais como primeiro contato, acessibilidade, foco na pessoa, atenção longitudinal, integralidade e coordenação de atenção definem uma abordagem que é exclusiva da atenção primária. Sistemas de saúde com essas características estão associados com melhores resultados, maior satisfação dos pacientes, menos hospitalizações e menor custo.[9-11]

Além disso, comparações internacionais entre resultados de atenção primária à saúde[12] sugerem que as maiores diferenças na saúde entre os países estão associadas com o grau em que os seguintes princípios de seus sistemas de disponibilização dos serviços de saúde foram implementados:

- distribuição e financiamento equitativo dos serviços de atenção à saúde
- níveis semelhantes de ganhos profissionais entre médicos da atenção primária e outros especialistas
- integralidade de serviços de atenção primária à saúde
- pouca ou nenhuma necessidade de copagamentos para serviços de atenção primária à saúde
- médicos de atenção primária prestando atenção de primeiro contato e entrada para o sistema de saúde
- atenção longitudinal com foco na pessoa

Medicina de família pode ter um papel indispensável para ajudar um país a organizar seu sistema de saúde visando à implementação desses princípios. Para conseguir esses resultados positivos, porém, é necessário que médicos de família trabalhem em uníssono com representantes da comunidade, profissionais de saúde pública e outros agentes de saúde.[50]

Também será necessário desenvolver um sistema de reembolso, incentivos adequados e boas condições de trabalho para o desenvolvimento de atividades que, embora sejam mais amplas que o atendimento do paciente individual, podem ter um impacto ainda maior na saúde das pessoas. Essas atividades incluem o envolvimento com análise das necessidades da população, trabalho em equipe e supervisão de outros profissionais da saúde.

Os papéis dos médicos de família como prestadores de atenção à saúde

Como prestadores de atenção, médicos de família trabalham com outros membros da equipe de atenção primária para aumentar acesso, continuidade e integralidade dos serviços de atenção à saúde.

Acesso à atenção é determinado pela forma como os médicos de família prestam vários serviços de atenção centrada na pessoa no nível da comunidade, geralmente em parceria com membros da equipe. Esse acesso é determinado por horas de disponibilidade, conveniência, proximidade, acessibilidade e aceitabilidade.[12] Acesso contínuo aos serviços de atenção à saúde é disponibilizado aos pacientes por arranjos de cobertura no ponto de primeiro contato, associado ao encaminhamento de pacientes que necessitam de serviços não disponíveis na comunidade. Cobertura contínua geralmente é compartilhada entre membros da equipe ou então somando esforços de várias equipes e garantindo comunicação efetiva. Cobertura fora do horário de trabalho pode ser disponibilizada por sistemas de chamado telefônico ou por serviços de atenção de emergência ou salas de emergência hospitalares. Quando pacientes têm pronto acesso a serviços de atenção primária na comunidade, é menos provável que busquem os serviços hospitalares, que são geralmente menos convenientes e mais dispendiosos.

Atenção continuada envolve uma relação pessoal continuada com um determinado médico, ou essa relação pode ser compartilhada entre membros da equipe. É reforçada quando pacientes podem identificar e ter pronto acesso a seus próprios prestadores na atenção primária. Da mesma forma, continuidade é facilitada quando prestadores identificam um grupo específico de pacientes pelos quais são responsáveis. De maneira ideal, as pessoas devem ser capazes de selecionar o médico de família que preferem. Em algumas áreas, essas escolhas podem ser limitadas por fatores financeiros ou geográficos. Em alguns arranjos de funcionamento, médicos de família podem supervisionar atendimentos feitos por enfermeiros, assistentes médicos e outros membros da equipe de saúde, para

A Contribuição da Medicina de Família e Comunidade para os Sistemas de Saúde **47**

assegurar a continuidade de atenção para um número maior de pacientes. Nessas situações, médicos de família irão concentrar mais esforços na atenção de pacientes com condições mais graves e nos pacientes mais complexos.

Médicos de família estão bem preparados para prestar atenção integral à pessoa como um todo, considerando influências biológicas, psicossociais e culturais sobre saúde e doença. Eles podem tratar a maioria dos problemas de seus pacientes no consultório ou na casa do paciente, ao mesmo tempo em que programam a assistência adequada ou o encaminhamento para aqueles com problemas clínicos que estão além de sua experiência.

Além da atenção ao paciente individual, médicos de família podem prestar atendimentos comunitários de saúde por meio de parcerias com agentes de saúde da comunidade, educadores em saúde e outros membros da equipe com trabalho voltado à comunidade. Em muitas comunidades, médicos de família servem como representantes de saúde pública ou distritais (particularmente se tiverem treinamento formal em saúde pública), médicos legistas ou educadores em saúde pública. O Quadro 3.4 descreve como médicos de família podem contribuir para prestar serviços de saúde efetivos e eficientes. Por exemplo, alguns médicos de família, na Nova Zelândia, trabalham com enfermeiros do ensino médio para disponibilizar atenção à saúde, utilizando rotinas padronizadas para contracepção de emergência, contracepção regular, tratamento de doenças sexualmente transmissíveis e tratamento de infecções de pele, garganta e trato urinário.

QUADRO 3.4 Como disponibilizar serviços de saúde efetivos e eficientes com médicos de família

- Avaliar as necessidades locais de saúde para determinar quais serviços de saúde devem ser disponibilizados na comunidade; isso pode se aplicar mais a médicos de saúde pública, mas os médicos de família devem certamente estar entre as partes interessadas consultadas. O governo do Reino Unido tornou os clínicos gerais responsáveis por solicitar serviços para seus pacientes.
- Preparar médicos de família com competências específicas para satisfazer as necessidades de seu ambiente de trabalho.
- Integrar médicos de família nas equipes de atenção primária para compartilharem a cobertura de 24 horas para disponibilizar acesso contínuo cuidadosa atenção na comunidade.
- Desenvolver e manter listas de pacientes e suas equipes de atenção primária para promover a continuidade de cuidados.
- Educar pacientes e outros profissionais de saúde sobre os benefícios da continuidade de atenção.
- Criar mecanismos de financiamento para atrair médicos de família e apoiar atenção primária integral.
- Criar incentivos para a equipe de atenção primária para que seja o primeiro ponto de contato dos pacientes com problemas que não necessitam de atendimento urgente em emergências hospitalares.

Medicina de família efetiva pode disponibilizar o que pode ser considerado uma atenção generalista. No entanto, a capacidade dos médicos de família para fazerem isso de forma efetiva pode ser limitada por vários fatores externos, como acesso ao treinamento e recursos. Um estudo recente do Colégio Real de Clínicos Gerais, no Reino Unido, sobre a medicina geral observou como a experiência na medicina da pessoa como um todo é importante e identificou que, apesar de já existir um sistema de atenção primária relativamente bem desenvolvido naquele país, algumas pré-condições eram necessárias para disponibilizar de maneira consistente uma excelente atenção generalista. Isso incluía treinamento mais longo, trabalho na forma de uma equipe de generalistas, mais tempo com os pacientes, melhor acesso a outros métodos diagnósticos ambulatoriais ou mais próximos do paciente e melhor comunicação com especialistas.[13]

As funções de médicos de família em equipes de atenção primária

Uma equipe de atenção primária é composta por pessoas que contribuem para a disponibilização de serviços de saúde.[14] Cada equipe é única; condições locais definem os membros, relações e responsabilidades da equipe; condições regionais e nacionais influenciam os recursos e contextos em que as equipes trabalham. Há muitos tipos de equipes de atenção primária, variando de pequenas equipes, com poucos membros que têm várias funções, a equipes grandes com muitos membros que atendem comunidades maiores de pacientes. A equipe básica pode consistir em médico, enfermeiro, assistente médico, parteiras, assistentes sociais, agentes de saúde da comunidade e outros que prestam atenção direta aos pacientes. Membros de apoio à equipe podem incluir recepcionistas, secretárias e administradores, educadores em saúde e pessoal de laboratório, farmácia e radiologia. Membros consultores da equipe podem incluir os que prestam serviços especializados ou com experiência em saúde comunitária.[14,15] Quando cada membro de uma equipe de atenção primária está bem preparado e tem recursos adequados, a equipe pode efetivamente responder à maioria das necessidades de saúde de uma comunidade.[16]

Equipes de atenção primária devem ser flexíveis para responder às circunstâncias específicas e aos recursos disponíveis em uma determinada comunidade. Por exemplo, nem todas as pessoas citadas anteriormente podem estar disponíveis e, nesse caso, outros podem assumir papéis essenciais. Enfermeiros ou equipe do centro de saúde podem agendar entrevista de pacientes em agências de serviços sociais ou assumir um papel maior na educação em saúde ou na vigilância relacionada com violência doméstica e muitos outros problemas. Da mesma forma, profissionais que trabalham sozinhos, e que não fazem parte de equipes geograficamente localizadas, podem fazer alianças com outros profissionais, passando a oferecer a seus pacientes muitas das vantagens de uma equipe de atenção primária.

Quando integrados em equipes de atenção primária, médicos de família podem trabalhar mais efetivamente e aumentar a capacidade da equipe para dis-

A Contribuição da Medicina de Família e Comunidade para os Sistemas de Saúde **49**

ponibilizar serviços mais abrangentes aos pacientes. Vantagens teóricas de trabalho efetivo em equipe [17] incluem:

- atenção prestada por um grupo é maior que a soma dos atendimentos individuais
- habilidades raras são usadas mais adequadamente
- influência de pares e aprendizado informal dentro do grupo elevam os padrões de atenção e reconhecimento da equipe na comunidade
- membros da equipe têm maior satisfação no trabalho e menos chances de ficarem sobrecarregados
- trabalho em equipe estimula a coordenação de tratamento e educação em saúde.

Médicos de família prestam uma variedade de serviços para indivíduos, famílias e comunidades, incluindo atendimentos preventivos e curativos de saúde. Como coordenadores, eles podem conectar serviços de atendimentos de saúde primários, secundários e terciários. Como líderes, administradores e supervisores, podem aumentar a qualidade e a efetividade dos esforços da equipe. Conforme descrito no perfil do médico "cinco estrelas" (*ver* Quadro 3.5), essas funções inter-relacionadas permitem que médicos de família trabalhem com equipes de atenção primária, para integrar elementos comumente fragmentados do sistema de saúde.[18]

QUADRO 3.5 Perfil do médico "cinco estrelas"

O médico "cinco estrelas" tem o perfil desejável para um profissional de atenção à saúde em um sistema estruturado para responder às necessidades das pessoas. Os papéis do médico "cinco estrelas" incluem os seguintes.

- **Prestador de atenção**, que considera o paciente de forma holística, como um indivíduo e parte integrante de uma família e da comunidade, prestando atenção personalizada, contínua, integral e de alta qualidade em uma relação de confiança e de longo prazo.
- **Tomador de decisões**, que faz julgamentos cientificamente corretos sobre investigações diagnósticas, tratamentos e uso de tecnologias que levam em consideração os desejos do paciente, valores éticos, considerações de custo-efetividade e a melhor atenção possível para o paciente.
- **Comunicador**, que é capaz de promover estilos de vida saudáveis por meio de explicação e defesa efetivas deste conceito, empoderando dessa maneira indivíduos e grupos para melhorar e proteger sua saúde.
- **Líder comunitário**, que, após ganhar a confiança das pessoas com as quais trabalha, pode reconciliar necessidades de saúde individuais e comunitárias, aconselhar grupos de cidadãos e iniciar ações em nome da comunidade.
- **Administrador**, que trabalha em harmonia com indivíduos e organizações dentro e fora do sistema de saúde para satisfazer as necessidades de pacientes individuais e comunidades, fazendo uso apropriado dos dados de saúde disponíveis.

A ecologia de atenção primária

Atenção primária pode abordar a grande maioria dos problemas de saúde da população. Contudo, o potencial da atenção primária efetiva para prevenir morbidade e mortalidade prematuras nem sempre foi reconhecido e apoiado pelos responsáveis pelo ensino e pesquisa em centros médicos, ou pelos responsáveis pela alocação e financiamento dos serviços de saúde. A maioria dos esforços acadêmicos se concentrou no número relativamente pequeno de pacientes encaminhados para centros de ensino ou hospitalizados em centros médicos acadêmicos.

Kerr White e colaboradores ilustraram graficamente esse fenômeno em sua análise dos dados de comunidades do Reino Unido e dos Estados Unidos.[19] Eles concluíram que, em uma população adulta de 1.000 pessoas, 750 experimentavam alguma forma de doença a cada mês. Desses pacientes, 250 consultavam um médico, apenas 5 eram encaminhados para consulta com especialista e somente 1 era hospitalizado em um centro médico universitário. Ainda assim, a maior parte de ensino e pesquisa se baseia nessa limitada população encaminhada, que não representa de forma acurada a comunidade toda.

Green e colaboradores encontraram resultados muito semelhantes quando repetiram recentemente esse estudo nos Estados Unidos, e concluíram que mais mulheres, homens e crianças recebem atendimentos clínicos a cada mês em consultórios médicos de atenção primária do que em qualquer outro ambiente profissional.[20]

Consultórios médicos da atenção primária atendem 12 vezes mais pessoas que os hospitais. A grande massa de atenção à saúde fica na atenção primária, em autocuidados e em atenção ambulatorial. Os problemas de saúde mais comumente encontrados na maioria da população escapariam de detecção, análise e resposta pelos esforços de atenção à saúde restritos a hospitais e centros clínicos acadêmicos. Esse estudo mostra que, apesar de mudanças substanciais na organização e no financiamento de atenção à saúde, a utilização permaneceu muito consistente durante os últimos 40 anos (*ver* Quadro 3.6).

QUADRO 3.6 Um mês típico de atenção à saúde nos Estados Unidos[20]

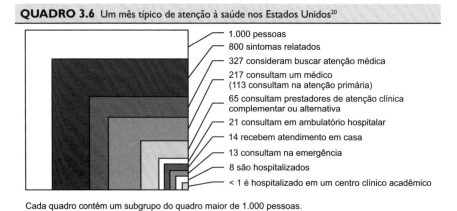

1.000 pessoas
800 sintomas relatados
327 consideram buscar atenção médica
217 consultam um médico
(113 consultam na atenção primária)
65 consultam prestadores de atenção clínica complementar ou alternativa
21 consultam em ambulatório hospitalar
14 recebem atendimento em casa
13 consultam na emergência
8 são hospitalizados
< 1 é hospitalizado em um centro clínico acadêmico

Cada quadro contém um subgrupo do quadro maior de 1.000 pessoas.

A experiência e o conhecimento do médico de família são muito diferentes daqueles do especialista consultor, que atende uma pequena proporção de doenças que ocorrem na comunidade. Nas palavras da Dra. Iona Heath, "em hospitais, doenças ficam e pacientes vão e vêm. Na clínica geral, pacientes ficam e doenças vão e vêm."[21]

O trabalho dos médicos de família reflete a ampla gama de problemas encontrados na atenção primária, e médicos de família geralmente trabalham na interface de saúde pública, medicina preventiva e autocuidados. Isso tem implicações para a educação de médicos e destaca a importância de treinar generalistas em ambientes comunitários, onde encontrarão pacientes com os tipos de problemas que terão de lidar em seu futuro trabalho.[22,23]

MÉDICOS DE FAMÍLIA COMO CLÍNICOS EFETIVOS

A efetividade da atenção primária e dos médicos de família reflete-se em sua capacidade de se adaptar às necessidades de atenção à saúde de diversos países ao redor do mundo, no escopo de suas atividades e na qualidade e custo-efetividade de seus esforços.

Atividades da medicina de família ao redor do mundo

Embora médicos de família possam também disponibilizar serviços especializados e atenção para pacientes hospitalizados, devido a seu trabalho em ambientes com poucos recursos e/ou comunidades rurais, eles se envolvem mais frequentemente na prestação de serviços de atenção primária na comunidade, no consultório ou na casa dos pacientes. Para uma padronização e melhor compreensão das atividades comuns dos médicos de família em diferentes países, a WONCA realizou uma pesquisa global sobre medicina de família com suas organizações-membro.[1] Esse estudo transversal incluiu um questionário autoadministrado, que foi enviado para 130 membros da WONCA em 66 países-membro; 66 pessoas representando 51 países (4 na África, 7 nas Américas, 21 na Ásia-Pacífico, 19 na Europa) responderam. É importante observar que os participantes da pesquisa representam países onde a medicina de família geralmente é bem desenvolvida. A pesquisa indicou que, nesses países, médicos de família atuam principalmente na comunidade, prestando atenção para crianças e adultos de ambos os sexos. Seu escopo de trabalho é bastante amplo, conforme indicado nas Tabelas 3.1, 3.2 e 3.3, lidando, respectivamente, com conhecimentos, serviços e procedimentos disponibilizados pela maioria dos médicos de família nessas nações.

52 Michael Kidd

TABELA 3.1 Porcentagem de países em que a maioria dos médicos de família inclui esse conhecimento em seu trabalho

Conhecimento	Porcentagem
Medicina interna	100
Medicina preventiva	96
Pediatria	94
Psiquiatria	92
Ginecologia	90
Obstetrícia	80
Ortopedia	80
Cirurgia	78
Medicina comunitária	77
Saúde pública	67

TABELA 3.2 Porcentagem de países em que a maioria dos médicos de família presta esses serviços

Serviço	Porcentagem
Prática ambulatorial	98
Atenção a emergência	90
Consultas domiciliares	90
Cobertura de plantão	59
Atenção em lar de idosos	43
Atenção hospitalar	29

TABELA 3.3 Porcentagem de países em que a maioria dos médicos de família realiza esses procedimentos

Serviço	Porcentagem
Serviços preventivos individuais	98
Procedimentos diagnósticos ambulatoriais	94
Cirurgias ambulatoriais	90
Controle de exames laboratoriais	73
Supervisão de outros profissionais da saúde	63
Serviços preventivos na comunidade	51
Cirurgia hospitalar	12

A Contribuição da Medicina de Família e Comunidade para os Sistemas de Saúde **53**

Escopo da medicina de família

Embora médicos de família no mundo todo tenham muito em comum, o escopo real dos serviços pode variar muito dentro dos países e comunidades, dependendo de muitos fatores. Os serviços prestados por médicos de família dependem da prevalência local de doenças e problemas de saúde, da disponibilidade de recursos (como equipamentos ambulatoriais, suprimentos e a capacidade de pagar à equipe), da extensão de seu treinamento, da organização e financiamento dos serviços de saúde e dos papéis, responsabilidades e disponibilidade de outros profissionais da saúde (*ver* Quadro 3.7).

QUADRO 3.7 O trabalho de um médico de família na África do Sul

O trabalho do Dr. Ian Couper, um médico de família em KwaZulu-Natal na África do Sul, demonstra a amplitude e a flexibilidade da medicina de família. Dr. Couper é um médico de família que trabalha como membro de uma equipe de médicos generalistas, enfermeiros e outros profissionais de saúde que cuidam de uma população de 100.000 pessoas no departamento de saúde de uma província. Seu departamento de saúde do subdistrito inclui um hospital com 280 leitos, nove consultórios fixos e três consultórios móveis. Ele trabalha a 300 km do especialista mais próximo. Os seguintes pacientes estão entre os atendidos por Dr. Couper em uma semana típica.

- Um menino de 8 anos que desmaiou na escola e descobriu-se que tinha malária cerebral. Dr. Couper tratou a criança e também discutiu estratégias para prevenção com o diretor da escola.
- Uma família de cinco pessoas que sofreram queimaduras após sua cabana pegar fogo. Dr. Couper tratou as lesões e solicitou a um assistente social que ajudasse com abrigo temporário.
- Um homem jovem foi encaminhado por um curandeiro tradicional devido a suspeita de possível tuberculose. Foi constatado que ele tinha tuberculose e HIV/AIDS, foi tratado e foi dado aconselhamento para o paciente e sua família.
- Uma mulher de meia-idade morrendo por câncer de colo uterino necessitou de ajuda para controle da dor e assistência domiciliar. Ela foi hospitalizada para cuidados terminais.
- Um lactente desidratado foi trazido com diarreia e acidose, exacerbadas por enemas herbais. O lactente necessitou de reidratação intraóssea de emergência e Dr. Couper também discutiu com a mãe como lidar apropriadamente com futuros episódios.
- Um homem agitado foi trazido com as mãos amarradas por estar confuso e destruindo coisas em casa. Ele foi sedado e hospitalizado para avaliação e tratamento psiquiátricos.

Fontes: Mfenyana, K. (comunicação pessoal), Mash, B.[24]

Médicos de família geralmente realizam diversos procedimentos, incluindo biópsias de pele para lesões potencialmente malignas, reparo de lacerações, aplicação de talas, procedimentos obstétricos, administração de injeções de cortisona, aplicação de nitrogênio líquido, realização de dermatoscopia, vasectomia, retinografia e assim por diante. Dependendo das necessidades da comunidade, eles podem ser treinados em procedimentos mais especializados, como endoscopia ou realização de cesariana.

Os médicos de família também administram e coordenam a atenção para muitos distúrbios complicados e graves, incluindo emergências agudas, infecções graves, doenças cardiovasculares ou estabilização de vítimas de traumatismo (*ver* Tabs. 3.4 e 3.5 e Quadros 3.7 e 3.8).

54 Michael Kidd

TABELA 3.4 20 principais agravos à saúde de atendidos

	Código	Rótulo	Total
1	A97	Atividade preventiva	33.292
2	R74	Infecção do trato respiratório superior	14.168
3	K86	Hipertensão não complicada	11.572
4	R78	Bronquite/bronquiolite aguda	9.420
5	L03	Lombalgia sem irradiação	8.518
6	S88	Dermatite de contato e eczema	8.182
7	H81	Excesso de cera no ouvido	8.174
8	W11	Planejamento familiar e contracepção oral	7.352
9	U71	Cistite e outras infecções urinárias	6.718
10	A04	Fraqueza/cansaço geral	6.621
11	S74	Dermatofitose	6.557
12	R75	Sinusite aguda/crônica	6.383
13	L81	Trauma musculoesquelético	6.027
14	R05	Tosse	5.793
15	A85	Efeitos adversos de medicamentos	5.515
16	P06	Distúrbios do sono/insônia	5.130
17	S03	Verrugas	4.930
18	L01	Sintomas cervicais excluindo cefaleia	4.808
19	L89	Osteoartrite	4.567
20	T90	Diabetes melito	4.332
		Total	535.876

Fonte: Transition Project (www.transitieproject.nl)[26]

TABELA 3.5 20 razões principais para consultas (N = 829.572)

	Código	Rótulo	Total
1	*31	Exame médico e/ou avaliação de saúde	113.261
2	*50	Medicação/prescrição/injeção	76.408
3	*64	Atendimento novo ou continuado a agravo à saúde tinuado	34.839
4	R05	Tosse	31.375
5	*45	Aconselhamento/educação em saúde	26.086
6	*62	Procedimento administrativo	20.166
7	*34	Exame de sangue	18.389

Fonte: Transition Project (www.transitieproject.nl)[26]

(Continua)

A Contribuição da Medicina de Família e Comunidade para os Sistemas de Saúde   55

(Continuação)

8	A04	Fraqueza/cansaço geral	16.888
9	*60	Resultados de exames/procedimentos	13.833
10	03	Febre	13.141
11	L03	Lombalgia sem irradiação	13.133
12	R02	Falta de ar/dispneia	12.702
13	S06	Vermelhidão/eritema/exantema localizado	12.595
14	R21	Queixas relacionadas à garganta	11.222
15	S04	Edema/nódulo/massa localizada	11.149
16	N01	Cefaleia	11.075
17	D06	Dor abdominal localizada	11.016
18	L15	Queixas relacionadas aos joelhos	9.553
19	L14	Queixas relacionadas à perna/coxa	8.777
20	L08	Queixas relacionadas aos ombros	8.763
		Total	946.142

Fonte: Transition Project (www.transitieproject.nl)[26]

Além disso, médicos de família podem dar foco a seu trabalho de formas diferentes. Por exemplo, podem desenvolver especial interesse e experiência na atenção de adolescentes, pessoas idosas ou pacientes com distúrbios comportamentais ou psiquiátricos. Eles podem escolher trabalhar em tempo integral ou parcial em departamentos de saúde pública, ambientes institucionais (como clínicas geriátricas ou empresas) ou como professor em escolas médicas.

Com seu amplo treinamento e experiência como generalistas, alguns médicos de família assumem posições administrativas como líderes em sistemas de saúde, departamentos de saúde pública e governos. Em alguns países, há programas formais de treinamento que estimulam a subespecialização dentro da medicina de família. Por exemplo, no Canadá, há um número crescente de médicos em formação na medicina de família que treinam um ano a mais para desenvolver habilidades adicionais em áreas como medicina de emergência, geriatria, cuidados paliativos, obstetrícia ou anestesia.

Tipos de prática também variam. Por exemplo, um médico de família pode trabalhar sozinho, ou com outros médicos de família em um grupo. De modo alternativo, um médico de família pode trabalhar com médicos de outras especialidades em um grupo de multiespecialistas, ou em um hospital, clínica geriátrica ou outra instituição. Independentemente da atividade exercida, sempre deve estar clara a necessidade de aprendizado durante toda a vida.

Apesar dessas diferenças, os elementos nucleares da medicina de família no mundo são semelhantes. Esses elementos proporcionam a base necessária para atender a maior parte das necessidades de saúde das pessoas e para integrar sistemas de saúde individuais e comunitários, em conjunto com outros profissionais.

56 Michael Kidd

Médicos de família devem ter habilidades, conhecimentos e julgamento clínico para lidar com uma ampla gama de problemas no seu ambiente de trabalho.[25] Eles geralmente atendem pacientes com problemas indiferenciados, quando é necessário distinguir entre variações na fisiologia normal e doenças em estágios mais iniciais. Isso exige treinamento especialmente planejado para dar experiência em lidar com problemas que são frequentemente encontrados na comunidade, reconhecimento das limitações de suas habilidades e capacidade de encaminhar pacientes quando indicado.

Médicos generalistas adquirem experiência em lidar com problemas que ocorrem frequentemente em suas populações. Diversos estudos indicam que cerca de 30-40 condições são responsáveis por mais da metade das consultas na medicina de família, conforme mostrado em análise de prontuários eletrônicos na Holanda, Japão, Polônia, Malta e Sérvia. As 20 condições mais frequentes estão listadas por ordem de frequência nas Tabelas 3.4 e 3.5. Ao lidarem com problemas familiares, médicos de família se tornam especialistas nas doenças tratadas. Além disso, estudos de muitos países confirmam que a maioria dos problemas das pessoas pode ser tratada por médicos de família na comunidade, sem necessidade de encaminhamento (*ver* Quadro 3.8).

Desenvolvimento de relações terapêuticas de longo prazo exige uma capacidade de se relacionar com os pacientes a partir de uma posição de respeito incondicional.[3] Para fazerem isso, médicos de família necessitam de autoconhecimento e *insight* sobre como suas próprias atitudes e experiências de vida afetam a relação médico-paciente. Como ocorre com todos os médicos, o médico de família também deve ser um aluno dedicado, que se mantém atualizado com o conhecimento médico, mantém habilidades diagnósticas e terapêuticas e reconhece suas próprias limitações.

QUADRO 3.8 Escopo de medicina de família: análise da Austrália, Alemanha e África do Sul

Austrália
Dados confiáveis sobre morbidade e sua administração na clínica geral são fundamentais para a avaliação da saúde da comunidade, para o planejamento de futuros serviços de saúde e para a mensuração de mudanças e qualidade de atenção. Desde 1998, uma amostra aleatória anual de cerca de 1.000 clínicos gerais preenche formulários estruturados sobre a consulta de 100 pacientes consecutivos, compondo um banco de dados anual de 100.000 consultas. Em 1999-2000, 60% dos pacientes eram mulheres e foram dados 155.690 motivos para consulta. Medicamentos foram prescritos (95%), aconselhados a serem comprados sem receita (8,5%) ou fornecidos (6,3%) a uma taxa de 110 por 100 consultas. Outros tratamentos foram prescritos a uma taxa de 42,1 por 1.000. Encaminhamentos para especialistas foram de 7,3 por 100 consultas e para outros profissionais de saúde de 3,1 por 100. Exames laboratoriais (i.e., patologia clínica) foram solicitados em 13,8% e de imagem (p. ex., radiologia) em 6,7% das consultas. O estudo indica que 90% dos casos foram tratados pelo médico de família.
Fonte: Britt, H., Miller, G.C., Charles, J., et al. The BEACH (Bettering the Evaluation and Care of Health) Study, Family Medicine Research Centre, Australia.27

(Continua)

A Contribuição da Medicina de Família e Comunidade para os Sistemas de Saúde **57**

(Continuação)

Alemanha

Para avaliar características e atendimentos de pacientes em 20 consultórios de clínica geral, todos os pacientes desses consultórios e seus clínicos gerais preencheram questionários. Foi atendido um total de 1.593 pacientes, dos quais 58% eram mulheres, a média de idade era de 47 anos e 2% eram crianças. Em 59% das consultas, o clínico geral (CG) já conhecia o paciente e seu problema de saúde de consultas anteriores; em 37% o CG conhecia o paciente, mas não o problema; e em 4% o CG não conhecia o paciente, nem o problema. Cerca de 40% dos problemas eram agudos, 35% eram crônicos de curta duração (menos de 6 meses) e 25% eram crônicos de longa duração. Aconselhamento geral (65%), prescrição de medicamentos (59%) e aconselhamento específico para doenças (28%) foram as intervenções mais frequentes.

Os médicos de família marcaram consultas de seguimento em 25% dos casos e avaliação em nível hospitalar em 0,5% dos casos, havendo encaminhamento para especialistas em 9% dos casos.

O estudo sugere que a maioria dos problemas dos pacientes já era de conhecimento dos CGs, tornando a "história conhecida" uma importante ferramenta diagnóstica. Além disso, a população não selecionada de pacientes traz um amplo espectro de queixas que necessitam de habilidades especiais de um generalista. Mais de 90% dos casos foram tratados pelo médico de família, com poucos pacientes sendo encaminhados para atendimentos secundários ou terciários.

Fonte: Karg, T., Sandholzer, H. (comunicação pessoal com autores).

África do Sul

Para analisar o escopo de atendimentos prestados em nível ambulatorial pelo Departamento de Medicina de Família, foram obtidas estatísticas abrangentes de todos os pacientes atendidos ao longo de 21 dias de trabalho. Foi atendido um total de 6.864 pacientes, com uma média de 327 por dia. Foram encaminhados 627 pacientes (9%) para consultoria com outros médicos, o mais comum sendo medicina interna (22% do total de encaminhamentos). Se estivessem disponíveis instalações como salas de procedimentos e leitos de observação, estima-se que 40% dos casos encaminhados poderiam ter sido tratados no setor de medicina de família.

Fonte: Loots, S.J., Steenkamp, B. (comunicação pessoal com autores).

O que medicina de família significa para o paciente

Os desafios para os sistemas de saúde, descritos no Capítulo 2, são experienciados pessoalmente pelos pacientes que buscam atenção nesses sistemas. Problemas incluem:

- fragmentação de serviços
- ausência de relação pessoal com um médico
- custos crescentes
- coordenação insuficiente da atenção
- dificuldade de saber qual o profissional de atenção a contatar
- ter de consultar vários profissionais de saúde por problemas comuns
- acesso inadequado à atenção, especialmente em cidades do interior e áreas rurais.

58 Michael Kidd

Todos os membros de uma família devem poder confiar em um médico de família bem treinado, que o ajude de maneira competente na maioria de seus problemas, bem como cuide de seu bem-estar psicológico e físico, além de levar em conta seus valores culturais, espirituais e físicos.

A atenção se estende do atendimento pré-natal até ajudar pacientes a morrerem com dignidade. As pessoas devem ter confiança em que seu médico de família os encaminhará quando necessário, coordenará a atenção multidisciplinar e os guiará pelo labirinto de especialidades e tecnologia médica quando indicado. Para fazer isso, o médico de família geralmente precisará envolver outros membros da equipe, como enfermeiros e assistentes sociais na atenção de seus pacientes.

Em todos os países, médicos de família devem mobilizar recursos disponíveis para prestar, além atenção médica básica, serviços preventivos e educação em saúde relevantes. Médicos efetivos aplicam rastreamento quando apropriado e evitam investigações desnecessárias, garantindo que seus pacientes estejam adequadamente tranquilos e protegidos de danos potencialmente fatais.

Em alguns países, os pacientes podem receber seus atendimentos primários de agentes de saúde, geralmente com vigilância, consultoria e assistência de médico de família.

Em alguns países, médico de família é treinado para coordenação e atendimentos hospitalares quando necessário, fazer partos e realizar procedimentos cirúrgicos quando indicados. Em todas as circunstâncias, espera-se que o médico de família sirva como um conselheiro e defensor dos pacientes individuais e da saúde da comunidade (*ver* Quadro 3.9).

QUADRO 3.9 O papel do médico de família no aconselhamento sobre cessação do tabagismo na Dinamarca

Para avaliar o impacto do médico de família na redução da prevalência do tabagismo, pesquisadores conduziram um ensaio clínico controlado randomizado em todos os consultórios de clínica geral em Ebeltoft, Dinamarca. Foram aleatoriamente alocados 3.464 habitantes com idade entre 30-50 anos para um grupo controle, para um grupo que recebeu uma avaliação de saúde sem aconselhamento sobre a cessação do tabagismo ou para um grupo que recebeu avaliação de saúde mais conversa sobre cessação do tabagismo com o médico de família. Na linha de base, 50,8% dos participantes fumavam e os grupos eram comparáveis. Após 1 ano, houve redução de 3,5% (p < 0,02) em tabagismo no grupo que falou com seu médico de família em comparação com uma redução de 1,7% no grupo controle, uma redução de 0,9% no grupo da avaliação de saúde e uma redução de 1% na população geral da Dinamarca. Os resultados do estudo indicam que uma breve conversa sobre cessação do tabagismo durante consultas regulares com o CG pode reduzir de forma significativa a prevalência de tabagismo.

Fonte: Refsgaard, L.J., Karlsmose, B., Engberg, M., Lassen, J.F., Lauritzen, T. (comunicação pessoal com autores).

A qualidade da medicina de família

A diferença na prevalência de doenças encontradas pelo médico generalista e pelo médico especialista com foco mais restrito explica grande parte da confu-

A Contribuição da Medicina de Família e Comunidade para os Sistemas de Saúde **59**

são entre essas diferentes abordagens na clínica médica. O especialista consultor vê pacientes que geralmente já foram triados e que, dessa forma, estão em uma categoria prognóstica diferente daquela de pacientes atendidos por um médico de família generalista. Entre os pacientes que procuram um médico de família por causa de cefaleia, a probabilidade de que a dor se deva a um tumor cerebral é extremamente baixa: provavelmente menos que 1 em 1.000.[28,29] Os pacientes de neurocirurgiões, que geralmente já foram filtrados por um processo de encaminhamento, têm uma probabilidade maior de tumor cerebral. Assim, é provável que médicos de família e neurocirurgiões respondam de maneira diferente aos pacientes com cefaleia. Se o médico de família abordasse cada um desses pacientes da mesma maneira que o neurocirurgião, o custo dos exames seria proibitivo. Além disso, o maior número de exames diagnósticos invasivos e caros aumentaria a probabilidade de complicações iatrogênicas e resultados falso-positivos, havendo necessidade até de mais exames.

O tipo de avaliação apropriada para generalistas e especialistas é, em grande parte, determinado pela prevalência de doenças em suas práticas. Assim, há necessidade de cautela ao generalizar padrões de qualidade, a partir de uma prática limitada altamente especializada, para a população indiferenciada coberta pela atenção primária. Na prática, ambas as abordagens são necessárias para prestar atenção de alta qualidade para as populações de pacientes, e os médicos de família trabalham em sinergia com os especialistas em vários arranjos de consultorias e práticas de grupo. Por exemplo, médicos de família podem acabar tratando muitos casos de psoríase em placa, mas se espera que encaminhem casos de psoríase em placa

> quando a doença é extensa, perturbadora ou não responsiva, ou quando o paciente necessita de aconselhamento ou orientação aprofundados fora do escopo da atenção primária, ou para confirmar um diagnóstico, avaliar ou ajudar a prescrever um regime terapêutico adequado ou para ajudar a tratar casos mais complexos, ou pacientes que deixam de responder a tratamentos anteriormente bem-sucedidos ou que apresentam outras reações adversas a medicamentos tópicos ou em resposta a uma solicitação de encaminhamento para um dermatologista.[30]

Médicos de família conseguem conhecer bem seus pacientes devido a relações contínuas de longo prazo. Eles acumulam um conhecimento particular muito grande com essas interações, que prepara o médico de família para o contexto e a significância das queixas dos pacientes e para desvios de comportamentos normalmente esperados.[31] Esse conhecimento é um auxílio inestimável para fazer diagnósticos acurados e para determinar a rapidez de resposta com intervenções.

Além disso, ao cuidar de pacientes, continuidade serve como auxiliar diagnóstico adicional, permitindo tempo para observação continuada a fim de esclarecer a natureza do problema do paciente (descrito por alguns autores como "demora permitida" ou "tintura de tempo"). Se não houver ameaça imediata à vida, o seguimento atento dá oportunidade para que o médico astuto avalie probabilidades, enquanto observa atentamente o paciente quanto ao desenvolvimento de alterações que sugiram necessidade de intervenção mais ativa. Assim, atenção de alta qualidade é prestada sem exames diagnósticos excessivos, muitos problemas são esclarecidos ou melhoram espontaneamente, confiança é estabelecida, custos são reduzidos e riscos iatrogênicos são diminuídos. Continuidade está associada com uma variedade de resultados positivos, incluindo redução no número e na duração das hospitalizações,[32] menos exames[33,34] e melhora da confiança do paciente no médico.[35,36]

Acesso, longitudinalidade e integralidade são as marcas registradas da medicina de família e da atenção primária. Estudos relacionam essas características com melhores resultados em pacientes de todas as idades, incluindo maior peso ao nascer, redução de morbidade em crianças e redução de hospitalizações nos idosos.[37] Foi encontrada associação entre continuidade e coordenação de atenção com maior adesão aos planos terapêuticos, menos hospitalizações, redução de custos,[37] e uma redução de até 53% em gastos quando a atenção à saúde é iniciada pelo médico do paciente na atenção primária.[10]

Estudos realizados em comunidades inteiras também refletem o impacto de médicos da atenção primária na qualidade de atendimentos. Uma análise das taxas de mortalidade por câncer, doença cardíaca e acidente vascular encefálico (AVE), as três principais causas de morte nos Estados Unidos, mostraram uma relação consistente entre disponibilidade de médicos da atenção primária e níveis de saúde positivos, incluindo redução no número de habitantes afetados ou que morreram por essas doenças.[38] Esse estudo também mostrou que números maiores de médicos na atenção primária se correlacionam com menores taxas de mortalidade infantil, menor mortalidade global e maior expectativa de vida. Subanálises dos dados indicaram que esses resultados se deveram principalmente à influência do médico de família, uma associação que se manteve após a correção para o efeito de diferenças entre áreas urbanas e rurais, taxas de pobreza, educação e fatores relacionados ao estilo de vida. É interessante observar que um maior número de leitos hospitalares ou de especialistas não foi associado com uma menor taxa de mortalidade ou com maior longevidade.

Outros investigadores demonstraram que os gastos com atenção para idosos nos Estados Unidos eram menores em regiões do país com maiores proporções de médicos na atenção primária por habitantes[39] e foi constatado que essa relação era o único preditor consistente de melhora em taxas de mortalidade específica por idade, mesmo ao se considerarem variáveis como nível educacional, pobreza e residência em áreas rurais.[40]

Um estudo sobre o impacto da atenção primária em 12 países da Europa e da América do Norte mostrou que os que têm sistemas de atenção primária mais bem desenvolvidos (compostos principalmente por clínicos gerais) tendem a ter menores custos com atenção à saúde, e que o menor custo é alcançado sem aumento nas taxas de mortalidade e com melhora significativa nos resultados de saúde, conforme medido por 14 indicadores de saúde, incluindo peso ao nascer, mortalidade

A Contribuição da Medicina de Família e Comunidade para os Sistemas de Saúde **61**

neonatal, mortalidade infantil e expectativa de vida ajustada para a idade.[41] Essa é uma situação que compele sistemas de saúde para que se baseiem em uma forte infraestrutura de médicos generalistas.

MÉDICOS DE FAMÍLIA COMO COORDENADORES DE ATENÇÃO À SAÚDE

Em todos os cantos do mundo, quando as pessoas adoecem, procuram alguém que as escute, compreenda e ajude. Se essas necessidades não forem satisfeitas na família, as pessoas se voltam para serviços médicos da comunidade e para o profissional de saúde disponível mais próximo e, quando necessário, buscam assistência de especialistas ou em hospitais. Um sistema de saúde ideal deve disponibilizar acesso equitativo a esse *continuum* integral de serviços de saúde para todos.

Atenção primária integral procura disponibilizar serviços básicos quando o paciente faz o primeiro contato com o sistema de saúde, geralmente em nível local, integrando o nível de atenção primária com os níveis secundário e terciário por meio de encaminhamentos adequados. Serviços integrados de atenção primária oferecem muitas vantagens em relação aos programas separados organizados verticalmente; as pessoas vêm para um único local para a maior parte de suas necessidades de atenção à saúde e os limitados recursos de atenção à saúde são usados de maneira mais eficiente e custo-efetiva. Vários estudos demonstraram que sistemas com atenção primária em sua parte nuclear melhoram os resultados de saúde e reduzem os custos dos atendimentos.[12] Ainda assim, a coordenação dos serviços de atenção primária continua sendo um desafio em muitos sistemas.

Médicos de família são idealmente preparados para servirem como coordenadores das equipes de atenção primária, devido a sua familiaridade com todos os níveis do sistema de saúde e seu envolvimento em uma ampla gama de serviços médicos. Eles frequentemente coordenam serviços médicos para a atenção de pessoas, envolvendo familiares, membros da equipe de saúde e serviços especializados ou hospitalares. Devido a sua familiaridade com o paciente e com o sistema de saúde, médicos de família estão em uma excelente posição para decidir quando e como utilizar serviços especializados conforme a necessidade. O médico de família serve como elo fundamental, comunicando, orientando e estabelecendo um entendimento compartilhado entre essas entidades para o benefício do paciente (*ver* Quadro 3.10).

Listas ou registros de pacientes permitem que médicos de família identifiquem todas as pessoas em seu local de atuação com um determinado problema de saúde, como diabetes. Quando os recursos permitem, sistemas de informação ou prontuários médicos eletrônicos podem ser usados como ferramentas para a coleta e o resumo da informação sobre pacientes com problemas específicos. Enfermeiros ou assistentes médicos da equipe de atenção primária podem revisar regularmente essas listas para garantir que todos os pacientes com, por exemplo, diabetes tenham

62 Michael Kidd

sido vistos e estejam recebendo tratamento e acompanhamento adequados. Eles podem contatar todos os pacientes que não foram vistos para fazer o rastreamento recomendado, imunizações e atendimentos crônicos. Esse tipo de atenção à saúde baseado na população pode ser aplicado a muitos problemas comuns, para os quais evidências clínicas estejam disponíveis sobre a melhor maneira de monitorar e tratar os pacientes.[42]

QUADRO 3.10 Atenção coordenada para um paciente com tuberculose

Sr. Y, um homem casado de 40 anos e com seis filhos, consultou o médico de família por sentir dor nas costas, que havia piorado nas últimas semanas. Ao exame, seu médico de família, Dr. M, notou um abscesso drenando na região lombar. Culturas revelaram tuberculose ativa e radiografias mostraram destruição parcial do corpo da quarta vértebra lombar. Dr. M internou o Sr. Y para consulta com radiologistas, ortopedistas, neurologistas e especialistas em doenças infecciosas para determinar o melhor plano terapêutico. Em determinado momento, o Sr. Y estava tão assustado e preocupado com sua família que ele queria sair do hospital. Após uma conversa com Dr. M, um assistente social e familiares, foi programada uma assistência familiar, e ele completou seu tratamento hospitalar.

Antes da alta hospitalar do Sr. Y, Dr. M contatou o serviço de saúde pública. Ele programou que enfermeiros da comunidade fizessem exames nos familiares do Sr. Y para tuberculose, programou tratamento ambulatorial e supervisão da terapia farmacológica e acompanhou o paciente e a família até a resolução da infecção. Em vários momentos, à medida que o Sr. Y ia melhorando, ele quis parar de tomar os medicamentos, mas, após conversar com Dr. M e com enfermeiros da comunidade, ele concordou em completar o tratamento. A tuberculose do Sr. Y foi curada e ele pôde retornar ao trabalho e para a vida familiar sem incapacidade.

Fonte: Matthews, R. (comunicação pessoal).

Alguns sistemas de saúde definem o médico de família como o ponto de entrada no sistema de saúde. Nesses sistemas, todos os indivíduos selecionam ou são designados para um médico de família ou grupo clínico específico. O médico de família mantém uma lista ou registro da população assistida por ele. Exceto em emergências, as pessoas devem contatar inicialmente seu médico de família para todos os problemas relacionados à saúde. O médico de família avalia e trata o paciente, e depois decide quando e se há necessidade de consulta com especialista ou de outros exames diagnósticos. Quando médicos de família ou outros médicos generalistas servem como fonte inicial da atenção, pacientes têm taxas menores de consultas desnecessárias e menores custos de atendimentos de saúde.[43]

Em uma pesquisa conduzida entre médicos de família em 51 países, 8% dos países responderam que médicos de família eram o ponto de entrada para todos os pacientes, 24% que médicos de família eram o ponto de entrada para todos os pacientes, exceto os que buscavam atendimentos privados, e 39% que médicos de família eram o ponto de entrada para alguns pacientes, enquanto 29% não tinham os médicos de família como o ponto de entrada.[1]

Em países onde a função do médico de família como ponto de entrada para a atenção não está definida, outras estratégias reforçam o papel de coordenação dos médicos de família. Isso pode incluir negociação dos papéis e responsabilidades dos

A Contribuição da Medicina de Família e Comunidade para os Sistemas de Saúde **63**

médicos de família e suas relações com outros profissionais de saúde. Especialistas consultores podem fazer avaliações e recomendações para a continuação da atenção pelos médicos de família, concentrando os esforços dos consultores em suas áreas de atuação e reforçando o papel dos médicos de família como coordenadores de atenção. As abordagens que habilitam médicos de família para suas funções como coordenadores de atenção dos pacientes estão listadas no Quadro 3.11.

QUADRO 3.11 Como reforçar a coordenação de atenção pelos médicos de família

Disponibilizar continuidade de atenção para um grupo específico de pacientes para:
- desenvolver uma compreensão dos pacientes, sua família e seus contextos na comunidade
- estabelecer confiança e um bom relacionamento
- acompanhar pacientes ao longo de uma doença
- colaborar com especialistas consultores e recursos de saúde da comunidade.

Atender famílias inteiras para:
- acostumar-se com muitos familiares
- compreender a dinâmica familiar
- dar orientação e prestar outros serviços de maneira efetiva para famílias.

Desenvolver habilidades de comunicação e organização para:
- conduzir encontros com familiares
- organizar equipes e conduzir encontros com equipes
- reforçar relações com especialistas consultores.

Criar e manter prontuários médicos abrangentes para:
- organizar as informações sobre o paciente, a família e sua história
- juntar informações de múltiplas fontes de atenção à saúde em um local
- manter listas de problemas e medicamentos
- otimizar o tratamento
- evitar interações medicamentosas adversas
- registrar as preferências terapêuticas do paciente.

Desenvolver listas de pacientes com problemas crônicos comuns para:
- garantir que todos os pacientes com esses problemas recebam atenção de alta qualidade baseada na melhor evidência clínica
- estabelecer mecanismos para regularmente medir o estado de saúde desses pacientes e a qualidade dos atendimentos conforme diretrizes estabelecidas.

Definir os papéis e as responsabilidades dos médicos de família em relação a outros profissionais de saúde para:
- reforçar habilidades de consultoria, preparar pacientes para a consultoria, resumir história do paciente e identificar questões para o consultor e reassumir a atenção após hospitalização ou consultoria
- coordenar esforços entre especialistas consultores, médicos de família e outros membros da equipe de saúde.

Orientar médicos de família sobre recursos da comunidade para:
- saber como e quando usar recursos de saúde da comunidade em benefício dos pacientes
- mobilizar recursos disponíveis
- identificar necessidades de atenção à saúde não satisfeitas
- desenvolver novos recursos de atenção à saúde quando necessários.

64 Michael Kidd

As melhores estratégias nacionais de saúde são inefetivas, a menos que serviços de saúde sejam implementados quando e onde são necessários na comunidade. Embora médicos de família e equipes de atenção primária concentrem sua energia em indivíduos, famílias e comunidades, eles dependem da coordenação com programas de saúde em nível distrital e regional para a prestação de todo o espectro de serviços de saúde necessários. A efetiva implementação da atenção primária necessita da integração de serviços dentro dessa rede de prestadores da comunidade e da região.[22,44]

Médicos de família e equipes de atenção primária à saúde estão em situação ideal para integrar os serviços de saúde individuais e da comunidade. No entanto, embora médicos de família e outros membros da equipe de atenção primária prestem serviços preventivos e curativos, a maior parte de seu tempo geralmente é dedicada à atenção de indivíduos. Diversas habilidades e atividades estão envolvidas em saúde comunitária, incluindo epidemiologia, diagnóstico comunitário, educação em saúde comunitária, organização comunitária e promoção do envolvimento de família e comunidade na saúde.[15] Não é necessário que cada membro de uma equipe da atenção primária tenha todas essas habilidades, ainda que o médico de família possa contribuir de forma substancial para a orientação de uma equipe de atenção primária à saúde para a comunidade, se tiver algumas dessas habilidades e estimular atividades de saúde comunitária entre membros da equipe (ver Tabela 3.6).[16]

TABELA 3.6 Habilidades complementares clínicas e de saúde comunitária

Habilidades clínicas	Habilidades comunitárias
Exame de um paciente	Avaliação por meio de análise de indicadores, pesquisas e amostras de toda a comunidade
Diagnóstico do problema de um paciente	
Avaliação e manutenção de saúde para um indivíduo	Identificação de tipos de problemas de saúde e sua distribuição na comunidade
Tratamento conforme diagnóstico, preferências e recursos do paciente	Avaliação da saúde de toda a comunidade ou de subgrupos
Intervenções, geralmente após considerar preocupações do paciente	Tratamento baseado nos problemas de saúde da comunidade, suas prioridades e recursos
Seguimento, definindo necessidade de investigação ou tratamento continuados	Intervenções, após análise de dados e identificação de tendências na comunidade
	Vigilância continuada, definindo ações e programas de acompanhamento

Fonte: adaptada de Kark, S.L., 1981.[15]

Médicos de família podem servir como pontes, ligando serviços de saúde individuais e da comunidade em nível comunitário e regional. Eles estão em posição ideal para observar as interações entre esforços de saúde individuais e comunitários e para identificar estratégias para juntar programas relacionados, para o benefício de toda a comunidade. Coordenar a disponibilização de serviços de atenção primária individuais com programas orientados para a comunidade leva tempo e deve considerar os custos e benefícios. Contudo, programas orientados para a comunidade não substituem a atenção individual. Inicialmente, médicos de família, membros da equipe e equipe comunitária e de saúde pública podem se encontrar

A Contribuição da Medicina de Família e Comunidade para os Sistemas de Saúde **65**

para compartilhar interesses e preocupações comuns. Com o tempo, à medida que os benefícios são alcançados, esses parceiros podem planejar projetos colaborativos mais abrangentes. O Quadro 3.12 descreve estratégias que facilitam interações entre médicos de família, outros profissionais de atenção primária e a comunidade.

QUADRO 3.12 Como aumentar a orientação para a comunidade de médicos de família e equipes da atenção primária

- Educar médicos de família em saúde comunitária, epidemiologia, organização comunitária e estratégias de desenvolvimento em saúde.
- Disponibilizar tempo para que os médicos de família se encontrem regularmente com líderes da comunidade e principais informantes para discutir problemas de saúde da comunidade e explorar potenciais colaborações.
- Solicitar participação comunitária em avaliações e planejamento de programas.
- Estimular a equipe de atenção primária a participar de encontros comunitários, organizações e programas relacionados com saúde, para apresentar avaliações de saúde da comunidade, discutir riscos e definir respostas adequadas.
- Recrutar trabalhadores de saúde comunitária para participarem na implementação de programas de atenção primária.
- Usar organizações existentes na comunidade para conseguir apoio e recursos para educação em saúde e programas preventivos.
- Estabelecer coalizões entre programas de saúde que funcionam de forma independente para compartilhamento de informações e desenvolvimento de objetivos comuns.
- Definir responsabilidades de médicos de família e membros da equipe de atenção primária como coordenadores de saúde comunitária.
- Designar recursos, medir resultados e prover incentivos para projetos de saúde comunitária colaborativos.

MÉDICOS DE FAMÍLIA COMO LÍDERES, ADMINISTRADORES E SUPERVISORES

Devido a sua orientação holística e treinamento para servir pessoas de todas as idades, médicos de família estão bem preparados para liderarem serviços clínicos e comunitários de saúde para o benefício de uma comunidade inteira.

Nas interações com o paciente, médicos de família podem observar anomalias e relatar doenças em um grupo ou aumento não esperado de doença. Eles podem, menos vezes, observar o início de doenças, lesões ou riscos antes que outras pessoas reconheçam esses problemas. Isso pode, por sua vez, incentivar ações de saúde pública ou projetos de pesquisa. Nas interações com outros profissionais de saúde, médicos de família podem observar problemas na oferta ou na qualidade dos serviços. Combinação de conhecimento, habilidades, experiência e autoridade colocam os médicos de família em posição de assumir papéis de liderança para a melhora da qualidade, organização, administração, integração e avaliação dos serviços de saúde disponibilizados a sua comunidade. Suas habilidades administrativas podem ser melhoradas por meio de cursos, consultorias e leitura da literatura relevante, como periódicos com foco na administração de serviços (*ver* Quadro 3.13).

QUADRO 3.13 Administração de serviços para médicos de família

A Academia Americana de Médicos de Família lançou seu programa Administração da Clínica de Família para ajudar efetivamente clínicas de médicos de família na evolução contínua do sistema de saúde. O programa está disponível *on-line* na página eletrônica da Academia Americana de Médicos de Família.[45] Médicos de família podem realizar um "autoteste" *on-line* para avaliar a efetividade de sua clínica e identificar áreas para melhorias. O programa abrange as seguintes áreas.
- Avaliação e melhora da atenção clínica – diretrizes sobre melhores práticas e melhora da qualidade.
- Melhora da satisfação do paciente – habilidades de comunicação, educação do paciente, levantamentos sobre satisfação dos pacientes.
- Funcionamento efetivo da clínica – marcação efetiva de consultas, questões de pessoal, uso do telefone, mensagens de texto para lembrar os pacientes sobre consultas com especialistas ou médico de família.
- Administração financeira – codificação e documentação adequadas, negociação de contratos, compreensão de demonstrações financeiras.
- Ética médica e regulamentações – preservação da confidencialidade do paciente, segurança do prontuário e adequação às regulamentações de consultório e laboratório.
- Uso de computadores e sistemas de informação – comparação de computadores do consultório, prontuário eletrônico, uso de *internet*, páginas de *internet* úteis para médicos de família, *links* com radiologia, laboratório e atendimentos secundários.
- Monitoramento de tendências em atenção à saúde – notícias e análise da legislação em sistemas de saúde.
- Liderança: planejamento estratégico, realização efetiva de encontros, formação e operação de clínicas para prática de grupo.
- Desenvolvimento de carreira e prática – avaliação de oportunidades, habilidades efetivas de ensino.
- Equilíbrio de vida – como equilibrar as demandas da vida profissional e pessoal, controle do estresse, administração do tempo.

Médicos de família podem exercer, compartilhar ou delegar algumas das seguintes funções de liderança[46] necessárias para a efetiva disponibilização de atenção primária.

- Planejamento e definição de objetivos
- Organização e implementação de serviços e planos
- Recrutamento de pessoal
- Treinamento e disponibilização de educação continuada para profissionais de saúde
- Monitoramento das condições de trabalho
- Supervisão e garantia de desempenho competente em todas as tarefas
- Estímulo ao envolvimento da comunidade
- Desenvolvimento de programas colaborativos entre diferentes grupos de saúde
- Manutenção de relações
- Avaliação de programas
- Inspiração e motivação de trabalhadores.

A Contribuição da Medicina de Família e Comunidade para os Sistemas de Saúde **67**

Médicos de família geralmente são os responsáveis finais pela qualidade dos serviços clínicos disponibilizados por suas equipes e pela satisfação de seus pacientes com esses serviços. Muitas vezes trabalham liderando um esforço colaborativo. Algumas dessas funções de médicos de família podem incluir observação direta do atendimento clínico, dar *feedback*, revisar processos, desenvolver protocolos e conduzir programas regulares de treinamentos em serviço.

Médicos de família podem desempenhar vários papéis de liderança na comunidade, desde aconselhamento informal até administradores formalmente designados da saúde pública. Alguns sistemas de saúde estão apoiando e promovendo os médicos de família, como sistema de saúde que os inclui como diretores de escolas médicas (ver Quadro 3.14). Se os médicos de família não estiverem preparados ou se ocuparem todo o seu tempo prestando serviços para pacientes individuais, seu potencial de liderança pode não ser reconhecido.

QUADRO 3.14 Programa de saúde da família no Brasil[47,48]

O perfil epidemiológico do Brasil revela marcadas disparidades no estado e nos resultados de saúde entre sua população; taxas de mortalidade são maiores para homens trabalhadores, mulheres em idade fértil e crianças em áreas rurais e urbanas pobres. Para abordar essas disparidades, foi criado um Sistema Nacional de Saúde (Sistema Único de Saúde - SUS), em 1988. O SUS, que disponibiliza atendimentos primários, secundários e terciários de saúde para uma população de mais de 190 milhões de habitantes, baseia-se nos conceitos de atenção básica universalmente acessível, descentralização e participação da comunidade. O SUS é organizado nos níveis federal, estadual e municipal, com autonomia entre os administradores em cada nível.

Em 1994, o Brasil iniciou um esforço intensivo para disponibilizar atenção primária por meio de seu Programa de Saúde da Família (PSF). O PSF visa disponibilizar equipes de saúde da família para toda a população. Cada equipe consiste em um médico, um enfermeiro, auxiliares de enfermagem e agentes de saúde da comunidade, atendendo uma população definida de até 4.000 pessoas. Os membros da equipe colaboram para disponibilizar serviços básicos de saúde, educação e promoção da saúde, integrar serviços entre os níveis primário, secundário e terciário e reduzir riscos à saúde com a participação da sociedade. Médicos de família foram incluídos para complementar as habilidades de outros trabalhadores da saúde, reforçar a efetividade do programa, melhorar as habilidades técnicas dos membros da equipe e fazer a ligação dos serviços do PSF com o sistema de saúde. Até o momento, mais de 32.000 equipes foram criadas e produziram melhoras significativas nos resultados de saúde. Desafios incluem criar sistemas ideais para disponibilização de serviços de saúde coordenados, reforçar capacidades de administração local e desenvolver recursos humanos. Treinamento intensivo, desenvolvimento e esforços em pesquisa estão sendo feitos para expandir e melhorar os resultados do PSF. Muitas publicações mostram a efetividade da estratégia em reduzir a taxa de mortalidade infantil. Por exemplo, um aumento de 10% na cobertura do Programa de Saúde da Família foi associado com uma redução de 4,5% na taxa de mortalidade infantil.

Fonte: Departamento de Atenção Básica, 2012.

Embora médicos de família estejam em uma posição única para liderarem e melhorarem programas de atenção primária, eles necessitam de apoio e de habilidades para cumprirem essas funções. Algumas medidas que permitirão que médicos de família se tornem líderes estão descritas no Quadro 3.15.

68 Michael Kidd

QUADRO 3.15 Como habilitar médicos de família para se tornarem líderes

- Disponibilizar educação para que médicos de família adquiram habilidades específicas de liderança no desenvolvimento de programas de saúde, alocação de recursos, administração e colaboração intersetorial.
- Promover educação continuada para informar médicos de família sobre mudanças no sistema de saúde, novas necessidades e como melhorar a qualidade dos serviços de saúde.
- Delegar responsabilidades na atenção de pacientes, de modo que médicos de família compartilhem tarefas de prestação de serviços de saúde com outros membros da equipe, para permitir tempo para que os médicos de família assumam papéis de liderança.
- Criar incentivos para motivar médicos de família a assumirem atividades de liderança, recompensando-os por isso.
- Desenvolver parcerias na comunidade para integrar serviços de saúde clínicos e comunitários.
- Designar autoridade para reconhecer e definir as responsabilidades de liderança específicas dos médicos de família.
- Providenciar treinamento para médicos de família com foco em trabalho em equipe, administração de consenso e resolução de conflitos.

A educação e o desenvolvimento profissional dos médicos de família que os prepararão para esses múltiplos papéis nos sistemas de saúde serão revisados no próximo capítulo.

REFERÊNCIAS

1. Gilbert T, Culpepper L. World survey of family practice and general practice. In: *Proceedings of the International Conference on the Education of Family Physicians, 26–28 October 1993, Bethesda, MO, USA*. Bethesda: National Institutes of Health, 1993: 16.

2. Bentzen BG, Bridges-Webb C, Carmichael L, et al. *The Role of the General Practitioner/ Family Physician in Health Care Systems: A Statement from WONCA, 1991*. Disponível em: medfamcom.files.wordpress.com/2009/10/wonca-statement-1991.pdf

3. McWhinney IR. *A Textbook of Family Medicine*. Oxford University Press, 1997.

4. World Health Organization. *World Health Report 2008 – Primary health care (now more than ever)*. Disponível em: www.who.int/whr/2008/en/

5. WHO Regional Office for Europe. Framework for professional and administrative develop- ment of general practice/family medicine in Europe. In: *Draft Charter for General Practice/ Family Medicine in Europe*. Copenhagen: World Health Organization Regional Office for Europe, 1998 (document EUR/ICP/DLVR/01 0301: Annex 3).

6. College of Family Physicians of Canada. Four principles of family medicine. In: *Section of Teachers of Family Medicine Committee on Curriculum. The postgraduate family medicine curriculum: an integrated approach*. College of Family Physicians of Canada, 2003: 8–10.

7. Phillips WR, Haynes DG. The domain of family practice: scope, role and function. The Keystone papers: formal discussion papers from Keystone iii, 2001; 33(4): 273–7.

8. JANUS Project. College of Family Physicians of Canada, 2012. Disponível em: www.cfpc. ca/ Janus/

9. Bindman AB, Grumbach K, Osmond D, et al. Preventable hospitalizations and access to health care. *Journal of the American Medical Association*. 1995; 274(4): 305–11.

10. Forrest CB, Starfield B. The effect of first-contact care with primary care clinicians on ambulatory health care expenditures. *Journal of Family Practice*. 1996; 43(1): 40–8.

11. Starfield B. Primary care: an increasingly important contributor to effectiveness, equity, and efficiency of health services. SESPAS report 2012. *Gaceta Sanitaria*. 2012; 26(Suppl. 1): 20–6.

12. Starfield B. *Primary Care: balancing health needs, services and technology*. Oxford University Press, 1998.

13. Howe A. Medical generalism: why expertise in whole person medicine matters. Royal College of General Practitioners, 2012. Disponível em: www.rcgp.org.uk/policy/rcgp--policy areas/~/media/Files/Policy/A-Z%20policy/Medical-Generalism-Why_expertise_in_ whole_person_medicine_matters.ashx

14. Pritchard P. *Manual of PHC: its nature and organization*. 2nd ed. Oxford Medical Publications, 1981.

15. Kark SL. *The Practice of Community-oriented Primary Care*. Appleton-Century-Crofts, 1981.

16. Wagner EH. The role of patient care teams in chronic disease management. *British Medical Journal*. 2000; 320(7234): 569–72.

17. World Health Organization. Patient safety curriculum guide: multi-professional edition (Part B: Curriculum Guide Topics, Topic 4: Being an effective team player), 2011. Disponível em: www.who.int/patientsafety/education/curriculum/who_mc_topic-4.pdf

18. Boelen C. *Towards Unity for Health: challenges and opportunities for partnership in health development. A working paper*. Geneva: World Health Organization, 2000.

19. White KL, Williams F, Greenberg BG. The ecology of medical care. *New England Journal of Medicine*. 1961; 265(18): 885–92.

20. Green LA, Fryer GE Jr, Yawn BP, et al. The ecology of medical care revisited. *New England Journal of Medicine*. 2001; 344(26): 2018–20.

21. Heath I. *The Mystery of General Practice*. London: Nuffield Provincial Hospitals Trust, 1995.

22. Kahssay HM, Taylor ME, Berman PA. *Community Health Workers: the way forward*. Geneva: World Health Organization, 1998 (Public Health in Action, No.4).

23. Schmidt HG et al. Network of community-oriented educational institutions for the health sciences. *Academic Medicine*. 1991; 66(5): 259–63.

24. Mash B (ed). *Handbook of Family Medicine*. Cape Town: Oxford University Press, 2000.

25. Flocke SA. Frank SH, Wenger DA. Addressing multiple problems in the family practice office visit. *Journal of Family Practice*. 2001; 50(3): 211–15.

26. Transitieproject. *TranHis for Windows*. Disponível em: www.transitieproject.nl

27. Britt H, Miller GC, Charles J, et al. *The BEACH (Bettering the Evaluation and Care of Health) Study*. Disponível em: sydney.edu.au/medicine/fmrc/beach/

28. Becker LA, Green LA, Beaufait D, et al. Use of CT scans for the investigation of headache: a report from ASPN, Part 1. *Journal of Family Practice*. 1993; 37(2): 129–34.

29. Becker LA, Green LA, Beaufait D, et al. Detection of intracranial tumors, subarachnoid hemorrhages, and subdural hematomas in primary care patients: a report from ASPN, Part 2. *Journal of Family Practice.* 1993; 37(2): 135–41.

30. Poulin Y, Wasel N, Chan D, et al. Evaluating practice patterns for managing moderate to severe plaque psoriasis: role of the family physician. *Canadian Family Physician.* 2012; 58(7): 390–400.

31. Stange KC, Jaén CR, Flocke SA, et al. The value of a family physician. *Journal of Family Practice.* 1998; 46(5): 363–8.

32. Wasson JH, Sauvigne AE, Mogielnicki RP, et al. Continuity of outpatient medical care in elderly men: a randomized trial. *Journal of the American Medical Association.* 1984; 252: 2413–17.

33. Freeman G, Hjortdahl P. What future for continuity of care in general practice? *British Medical Journal.* 1997; 314(7098): 1870–3.

34. Hjortdahl P, Borchgrevink CF. Continuity of care: influence of general practitioners' knowl- edge about their patients on use of resources in consultations. *British Medical Journal.* 1991; 303: 1181–4.

35. Mainous AG, Baker R, Love MM, et al. Continuity of care and trust in one's physician: evi- dence from primary care in the United States and the United Kingdom. *Family Medicine.* 2001; 33(1): 22–7.

36. Thomas P, Griffiths F, Kai J, et al. Networks for research in primary health care. *British Medical Journal.* 2001; 322: 588–90.

37. Starfield B, Shi L, Macinko J. Contribution of primary care to health systems and health. *Milbank Quarterly.* 2005; 83: 457–502.

38. Shi L. Primary care, specialty care, and life chances. *International Journal of Health Services.* 1994; 24(3): 431–58.

39. Welch WP, Miller ME, Welch HG, et al. Geographic variation in expenditures for physicians' services in the United States. *New England Journal of Medicine.* 1993; 328: 621–7.

40. Farmer FL, Stokes CS, Fisher RH. Poverty, primary care and age-specific mortality. *Journal of Rural Health.* 1991; 7: 153–69.

41. Starfield B, Shi L. Policy relevant determinants of health: an international perspective. *Health Policy.* 2002; 60(3): 201–18.

42. Rivo ML. It's time to start practicing population-based health care. *Family Practice Management.* 1998; 5(6): 37–46.

43. Starfield B. International comparisons of primary care systems. In: *Proceedings of the International Conference on the Education of Family Physicians, 26–28 October 1993, Bethesda, MD, USA.* Bethesda: National Institutes of Health 1993: 17–18.

44. Janovsky K. The challenge of implementation: district health systems for primary health care. Geneva: World Health Organization, 1988 (document WHO/SHS/DHS/88.1, Rev. 1).

45. American Academy of Family Physicians. *Family Practice Management.* Disponível em: www. aafp.org/online/en/home/publications/journals/fpm.html

46. Flahault D, Roemer MI. *Leadership for Primary Health Care. Levels, functions and require- ments based on 12 case studies.* Geneva: World Health Organization 1986 (Public Health Papers, No. 82).

47. Viana AL, Dal Poz MR. *Family health program as a strategy to reform the health system in Brazil. Brazil towards a new health care model.* Ministerio da Saude, Governo Federal Brasil, 2000.

48. Macinko J, Guanais F, Souza M. Evaluation of the impact of the Family Health Program on infant mortality in Brazil, 1990–2002. *Journal of Epidemiology and Community Health.* 2006; 60: 13–19.

49. Sutton M. Improving patient care. Cultural competence, it's not just political correctness, it's good medicine. *Family Practice Management.* 2000; 7: 58–60.

50. Folsom Group. Communities of solution: The Folsom Report revisited. *Annals of Family Medicine.* 2012; 10: 250–60.

4

Educação e desenvolvimento profissional

Este capítulo se concentra na educação e no desenvolvimento profissional em medicina de família e buscará responder a três questões básicas:

1. O que é educação e treinamento em medicina de família?
2. Por que educação e treinamento em medicina de família são diferentes de outros tipos de educação médica?
3. Como educação e treinamento em medicina de família deveriam ser implementados?

Além de responder a essas questões, este capítulo cobrirá uma variedade de assuntos na educação dos médicos de família, incluindo educação médica não graduada básica, pós-graduação médica e treinamento vocacional; e desenvolvimento profissional continuado.

Visa colocar a medicina de família e a educação em atenção primária no contexto tanto da educação médica completa, quanto dos sistemas de saúde, descrever o conteúdo e a estrutura para o treinamento de alta qualidade em medicina de família e delinear questões fundamentais no desenvolvimento de uma abordagem sistêmica para a educação médica em atenção primária.

Deve ser notado que, embora este capítulo se concentre especificamente na educação e no desenvolvimento profissional do médico de família como especialista médico central em muitos sistemas de atenção primária, o campo da medicina de família não deve ser visto como exclusivo do médico. O médico de família só pode ter sucesso se a equipe junto a ele também tiver sucesso, e não deve haver dúvidas de que a equipe da atenção primária deve ter experiência nos princípios e práticas da medicina de família. Embora uma revisão abrangente de educação multidisciplinar esteja além do escopo deste capítulo, é importante reconhecer que membros de todos os tipos da equipe da atenção primária podem beneficiar-se de educação e desenvolvimento profissional em medicina de família, incluindo enfermeiros, parteiras e prestadores de nível médio, como assistentes médicos, profissionais de saúde da comunidade e outros que trabalhem com a equipe da atenção primária.

/ 74 Michael Kidd

O QUE É EDUCAÇÃO E TREINAMENTO EM MEDICINA DE FAMÍLIA?

A fundamentação comum da educação médica

Para começar a compreender as especificidades de educação e treinamento em medicina de família, deve-se primeiro compreender os conceitos principais de educação e treinamento, particularmente a sua relação com a medicina. Tradicionalmente, educação se refere à educação acadêmica formal das pessoas. Primeiro, a educação ensina o básico de como viver uma vida boa e produtiva. [1-3] À medida que crescemos, começamos a nos concentrar além do básico em especificidades como em que área devemos focar nossos esforços produtivos e como obter sucesso. À medida que ficamos mais específicos em nosso foco, objetivos educacionais se estreitam para objetivos mais definidos.

No campo da medicina, os objetivos gerais da educação médica são:

- preparar médicos com conhecimento, atitude e habilidades adequadas para satisfazerem as necessidades de saúde dos indivíduos e comunidades que atenderão;
- estabelecer, manter e melhorar padrões para prática médica de alta qualidade e atenção à saúde;
- atrair e preparar novos alunos que irão depois continuar e renovar a profissão no futuro.

Na graduação médica, escolas de medicina se concentram em oferecer uma quantidade mínima de aprendizado e experiência em medicina, suficientes para conferir um diploma de médico. Tal diploma comumente visa indicar que um aluno alcançou uma compreensão acadêmica da profissão, que representa as qualificações mínimas necessárias para futuras atividades em medicina, como a prática clínica ou a pesquisa médica.

Vale notar que os objetivos da educação médica podem não ser exatamente os mesmos do estudante de medicina, embora devessem ser muito próximos. O típico objetivo primário do estudante de medicina é se tornar competente nos princípios básicos de prestar atenção à saúde de alta qualidade, variando desde adquirir conhecimento médico adequado para a prestação de atenção básica ao paciente até a familiaridade com a prática da medicina em um sistema de saúde dinâmico.

Depois dos alunos completarem uma educação médica básica, eles começam uma transição de estudantes acadêmicos para profissionais médicos ativos. Da mesma forma, o esforço global da educação médica inicia uma transição também da educação acadêmica mais tradicional para o desenvolvimento profissional continuado por meio de treinamento de habilidades vocacionais específicas.

A Contribuição da Medicina de Família e Comunidade para os Sistemas de Saúde **75**

Os objetivos do sistema de treinamento em medicina mudam de fortemente baseado em aprendizado teórico associado a competências médicas mais básicas, para a obtenção subsequente de habilidades avançadas e um nível de competência compatível com um padrão mínimo aceitável de qualidade em uma área específica da prática médica. Para esse fim, o local de treinamento costuma mudar do ambiente de aprendizado em escolas médicas para ambientes de prática em clínicas e hospitais. Em muitos locais no mundo todo, embora não em todos, esse treinamento é oferecido por meio de programas estruturados de pós-graduação com treinamento em serviço em uma especialidade da medicina, algumas vezes chamados de residência.

Juntamente a essa mudança no sistema educacional, os alunos também começam a escolher o ambiente em que planejam trabalhar e o tipo de prática que desejam fazer. Seu próprio estilo e interesse de aprendizado mudam mais agressivamente da pedagogia, método tradicional de ensino geralmente com base nos princípios originais do ensino de crianças, para a andragogia ou ensino do adulto. Ao fazerem essa mudança da pedagogia para a andragogia, os alunos tornam-se mais focados na participação em decisões sobre seu próprio ensino. Tornam-se mais orientados para objetivos e começam a demandar mais relevância e respeito, buscando educação focada mais em aspectos práticos do que acadêmicos. Os alunos começarão a desenvolver um conceito mais individual de seu futuro tipo de prática médica e, assim, buscam treinamento adicional, que seja especificamente direcionado para a busca da competência completa na prestação desse tipo de prática. Em termos práticos, isso geralmente significa entrar em um programa de treinamento vocacional em serviço, de pós-graduação, focado em aprender mais em um campo de especialidade específico da medicina.

Uma vez na prática, o objetivo do aluno geralmente se torna a manutenção para toda a vida da competência no campo escolhido de atuação médica, embora algumas vezes a aquisição adicional de novas habilidades possa também ser desejável para melhorar sua prática atual. Os sistemas educacionais cresceram para satisfazer essas necessidades adicionais de treinamento em serviço com o advento do desenvolvimento profissional continuado, às vezes chamado educação médica continuada ou EMC. Esses programas são usualmente muito práticos, com tempo limitado, e oferecem uma grande variedade de cenários e formatos.

Devem-se também considerar, porém, os objetivos do sistema de saúde e da população de um país ao serem apreciados os objetivos gerais da educação médica. Para qualquer sistema de saúde, a combinação de treinamento na graduação e em serviço deve fornecer um número adequado de profissionais de saúde com ampla gama de habilidades adequadas às necessidades de saúde específicas da população. Por último, mas não menos importante, o objetivo do paciente deve ser considerado. Para o paciente individual, seria bom que a educação médica resultasse em um profissional bem treinado competente para ajudá-los a obter o nível máximo de saúde desejado.

76 Michael Kidd

A evolução da educação médica e da medicina de família

Reforma inicial

A educação médica sofreu muitas mudanças no século XX, resultando em vários movimentos mundiais. O primeiro envolveu o estabelecimento de uma base científica sólida para a medicina clínica, a organização do currículo pré-clínico em torno das ciências básicas e a incorporação da educação médica no sistema universitário para garantir a qualidade e a responsabilidade. Nos países ocidentais, esse movimento foi influenciado pelas conquistas das principais escolas médicas da Alemanha no final do século XIX, pelo Medical Act, de 1880, no Reino Unido e pela publicação influente de Abraham Flexner, em 1910. Flexner descreveu deficiências em escolas médicas por todos os Estados Unidos, delineou a fraqueza inerente de escolas privadas e fez recomendações para reforma. O modelo de Flexner foi adotado rapidamente nos Estados Unidos e, por fim, em todo o mundo.[4]

Essas reformas na educação médica despertaram nos médicos a importância de basearem as decisões clínicas em uma base científica sólida e estimularam a especialização. Os sistemas de saúde foram impactados pelo progresso marcante na pesquisa e em desfechos clínicos. No entanto, as reformas também levaram a uma separação artificial entre as ciências básicas e as disciplinas clínicas. Incentivos financeiros e acadêmicos reforçaram a ênfase na pesquisa e investigação aprofundada, aumentando ainda mais a subespecialização dentro de escolas e profissões médicas. Progressos técnicos importantes e avanços científicos impressionantes ofuscaram o fato de que a atenção estava se tornando fragmentada, despersonalizada e cara. Assim, é importante rever o relatório de Flexner para uma melhor aproximação entre a missão das escolas médicas e os novos desafios dos sistemas de saúde.[112] A subsequente explosão do conhecimento médico resultou em maior expansão e subdivisões do currículo das escolas médicas. Alunos naturalmente imitaram seus mentores acadêmicos, enquanto o médico generalista tornou-se cada vez menos valorizado como professor ou modelo de atuação.

Escolas médicas e responsabilidade social

As escolas médicas moldam o sistema de saúde e são moldadas por ele. Médicos ganham privilégios e recursos substanciais da sociedade. Esses privilégios implicam numa responsabilidade correspondente ao participar na melhora dos sistemas de saúde e no treinamento dos médicos para satisfazerem as necessidades da sociedade. Embora as instituições médicas acadêmicas tenham a capacidade de influenciar sistemas de saúde, elas nem sempre escolhem fazê-lo. Muitos centros tendem a realizar pesquisas e desenvolvimentos tecnológicos que têm limitada relevância para as necessidades urgentes de saúde da comunidade.[5]

Responsabilidade social envolve comprometimento das escolas médicas em direcionarem suas atividades de educação, pesquisa e serviços para os problemas prioritários de saúde da comunidade, região ou nação que atendem. Tal responsabi-

A Contribuição da Medicina de Família e Comunidade para os Sistemas de Saúde **77**

lidade perante a sociedade guia cada instituição médica acadêmica socialmente responsável e permeia todo o seu escopo de atividades. Os quatro valores usados para a avaliação dos progressos nos sistemas de saúde – relevância, qualidade, equidade e custo-efetividade – são igualmente importantes para as escolas médicas. Esses valores podem ser delineados conforme cada um dos três domínios da medicina acadêmica: (1) educação, (2) pesquisa e (3) serviços.[6]

O segundo movimento mundial abordou a relevância social da educação médica. Na década de 1950, alguns educadores e profissionais médicos reconheceram problemas em um modelo de educação orientado para a doença, que focava em problemas incomuns de pacientes hospitalizados e no tratamento de doenças, sem ênfase na saúde de indivíduos e populações.[7] Durante a segunda metade do século XX, eles buscaram maneiras de adaptar os cursos médicos para que se tornassem mais responsáveis em relação às necessidades de saúde de pessoas e comunidades, preparando os médicos para prestarem assistência médica integral e de alta qualidade.[8]

Foram desenvolvidos métodos de ensino para a integração das ciências básicas com a resolução de problemas clínicos e para o comprometimento dos alunos com os pacientes no contexto de sua família e ambiente. A educação orientada para a comunidade foi desenvolvida para ajudar os estudantes a compreender as complexidades da interação entre a saúde da pessoa, da população e do ambiente, a maneira como a doença se apresenta de maneira diferente em várias situações e a forma de intervir de maneira aceitável e eficiente. Abordagens baseadas na população foram desenvolvidas para avaliar as necessidades da população, considerar opções para problemas prioritários e alocar pessoal e recursos conforme as necessidades.[7]

Além disso, ao longo dos anos, a Organização Mundial de Saúde (OMS) desenvolveu várias atividades educacionais relacionadas. No final da década de 1960, criou uma rede de centros e programas de treinamento de professores em todo o mundo. Métodos de ensino inovadores foram descritos e testados para disponibilizar aos educadores uma ampla gama de opções para preparar alunos em condições de lidarem efetivamente com os problemas prioritários de saúde de pessoas e comunidades. Em 1979, a OMS apoiou o estabelecimento da Network of Community-oriented Educational Institutions for Health Sciences, atualmente conhecida como The Network: Towards Unity for Health, uma associação global de instituições e educadores comprometidos com a melhora da saúde da comunidade atendida, por meio de educação, pesquisa e serviços. Nas duas últimas décadas, membros de mais de 80 países melhoraram a saúde das comunidades por meio de associações com outras partes interessadas na comunidade (www.the-networktufh.org). Todos esses esforços tiveram efeito cumulativo sobre a substância, a eficácia e a vitalidade desse movimento mundial em direção à relevância social na educação médica.

Mais recentemente, tem havido crescente apreciação dos impactos sociais globais sobre a saúde. A Consenso Global relativo à Responsabilidade Social das Escolas Médicas é uma iniciativa importante que ilustra essa tendência.[113] Além da educação médica, há foco crescente nas influências políticas, econômicas e sociais

78 Michael Kidd

sobre a saúde do indivíduo, geralmente chamadas de determinantes sociais da saúde. É reconhecido que os prestadores de atenção à saúde não apenas devem considerar esses determinantes sociais de saúde em seus planos de gerenciamento da saúde, mas que o próprio sistema de saúde atua como um desses importantes determinantes de saúde. A educação médica deve ser disponibilizada em um contexto que ajude a abordar sistemas de saúde inadequados como um determinante social da saúde, e muitas instituições começaram a incluir isso como um componente formal dos programas de educação médica.[9]

QUADRO 4.1 Alinhando os esforços da medicina de família no Brasil

Em 1988, o acesso a atenção integral, serviços preventivos e de promoção da saúde se tornou um direito constitucional no Brasil. Para tentar operacionalizar esse direito, o governo brasileiro iniciou o Programa de Saúde da Família, envolvendo equipes de profissionais de saúde de atenção primária que seriam responsáveis por um grupo de pessoas e famílias dentro da comunidade. A equipe de saúde da família geralmente é constituída de um médico de família, um enfermeiro, dois auxiliares de enfermagem e vários agentes de saúde. Em consequência desse apoio nacional, programas de pós-graduação em medicina de família cresceram em todo o país, e a Sociedade Brasileira de Medicina de Família e Comunidade (SBMFC) tem agora mais de 3.500 membros. O modelo foi considerado um projeto admirável, mas encontrou várias limitações.

Embora o setor de saúde pública tenha incentivado esse modelo para a combinação de promoção da saúde, cuidados preventivos e tratamento de doenças, o setor acadêmico foi lento para acompanhar o processo. As escolas médicas não costumam ter departamentos acadêmicos de medicina de família e houve lenta penetração da medicina de família e comunidade nas instituições educacionais, levando a uma discrepância entre a estratégia nacional de saúde e os tipos de médicos produzidos pelo sistema médico acadêmico. Por outro lado, há novas diretrizes nacionais para a graduação médica, no Brasil, sustentadas pelo governo, incentivando um curso orientado para o sistema de saúde para cada escola médica, tendo como base a atenção primária e a clínica geral. Como resultado, a maioria das escolas médicas iniciou reformas curriculares e desenvolveu parcerias formais com outras partes interessadas na saúde regional e local com a participação ativa da comunidade.

Todavia, até que existam padrões apoiados por departamentos fortes de medicina de família e seu corpo docente, haverá ampla variação em programas acadêmicos. A SBMFC e a Associação Brasileira de Educação Médica (ABEM) têm participado ativamente na implementação de diretrizes, tendo realizado vários seminários e produzido documentos em parceria para apoiar o desenvolvimento da atenção primária, incluindo uma diretriz recente sobre a educação médica em atenção primária, na graduação. Com o apoio do governo, da SBMFC e da ABEM, há grande potencial para o desenvolvimento de real sinergia entre medicina de família acadêmica no Brasil, atenção primária e o Programa de Saúde da Família.

Fonte: Demarzo, M.M.P., Gusso, G.D.F., Anderson, M.I.P., et al. Academic family medicine: new perspectives in Brazil (letter). *Family Medicine.* 2010; 42: 464–5.
Fonte: Demarzo, M.M.P., Chalegre, R.C., Marins, J.J.N., et al. Diretrizes para o ensino na atenção primária à saúde na graduação em medicina. *Revista Brasileira de Educação Médica (Impresso).* 2012; 36: 143–8.

O papel da competência

Um movimento crescente na educação médica, acelerado na última década, envolveu uma evolução da instrução acadêmica baseada no conhecimento tradicional para treinamento baseado na competência. A educação médica tradicional focava

A Contribuição da Medicina de Família e Comunidade para os Sistemas de Saúde   **79**

na aquisição de um volume de conhecimento médico por meio de instrução didática pedagógica combinada com um modelo do tipo aprendizado para a aquisição de habilidades práticas. A avaliação no primeiro caso envolvia avaliações somativas com base no conhecimento, mediante uso de questões de múltipla escolha, e desempenho no último caso costumava ser julgado com critérios vagos e subjetivos por um médico supervisor de experiência variável. Pode-se imaginar que instrução que visava alcançar notas altas em exames de múltipla escolha e aprovação em tudo de um instrutor que tinha pouca chance de demonstrar uma correlação próxima com o real desempenho diário no contexto do trabalho, e menos relação ainda com a satisfação do paciente ou com resultados gerais de saúde.

Em consequência disso, tem havido maior ênfase no desenvolvimento de competência por meio de objetivos específicos para a instrução, bem como uma avaliação mais significativa do desempenho para atingir esses objetivos. Em resumo, espera-se agora que educação médica resulte na demonstração confiável de desempenho competente em todas as tarefas necessárias previstas para um tipo específico de profissional. Para conseguir isso, objetivos fundamentados na competência devem ser claros e específicos para que sejam bem compreendidos pelo aluno e pelo professor, com foco no desempenho de comportamentos observáveis específicos e mensuráveis de forma quantificável e confiável.

O treinamento com base na competência também inclui aplicação de métodos de ensino que alinhem contexto de aprendizado ou ambiente em que ocorre a instrução e o aprendizado, com o contexto do desempenho onde o trabalho real e a prática clínica ocorrem. Isso exige observação de todos os elementos da instrução para melhor adequação dos métodos de ensino aos tipos específicos de competências esperadas dos alunos e a incorporação de várias habilidades juntas, para o ensino de tarefas mais complexas. O desenvolvimento de novos métodos de instrução baseada na competência costuma exigir bem mais que conferências didáticas e incorporação de habilidades práticas ensinadas no local de uso real ou, de modo alternativo, em local seguro que simule de maneira razoável a prática real.

Além dos objetivos e do maior foco em habilidades complexas e práticas, o treinamento com base na competência talvez tenha tido seu maior impacto sobre os métodos de avaliação usados na educação médica. Tradicionalmente, questões de múltipla escolha eram usadas para avaliação do conhecimento médico e escalas globais de valor completadas por instrutores eram um método popular para a avaliação de habilidades clínicas. Esses métodos são limitados em sua capacidade de avaliar, com precisão, a competência em diversas áreas de habilidade. Outras técnicas são cada vez mais usadas para avaliação da competência no local de trabalho, fornecendo uma avaliação mais abrangente da competência total. Esses métodos incluem listas de verificação, exames clínicos estruturados objetivos, simulações e modelos, avaliações 360 graus e portfólios. Essas avaliações melhores e mais abrangentes também permitem a avaliação mais robusta dos próprios programas de treinamento, resultando em educação médica continuamente melhorada.

Embora tenha havido alguns esforços em diferentes sistemas nacionais de educação em saúde para a identificação das categorias principais de competências, no mínimo um médico deve ser capaz de coletar uma história efetiva, fazer um exame físico relevante, avaliar e fazer um diagnóstico acurado e, com base nisso, desenvolver planos de manejo a curto e longo prazo para a saúde de um paciente, dentro do contexto de um sistema de saúde. Certamente, há muitas competências mais importantes conforme a especialidade ou área de trabalho específica, mas essas atividades centrais representam o mínimo esperado na conclusão do treinamento.

O advento e o crescimento continuado de treinamento com base na competência trazem múltiplas vantagens a todas as partes interessadas no sistema de educação médica. Para os alunos, aproxima o treinamento médico do ideal prático e relevante do aluno adulto, com foco na instrução de maneira específica e eficiente para aquelas tarefas que devem ser realizadas no futuro trabalho. Os alunos também devem estar ativamente engajados na busca e obtenção das competências necessárias. Para os educadores, treinamento com base na competência pode aperfeiçoar currículos por meio do foco no contexto do desempenho, geralmente levando a métodos mais válidos e confiáveis de avaliação de uma gama maior de habilidades necessárias. Os sistemas de saúde valorizam a educação de profissionais médicos com maior competência em habilidades mais práticas. Mais importante ainda, o paciente é atendido por um profissional médico de maior qualidade, mais preparado e confiante para oferecer o que o paciente necessita para melhorar sua saúde.

Movimentos atuais e futuros

Embora sempre tenha havido avanços crescentes em tecnologia e uso de educação a distância, isso parece ter ganhado mais força com as mudanças atuais na medicina e na educação médica. Com o advento da internet, toda uma gama de opções terapêuticas e educativas é agora possível, a qual era inconcebível há apenas uma ou duas décadas.

A educação a distância é reconhecida como um método efetivo de treinamento desde o desenvolvimento de métodos básicos de comunicação remota, como correio, embora, de maneiras diferentes, cada método tenha suas potenciais limitações conforme a modalidade envolvida.[10] O aumento do acesso à internet no mundo todo está começando a criar a possibilidade de um aprendizado eletrônico instantâneo e em tempo real diretamente para alunos em locais muito distantes. Esses programas de educação a distância disponibilizados pela internet podem aumentar o acesso à informação médica baseada em evidências continuamente atualizada, especialmente para aqueles em ambientes rurais ou tradicionalmente inacessíveis.

Uma grande esperança para a educação baseada na internet é acesso aumentado e igualdade de educação em uma grande variedade de ambientes de saúde, e há movimentos para oferecer educação de baixo custo ou gratuita para todos.[11] Há desafios, porém, que ainda não foram completamente abordados para completar

A Contribuição da Medicina de Família e Comunidade para os Sistemas de Saúde **81**

essa transição na educação médica. Embora o acesso a conexão de internet esteja aumentando, e haja mais novos graduados sendo expostos ao aprendizado *on-line*, a competência no uso de um computador ou da internet ainda é baixa para muitos, principalmente em locais remotos ou com poucos recursos. Os programas de treinamento *on-line* também se mostraram semelhantes a outros esforços na educação a distância no sentido de ser difícil para os alunos avançarem completamente no programa até seu final. Com poucas barreiras para matrícula em programas de treinamento *on-line*, taxas impressionantemente altas de abandono têm sido observadas na educação *on-line*.[12] Além disso, os métodos ainda são limitados para um treinamento clínico efetivo e abrangente por meio de programas educacionais exclusivamente *on-line*, havendo pouca ou nenhuma garantia de uma competência completa em habilidades clínicas complexas no local de oferta de serviços.

A telemedicina é um dos métodos em desenvolvimento de atenção clínica que podem oferecer alguma possibilidade para o desenvolvimento de programas de treinamento mais baseados na prática. Sistemas de teleconferência já são usados por subespecialistas para consultorias a médicos que encaminham pacientes, com exame desses pacientes a distância. Em algumas situações, medicina de terapia intensiva é monitorada e disponibilizada a partir de um centro de controle remoto, em conjunto com enfermeiros e outros membros da equipe no local e, em alguns casos, com utilização de um substituto robótico operado a distância por um médico de terapia intensiva. Tais avanços tecnológicos não apenas oferecem técnicas que podem ser aplicáveis à oferta de programas de educação médica mais práticos a distância, mas têm o potencial para transformar a prática básica da medicina de muitas maneiras.

A qualidade geral e a relevância das disponibilidades educacionais *on-line*, porém, também podem ser um problema. Cada vez mais, diversas instituições prometem o modelo de educação a distância *on-line*, mas podem não ter interesse ou fazer os investimentos necessários para atender às necessidades locais. Além disso, programas iguais para todos em educação médica provavelmente não conseguem levar em conta a ampla gama de recursos e capacidades nos sistemas de saúde locais, nem se concentrarem nos tópicos clínicos mais relevantes para uma comunidade local específica. Um programa de educação médica abrangente, desenhado para um ambiente médico rico em recursos em um clima temperado, pode resultar em atenção de baixa qualidade, perigosa ou mesmo prejudicial, aplicada em um ambiente tropical com poucos recursos. Pior ainda, tal programa oferecido por uma instituição de prestígio, pode ser percebido como programa de alta qualidade e padrão de atenção, mesmo que seja completamente inadequado para o ambiente local de atenção, distante da instituição educacional. A criação de programas *on-line* localmente relevantes e desenvolvidos por especialistas do mesmo ambiente pode ajudar a abordar esse problema, e tais programas existem em alguns países.[13]

Contudo, os tipos e o número de programas de educação médica *on-line* estão explodindo, e há uma grande quantidade de programas de alta qualidade direciona-

82 Michael Kidd

dos para tópicos e ambientes específicos, incluindo acesso para médicos em países de renda baixa e média com poucos recursos.[114] Uma ampla variedade de médicos no mundo todo começou a se beneficiar dessas ofertas, e o entusiasmo com esses tipos de programas continua a crescer, especialmente para desenvolvimento profissional continuado. A característica incrivelmente promissora dessa nova tecnologia e o crescente acesso certamente continuarão a rápida expansão das ofertas de educação médica a distância *on-line*. Ofertas atuais e aplicações tecnológicas podem fornecer algum *insight* sobre o próximo movimento instrutivo na educação médica.

O surgimento da medicina de família

Entre esses outros movimentos mundiais em educação médica, educação e treinamento em medicina de família se desenvolveram para satisfazer as necessidades de indivíduos e populações. Programas em atenção primária e medicina de família são uma manifestação da resposta de centros médicos acadêmicos às necessidades da sociedade.

As necessidades básicas de saúde são melhor atendidas por generalistas altamente competentes e bem treinados em atenção primária.[14-20] Pesquisas têm mostrado que o aumento do acesso à atenção primária de baixo custo, baseada na comunidade e na competência, está associado com melhora a nos indicadores de saúde, redução nos custos e melhora da satisfação do paciente.[17,18,20-25] Quanto maior a "pontuação de atenção primária", melhores são os resultados. Os dados mostram que o sucesso se correlaciona melhor com a densidade de médicos treinados em atenção primária, especialmente médicos de família.

Já em 1963, um Expert Committee on Professional and Technical Education of Medical and Auxiliary Personnel da OMS definiu médicos de família como

> médicos clínicos com a característica essencial de oferecer, a todos os membros das famílias atendidas, acesso direto e continuado a seus serviços. Esses médicos aceitam a responsabilidade da atenção total, prestada pessoalmente ou em arranjos com recursos sociais ou clínicos especializados.

O comitê observou que "em todos os países do mundo parece haver uma escassez de médicos de família, que se aplica independentemente de seu estágio de desenvolvimento". Foi recomendado que todas as escolas médicas dessem oportunidades para que os estudantes treinassem em ambientes de medicina de família e que, para elevar os padrões da medicina de família, todos os formados que escolhessem a medicina de família deviam submeter-se a um treinamento de pós-graduação especificamente desenhado para satisfazer suas necessidades nesse campo da medicina.[26] Essa questão foi novamente levantada na Resolução da Assembleia da Organização Mundial de Saúde, WHA 48.8 de 1995, que solicitou a todos os países-membros que apoiassem a reforma da educação médica básica "para levar em conta a contribuição feita por clínicos gerais aos serviços orientados para a atenção primária à saúde " (ver Anexo B).

A Contribuição da Medicina de Família e Comunidade para os Sistemas de Saúde   **83**

A medicina de família evoluiu em velocidades diferentes em várias partes do mundo. Em 1996, o Reino Unido iniciou um programa de treinamento vocacional em clínica geral. Durante a mesma década, Canadá, Estados Unidos e outros países iniciaram programas especificamente desenhados para treinar médicos de família. Em 1995, pelo menos 56 países haviam desenvolvido programas de treinamento na especialidade de atenção primária e muitos outros seguiram o mesmo caminho.[27] Muitos programas de treinamento em medicina de família foram criados em parcerias com escolas médicas, hospitais de comunidade e clínicos gerais.[8,28] Apesar disso, em muitos países do mundo, a medicina de família ainda não é reconhecida nem definida como uma especialidade médica distinta.

Considerando a importância dessa especialidade para a criação de sistemas de saúde de alta qualidade, a OMS e a Organização Mundial dos Médicos de Família (WONCA) declararam: "O médico de família deve ter um papel central para se alcançar qualidade, custo-efetividade e equidade em sistemas de saúde".[29]

A WONCA Singapore Statement, de 2007, afirma que:

> Todas as escolas médicas do mundo devem ter um departamento acadêmico de medicina de família/clínica geral/atenção primária. E cada estudante de medicina no mundo deve ter experiência com medicina de família/clínica geral/atenção primária o mais cedo e com a maior frequência possível em seu treinamento.

QUADRO 4.2 Utilizando a medicina de família para aumentar os recursos humanos locais em saúde na África

O reino de Lesoto está completamente cercado geograficamente pela África do Sul na África subsaariana. Lesoto foi devastado pela crise do HIV, com a terceira maior prevalência de HIV no mundo, em torno de 24%. Isso ocorre apesar de um enorme gasto com saúde de mais de 13% do produto interno bruto.

Lesoto enfrenta uma extrema escassez de profissionais de saúde, não apenas pela perda de profissionais devido ao HIV, mas também como consequência do sistema de educação em saúde. O governo de Lesoto tem historicamente incentivado os cidadãos locais a realizarem treinamento em escolas médicas na África do Sul, pois não há escolas médicas em Lesoto. Também não há programas de treinamento em pós-graduação em Lesoto, de forma que os estudantes devem permanecer na África do Sul ou ir para outros países para a pós-graduação. Consequentemente, muito poucos retornam para Lesoto a fim de praticarem medicina em seu país natal.

Para conter essa "fuga de cérebros", Lesoto desenvolveu seu próprio programa de pós-graduação em medicina de família, na esperança de atrair mais estudantes de medicina financiados para treinamento especializado em seu próprio país. A medicina de família foi escolhida como primeiro programa especializado de pós-graduação no país, em parte devido a seu apelo especial de abrangência clínica, que prepara os profissionais médicos para o manejo de doenças com a melhor qualidade possível, quando não há um especialista prontamente disponível. Recentemente, o programa de pós-graduação em medicina de família se tornou o primeiro programa de treinamento especializado formalmente acreditado em Lesoto. Associados ao desenvolvimento desse programa, programas de treinamento especial em medicina de família também foram desenvolvidos para enfermeiros em nível hospitalar e ambulatorial, reconhecendo que o sistema é dependente de enfermeiros para a disponibilização de serviços clínicos mais básicos e para a promoção do trabalho em equipe interprofissional.

84 Michael Kidd

Em 2008, como resposta à demanda persistente dos Estados-Membros, a OMS reafirmou seu compromisso e conclamou os Estados-Membros a apoiarem o desenvolvimento da atenção primária como base de um sistema de saúde global efetivo e integrado, com a especialidade da medicina de família como seu elemento nuclear.[30]

A World Medical Association, em 2011, afirmou que "um dos componentes mais importantes da infraestrutura de atenção à saúde são os recursos humanos; profissionais de saúde bem treinados e motivados, liderados por médicos da atenção primária, são essenciais para o sucesso", conclamando as escolas médicas para "concentrarem-se na oferta de oportunidades de treinamento em atenção primária que destaquem os elementos de integração e continuidade das especialidades de atenção primária, incluindo a medicina de família" e "criarem departamentos de medicina de família no mesmo patamar acadêmico na universidade".[31] Desenvolver sistemas e políticas para apoiar essa infraestrutura complexa é fundamental, exigindo trabalho continuado.

A essência da medicina de família

Em seu cerne, medicina de família é o campo de atuação da especialidade médica concentrada na atenção primária. Para compreender o que é necessário para educação e treinamento baseados na competência em medicina de família, deve-se primeiro determinar o que é atenção primária.

Atenção primária é a atenção básica à saúde focada na comunidade e acessível a indivíduos e famílias nessa comunidade por meio de um ponto de entrada regular, idealmente disponibilizado a um custo acessível e com participação da comunidade. Inclui atividades de promoção de saúde, prevenção de doenças, manutenção da saúde, educação e reabilitação, preferivelmente disponibilizadas em um ambiente médico organizado para a atenção primária. Essas atividades devem estar bem integradas, constituindo-se no modelo de oferta de serviços clínicos principais de uma abordagem de atenção integral à saúde, usada para administrar um sistema de saúde forte. Atenção primária costuma ser disponibilizada por uma equipe de prestadores, incluindo médicos, enfermeiros, assistentes médicos, parteiras, assistentes sociais, farmacêuticos, conselheiros certificados e agentes de saúde da comunidade.

Quando a OMS renovou o apelo para o desenvolvimento de atenção primária de alta qualidade no mundo todo em 2008, descreveu os componentes principais da atenção primária de alta qualidade e citou a medicina de família como uma disciplina intimamente associada com esse tipo de atenção (ver Anexo C).[30]

Nesse relato, a OMS afirmou que a atenção primária de qualidade:

- oferece um local onde as pessoas podem trazer uma ampla gama de problemas de saúde
- é uma plataforma por onde os pacientes são guiados em um sistema de saúde

- facilita relações duradouras entre pacientes e médicos
- constrói pontes entre atenção à saúde individual, das famílias dos pacientes e das comunidades
- abre oportunidades para prevenção de doenças, promoção de saúde e detecção precoce de doenças
- utiliza equipes de profissionais de saúde, incluindo médicos, enfermeiros e assistentes com habilidades biomédicas específicas e sofisticadas e sociais
- exige recursos e investimentos adequados, mas possibilita melhor custo-benefício do que suas alternativas.

Essa descrição reflete melhor a prática da medicina de família, com foco nos princípios da centralização na pessoa, integralidade, continuidade de atenção, e integração e coordenação da atenção com outros aspectos do sistema de saúde, deixando a medicina de família como a única especialidade melhor preparada para oferecer aa atenção primária ideal.

POR QUE EDUCAÇÃO E TREINAMENTO EM MEDICINA DE FAMÍLIA SÃO DIFERENTES?

Princípios da atenção primária

Para o desenvolvimento de competência na prestação de atenção primária de alta qualidade conforme descrito pela OMS,[104] precisa-se de profissionais educados nos princípios centrais associados a essa atenção. A medicina de família segue oito princípios centrais que guiam a educação e o treinamento específicos:

1. Acesso ou atenção de primeiro contato
2. Integralidade
3. Continuidade de atenção
4. Coordenação
5. Prevenção
6. Orientação para a família
7. Orientação para a comunidade
8. Centralização no paciente.

O estabelecimento de alguns desses princípios na literatura médica como princípios importantes da atenção primária começou há mais de 40 anos. A integração desses princípios na atenção clínica tem, desde então, dado melhores resultados, fornecendo a base para o desenvolvimento de currículos e métodos de treinamento para se obter a competência em atenção primária. É o foco na disponibilização de atenção clínica com a utilização de todos esses oito princípios que diferencia o treinamento em medicina de família de outras especialidades médicas.

Em relação à nomenclatura, reconhecemos que o termo medicina de família costuma ser intercambiável com a clínica geral em muitos países no mundo. Desde que os programas de treinamento com esses nomes variáveis se concentrem nesses mesmos princípios e representem uma especialidade médica distinta, focada na disponibilização de atenção primária, não há diferença significativa entre os dois termos. Da mesma forma, para os profissionais com treinamento voltado e com orientação para os princípios da atenção primária, o uso dos termos médico de família e clínico geral pode ser considerado completamente intercambiável. Deve-se ter cautela, porém, para evitar esses termos com outros, que podem simplesmente se referir a um médico que completou a graduação básica em medicina e talvez preste atenção médica geral básica, mas sem treinamento especializado focado nos princípios fundamentais da atenção primária. Por simplicidade e para evitar confusão, iremos nos referir à especialidade de medicina de família ao longo desse capítulo como a especialidade médica concentrada nos princípios da atenção primária, e nos referiremos ao grupo de todas as outras especialidades médicas como subespecialidades, para diferenciar seu foco de atenção médica mais estreita.

O Treinamento em medicina de família tem tradicionalmente seguido o contexto de desempenho, buscando uma conexão direta entre o tipo e os métodos de treinamento oferecidos e o cenário de trabalho previsto para o médico de família. Aqui exploraremos os princípios por meio da revisão de como se aplicam na prática pelo médico de família, identificando questões de treinamento relevantes para educação bem-sucedida e obtenção de competência em cada princípio pelos aprendizes da medicina de família.

Acesso ou atenção de primeiro contato

O princípio do acesso é fundamental não apenas para a medicina de família, mas também para o sistema de saúde como um todo. Sem acesso, as pessoas não conseguem obter a atenção à saúde que necessitam. Ter acesso pode referir-se à redução de diversos tipos de barreiras para a obtenção de atenção, incluindo temporais, geográficas, culturais e financeiras. Tais barreiras levam a resultados abaixo do ideal para pacientes e sistemas de saúde. O acesso é especialmente importante para a medicina de família como especialidade focada na prestação de atenção à saúde desde o primeiro ponto de contato. O acesso a esse ponto de primeiro contato é necessário para que o paciente consiga atenção efetiva e de alta qualidade, tornando esses dois conceitos completamente inter-relacionados.

Devem ser feitas considerações especiais ao se treinar um profissional para atenção de primeiro contato. Como porta de entrada para o sistema de saúde, um médico de família que trabalha no nível de atenção primária de um sistema de saúde deve ter um conjunto especial de habilidades, um pouco diferentes daquelas de outros profissionais. Nesse cenário, pacientes apresentam uma ampla variedade de problemas médicos e graus de gravidade. Os pacientes geralmente não têm experiência na determinação de quais problemas necessitam de atenção médica, se um problema pode necessitar de um nível de atenção mais especializada e quanto esperar antes de buscar atenção. Consequentemente, nenhuma outra especialidade médica enfrenta uma gama tão extensa de problemas de saúde indiferenciados.

Nesse ponto de atenção de primeiro contato, a primeira tarefa de um médico de família é definir quem está doente ou não. Para os que estão doentes, o médico de família pode tentar definir um diagnóstico e avaliar a gravidade da condição. Como os pacientes não são triados antes, o papel do médico de família é fundamentalmente diferente daquele dos subespecialistas. O médico de família deve se tornar perito em definir quem está doente ou não, manejando uma ampla gama de problemas e gravidades, identificando os que necessitam de atenção mais avançada de um subespecialista. Para desenvolver competência nessas habilidades, o treinamento em medicina de família deve ocorrer em ambientes acessíveis de primeiro contato, onde essas habilidades podem ser praticadas.

Além disso, o médico de família deve ser treinado em como melhorar o próprio acesso, pois costumam compartilhar alguma responsabilidade no aumento do acesso para os pacientes. Os médicos de família devem ser ensinados sobre maneiras de melhorar o acesso, tais como levar as pessoas de várias culturas a se sentirem à vontade para procurá-los em busca de atenção de primeiro contato, a importância de horas a mais no consultório e mecanismos que facilitem atenção fora de hora. Os médicos de família devem saber como projetar seus consultórios de modo a aumentar o acesso, familiarizando-se com formas de melhorar o sistema. Embora, nem sempre possam estar presentes na hora e no local da primeira apresentação do paciente para atenção, os médicos de família podem aprender a trabalhar de forma efetiva com outros membros da equipe de saúde, de modo que um paciente possa sempre ter acesso a alguém com treinamento básico nos princípios da atenção primária. Se todos os membros da equipe de atenção primária forem adequadamente treinados em atenção à saúde baseada em equipes, qualquer membro que preste a atenção inicial pode, então, contatar o médico de família, a medida que seja preciso abordar mais profundamente as necessidades de saúde do paciente e maximizar a aplicação dos princípios fundamentais da atenção primária.

A melhora do acesso por meio do treinamento pode ter efeitos importantes nos resultados.[32] Foi demonstrado que a simples disponibilidade de médicos de atenção primária, especialmente médicos de família, diminui a mortalidade padronizada por idade, a mortalidade infantil e a porcentagem de baixo peso ao nascer.[20-24] Sabe-se que um maior acesso à atenção primária leva a detecção mais precoce de doenças, redução nas taxas totais de mortalidade para várias doenças específicas, melhores resultados globais de saúde e menores custos.[16,17,19,21-23]

Integralidade

Integralidade é um princípio fundamental da medicina de família, necessária para a prestação de atenção efetiva no ponto de primeiro contato. Como já foi descrito, devido à natureza indiferenciada de muitos problemas e à necessidade de atendimento a todas as pessoas que buscam atenção em nível básico, o médico de família deve estar preparado para lidar com uma ampla variedade de pacientes e doenças, devendo estar munido de um conjunto abrangente de habilidades clínicas.

O médico de família deve ser capaz de:

- atender pacientes de todas idades, gêneros e culturas
- diagnosticar e manejar uma ampla gama de doenças não limitadas por sistemas orgânicos
- reconhecer e estar familiarizado com todas as doenças comuns no local
- prestar serviços de emergência e realizar intervenções cirúrgicas compatíveis com seu treinamento, necessidades locais e recursos disponíveis
- promover planejamento familiar e disponibilizar todos os serviços de saúde reprodutiva
- avaliar os riscos dos pacientes para doenças futuras e prestar serviços preventivos.

À primeira vista, pode parecer difícil ou até impossível para um único médico ser competente em uma gama tão ampla de serviços. Certamente, é impossível para qualquer médico conhecer até a profundidade qualquer subespecialidade da medicina, menos ainda toda a medicina. No entanto, o médico de família pode tornar-se perito em doenças comuns vistas com frequência em seu ambiente. Além disso, pode buscar competência básica no manejo de uma gama maior de doenças. Conseguir a competência na prestação de atenção integral é possível por várias razões. Primeiro, um foco em problemas comuns de saúde permite que os médicos de família aprofundem suas habilidades. Além disso, há um grau significativo de sobreposição entre os princípios de atenção geral à saúde de diversos campos da medicina, permitindo que o aprendiz da medicina de família aproveite lições aprendidas em um campo ao prestar assistência em outro. Talvez de forma ainda mais interessante, é possível realizar a integralidade de atenção, pois a probabilidade de doença grave é menor na atenção primária.[25] Na prática da subespecialidade, pacientes já passaram por uma triagem e, assim, têm maior probabilidade de apresentar uma doença relacionada à disciplina da subespecialidade, tendo maior chance de apresentar doença mais grave como consequência dessa triagem e do tempo decorrido nesse processo.

Contrastando com isso, a tarefa do médico de família é primeiramente determinar se um paciente está bem ou está doente. O médico de família tem experiência na determinação da presença, tipo e gravidade da doença em pacientes indiferenciados e no tratamento de problemas comuns. Nesse cenário, a prio-

A Contribuição da Medicina de Família e Comunidade para os Sistemas de Saúde 89

ridade não precisa ser uma compreensão abrangente de todas as doenças. Em vez disso, outra competência essencial do médico de família é ser capaz de reconhecer a existência de uma doença ou sintomas incomuns. Em resumo, os médicos de família devem reconhecer o que não sabem. Ao conhecer muito bem as doenças comuns e as apresentações típicas de doenças, o médico de família pode rapidamente saber quando uma doença é incomum ou quando uma doença está progredindo de maneira incomum. Nesses casos, os médicos de família podem determinar se o manejo do problema está dentro de seu conjunto específico de habilidades ou exige recursos adicionais, como o encaminhamento para um subespecialista. Como um perito em doenças comuns, o médico de família pode diagnosticar e tratar um grande número de queixas apresentadas. Além da habilidade que tem de saber diferenciar entre apresentações típicas e atípicas de doenças, o médico de família é capaz de prestar competente atenção integral a todos que chegam para a atenção de primeiro contato.

Também é importante compreender que, embora todos os princípios da atenção primária sejam importantes para qualquer médico de família, o grau em que qualquer princípio específico pode ser enfatizado em uma prática ou cenário de atenção específicos, em comparação com outros, pode variar dependendo das necessidades locais. A integralidade pode ser um bom exemplo disso. O grau específico de integralidade dependerá do cenário e dos recursos locais. Em locais com poucos recursos, em que o médico de família pode ser um dos únicos profissionais em um hospital distrital local, longe de um serviço para referência, a gama de habilidades clínicas necessárias será muito ampla. O médico de família pode precisar de maior competência em procedimentos cirúrgicos de emergência ou no manejo de traumatismos. Tais médicos de família também podem precisar estabilizar pacientes e deles cuidar de por um período maior, ou tratar suas doenças até um maior grau de gravidade, antes de buscar serviços de atenção mais avançada. Nessas situações, o equilíbrio do treinamento pode pender mais para uma maior atenção à integralidade em comparação com outros princípios da atenção primária.

O ensino da atenção integral começa com experiências didáticas e clínicas para o desenvolvimento de habilidades clínicas em diversas especialidades, e pelo menos alguma instrução costuma ser passada ou acrescentada por subespecialistas nesses campos. Como conhecedores das doenças mais comuns e graves em sua área clínica específica, eles têm um conhecimento valioso para transmitir, são frequentemente os mais habilitados para o ensino e a avaliação da competência em habilidades nos procedimentos relacionados a sua área de atuação, e geralmente podem oferecer oportunidades de aprendizado clínico com maior quantidade de pacientes com problemas dentro de sua área de atuação, em comparação com o ambiente de atenção primária. Não basta, porém, simplesmente expor os aprendizes a uma diversidade de tópicos clínicos. A instrução nesses tópicos, incluindo a de subespecialistas, deve visar às necessidades especiais dos médicos da atenção primária, com ênfase no tipo de cuidados que se espera que eles ofereçam no ambiente de primeiro contato. Isso significa que o currículo de outras especialidades deve ser adaptado para não apenas replicar o que foi ensinado aos subespecialistas na área, mas, em vez disso, abordar os assuntos mais importantes, como o reconhecimento e o diagnóstico das doenças mais comuns na área, o tratamento dessas doenças, o que pode ser tratado com segurança no nível de atenção primária e quando encaminhar para o subespecialista. Além disso, as doenças mais graves que necessitam de rápida intervenção ou encaminhamento devem ser identificadas, bem como as estratégias para lidar com os problemas no nível de atenção primária. Por fim, o médico de família deve conhecer a abordagem geral da área da subespecialidade para problemas fora dessas categorias.

Para realmente ensinar integralidade, porém, os alunos devem ter também oportunidades para ver e tratar os pacientes indiferenciados que costumam ser atendidos no ponto de primeiro contato. Programas de treinamento, que utilizam a prática clínica em nível básico, permitem que alunos desenvolvam suas habilidades para diferenciar saúde de doença, aumentem sua familiaridade e experiência em lidar com as doenças mais comuns, reconheçam problemas psicológicos que podem se apresentar como sintomas físicos e ganhem experiência na determinação de quando e como efetivamente encaminhar os pacientes. Nesses cenários de treinamento, costuma ser melhor que um médico de família seja o principal supervisor e professor dos alunos da atenção primária, pois ele representa o especialista mais relevante com experiência em prestar assistência nesse cenário.

Todavia, a integralidade como princípio também vai além da capacidade de prestar serviços baseados nos problemas. Representa uma filosofia da medicina de família, em que o médico de família busca oferecer o máximo de cuidados para cada paciente até o limite de sua capacidade, evitando encaminhamentos desnecessários para hospitais ou subespecialistas, melhorando a eficiência dos cuidados para o paciente e para todo o sistema de saúde. Essa abordagem reduz exames e intervenções médicas desnecessárias, pode reduzir complicações iatrogênicas e resulta em melhores resultados clínicos com menores custos. A instrução dada por um médico de família experiente permite que os alunos desenvolvam essa atitude.

A integralidade, como filosofia da medicina de família, se estende além do tradicional alcance da medicina alopática, referindo-se a uma abordagem mais ampla e holística para os pacientes. Essa abordagem leva em conta as necessidades biológicas, clínicas, sociais e psicológicas do paciente, bem como o contexto da família, comunidade e sociedade que têm impacto na saúde. O médico de família aplica a abordagem biopsicossocial para abordar fatores psicossociais que podem influenciar a saúde da mesma forma que fatores biológicos.[33-35] O médico de família deve aprender a considerar todos esses fatores, integrar problemas de família e comunidade em sua abordagem médica e auxiliar pacientes com estratégias de como lidar com os desafiadores determinantes sociais da saúde.[36]

Continuidade de atenção

A continuidade de atenção é um princípio fundamental da medicina de família e fornece uma ferramenta essencial a ser usada pelo médico de família para a atenção. Na maioria das outras disciplinas médicas, os pacientes são atendidos conforme a queixa baseada na doença e um profissional de saúde os acompanha apenas nas consultas relacionadas àquela queixa específica. No caso da medicina de família, o médico de família procura estabelecer uma relação de longo prazo com cada pessoa, em vez de simplesmente focar em uma doença. Isso permite que o médico de família tenha um impacto continuado na saúde de cada pessoa, incluindo o monitoramento de problemas atuais e múltiplas oportunidades de prevenção. Essa ênfase na continuidade estimula cada pessoa a estabelecer uma fonte habitual de atenção como seu ponto de primeiro contato com o sistema de saúde. Ao ensinar a continuidade de atenção, há três níveis de continuidade a serem considerados: informacional, longitudinal e interpessoal.[37,38] A continuidade informacional se refere a coleta, uso e acesso à informação médica que pode ser usada para informar e melhorar a atenção do paciente. Um exemplo seria a manutenção de um prontuário médico, seja na forma de papel ou eletrônica. A continuidade longitudinal pode se referir a um local, como consultório ou, de modo alternativo, a uma equipe de saúde, que atua como fonte habitual de atenção para o paciente. Em alguns países, isso é chamado de lar médico, onde um paciente busca receber a maior parte de atenção à saúde em um ambiente familiar e acessível, por uma equipe organizada de profissionais de saúde, que se responsabiliza pela atenção àsaúde deste paciente ao longo do tempo.[37] Assim, a continuidade longitudinal também está relacionada com o processo de atenção, descrevendo uma abordagem compatível e coerente para atender às necessidades de saúde de um paciente.[38] O terceiro nível de continuidade, interpessoal, representa a relação terapêutica duradoura entre um paciente e seu médico pessoal.

A medicina de família, como disciplina, geralmente busca maximizar os três níveis de continuidade. Primeiro, médicos de família devem compreender princípios de documentação médica e métodos para preenchimento e manutenção de um prontuário médico, como parte da continuidade de informação. Isso pode incluir armazenamento e processos de busca de um prontuário médico em papel ou habilidades tecnológicas mais avançadas na utilização de um prontuário eletrônico, dependendo do cenário local.

Para a continuidade longitudinal, médicos de família precisam de treinamento em como trabalhar com uma equipe interprofissional, bem como em atenção baseada em um sistema, gerenciamento de saúde e processos de melhora da qualidade.

A melhora do terceiro nível de continuidade interpessoal exige que o profissional e paciente tenham um papel ativo: o profissional deve estar disponível para atender o paciente em cada consulta e o paciente deve procurar o profissional específico em cada consulta. Isso depende não apenas que o médico de família aplique suas habilidades na melhora do acesso, mas que também aprenda estratégias para estimular comportamentos de busca da continuidade pelos pacientes. A continuidade pode ser influenciada pela força da relação e confiança desenvolvida entre profissional e paciente. Se a relação for fraca ou a confiança for baixa, um paciente tem mais chances de procurar um profissional diferente a cada consulta. Em um serviço pediátrico de atenção primária, disponibilidade do profissional (i. e., um número adequado de consultas no consultório), a opinião dos pais sobre continuidade, a avaliação do profissional pela família, a idade da criança, o número de consultas e o intervalo de tempo que um paciente frequenta um determinado consultório têm impacto no grau de continuidade.[39]

Embora existam várias maneiras de como esses diferentes níveis de continuidade podem ser úteis na atenção aos pacientes, é a aplicação específica e dirigida da atenção continuada ao longo do tempo, como ferramenta diagnóstica e terapêutica, que é tão fundamental para a medicina de família. A passagem de tempo permite que o médico de família observe um problema clínico, especialmente se os sintomas não estiverem claros, monitorando o paciente para definir se uma mudança nos sintomas, com o tempo, leva a um diagnóstico mais exato. Da mesma forma, a passagem de tempo permite que o médico de família monitore o sucesso de um plano terapêutico, possivelmente confirmando um diagnóstico ou sugerindo um novo plano de ação conforme a necessidade – um processo que costuma ser chamado de "observação";[25] isso não é apenas esperar acontecer, mas sim um ato deliberado da parte do profissional, para permitir um período de tempo como parte de um plano terapêutico ativo. A utilização dessa técnica também pode permitir intervenções médicas menos agressivas, resultando em melhor atenção com menor custo e menos complicações iatrogênicas. Aprender a efetiva aplicação da observação como estratégia bem-sucedida na promoção da saúde exige prática e experiência com essa técnica. Na prática, isso significa prestar assistência clínica direta a um grupo de pacientes no ponto de primeiro contato, sob supervisão e orientação de um experiente profissional de atenção primária.

Consultas repetidas com um mesmo profissional ou equipe também oferecem outros benefícios. Os médicos de família aprendem a tirar vantagem deste maior número de oportunidades para ações preventivas. A continuidade de atenção ao longo do tempo permite que o médico de família desenvolva uma compreensão mais profunda e abrangente de um paciente e de seus problemas.[40] Também foi demonstrado que vários fatores relacionados ao paciente dependem do interesse do paciente na continuidade, e isso geralmente sugere que os pacientes mais vulneráveis são aqueles que mais se beneficiam com a continuidade da relação.[41,42] Foi demonstrado que a continuidade melhora a satisfação do paciente e do médico, a adesão ao tratamento e os resultados do paciente, sendo que essas melhoras podem ser maiores com a continuidade interpessoal.[40,43–46]

A Contribuição da Medicina de Família e Comunidade para os Sistemas de Saúde **93**

A única maneira de ensinar atenção contínua à saúde é dando oportunidade para experimentar e praticar atenção à saúde ao longo do tempo. Para estudantes, isso provavelmente significa uma experiência vivida na comunidade, ao longo de no mínimo um mês, com a possibilidade de atender pacientes individuais mais do que uma vez. Um exemplo é o estágio integrado longitudinal (ver Quadro 4.3).[102] Em um programa consistente, para maximizar a experiência de continuidade para estudantes de medicina, cada estudante é designado para um grupo cuidadosamente selecionado de pacientes, escolhidos para representar uma variedade de áreas da medicina com base em suas doenças conhecidas, esperando-se que os estudantes os acompanhem em todas as consultas.[47]

Para o treinamento em serviço, a continuidade de atenção é provavelmente melhor ensinada atribuindo-se a responsabilidade pela atenção de primeiro contato de um grupo específico de pacientes. Durante todo o período de seu treinamento na especialidade de medicina de família, espera-se que os profissionais atendam esses pacientes em nível ambulatorial, desenvolvendo fortes relações entre médico e paciente e aprendendo a usar a ferramenta do tempo, sob a tutela de um professor de medicina de família.

O ensino da continuidade de atenção enfrenta, porém, alguns desafios. Primeiro, pela natureza de treinamento limitado pelo tempo, uma falta de tempo suficiente para construção de relações de longo prazo e monitoramento da progressão de doenças crônicas, pode limitar as oportunidades de continuidade e atuar como barreira significativa para o aprendizado efetivo da continuidade de atenção. Conforme citado antes, necessidades locais também podem reduzir a ênfase na continuidade de atenção para maximizar o treinamento em outros princípios da atenção primária. Algumas evidências sugerem que maximização do acesso dos pacientes para a continuidade longitudinal pode tender a reduzir a continuidade interpes-

---

QUADRO 4.3 Estágios integrados longitudinais[102]

Estágios integrados longitudinais são talvez um dos mais novos e inovadores cursos desenvolvidos para estudantes de medicina na última década. Foram implementados por escolas médicas ao redor do mundo em contextos rurais e urbanos.

Embora haja uma ampla variação na estrutura detalhada desses diferentes estágios, programas costumam ter pelo menos 6 meses de duração, e uma definição de consenso sugere os seguintes componentes necessários:

- estudantes participam na prestação de atenção integral para pacientes ao longo do tempo
- estudantes participam em relações de aprendizado continuado com os médicos desses pacientes
- estudantes satisfazem a maioria das principais competências clínicas do ano em múltiplas disciplinas, simultaneamente com essas experiências.

Essa ênfase na continuidade de atenção e na atenção integral é altamente sinérgica com os princípios da atenção primária. Resultados acadêmicos e clínicos de vários programas diferentes sugerem que os estudantes em geral se saem tão bem ou melhor que seus pares do currículo tradicional de base hospitalar. Os programas tendem a ser bem apreciados pelos médicos participantes, que gostam muito da relação de continuidade com os estudantes, permitindo-lhes que façam contribuições mais significativas para a prática. Também há evidências limitadas de que esses programas podem influenciar a escolha da carreira pelo estudante, incluindo uma influência positiva em relação à atenção primária.

soal, à medida que os pacientes optam por consultas mais convenientes, em vez da manutenção da continuidade interpessoal com o profissional indicado para eles .[4]

Além disso, em locais com poucos recursos, onde os médicos são raramente empregados em instalações ambulatoriais, pode haver poucas oportunidades para treinamento de médicos de família em situações de continuidade interpessoal. Em geral, nesses locais, os médicos são um produto valorizado, solicitado a participar como um dos muito poucos profissionais em um hospital distrital, longe de atenção de referência. Nesses sistemas de saúde, o treinamento em medicina de família pode enfatizar uma ampla gama de habilidades clínicas, aprofundadas em pacientes de nível hospitalar, para maximizar a integralidade, algumas vezes em detrimento da continuidade de atenção. O treinamento em continuidade também pode ser prejudicado nesses locais, devido à falta de acesso conveniente para os pacientes. Por exemplo, viagens longas podem impedir múltiplas consultas dos pacientes ao longo do tempo. Ainda assim, mesmo esses sistemas de saúde devem considerar o desenvolvimento de atenção com base na continuidade, e treinamento nesse princípio é investimento de longo prazo na melhora do sistema de atenção primária.

Coordenação

A medicina de família é interdependente com o sistema de saúde, sua organização e recursos. À medida que sistemas de saúde enfrentam múltiplos desafios, médicos de família costumam estar na linha de frente, defendendo a melhor atenção possível para seus pacientes e comunidades. A coordenação de cuidados é uma função e uma ferramenta da medicina de família para alcançar esse objetivo. O médico de família é responsável pelo gerenciamento da saúde global de seus pacientes ao longo do tempo, uma função importante do médico de família dentro do sistema de saúde. Como parte dessa tarefa, a coordenação da atenção melhora os resultados dos pacientes, tornando-a uma ferramenta poderosa para gerenciamento e tratamento de doenças, especialmente as crônicas.[49,50]

A coordenação inclui o diagnóstico e tratamento de muitos problemas de um paciente, a administração de múltiplos problemas clínicos ou doenças em vários sistemas orgânicos, considerando o impacto de cada um deles nos outros. Envolve trabalho com pacientes para determinar como diagnóstico e tratamento podem ter impacto em sua vida diária, ajudando-os a definir como podem vencer as várias barreiras em suas vidas para obterem uma boa saúde. Uma boa coordenação por um médico de família incluirá a consideração de quais medidas preventivas são necessárias e como incorporá-las no plano de saúde global do paciente. A coordenação pelo médico de família inclui um trabalho ativo com subespecialistas, em vez de simplesmente transferir o paciente para ser atendido em outro local. Se um único paciente tiver vários subespecialistas envolvidos com múltiplas doenças em vários sistemas orgânicos, o papel do médico de família será ajudar os subespecialistas a coordenarem seus cuidados, aconselhando os pacientes sobre o modo de integrar as diferentes recomendações terapêuticas de vários subespecialistas.

A Contribuição da Medicina de Família e Comunidade para os Sistemas de Saúde **95**

Oferecer esse tipo de coordenação não é fácil para um único médico, e os resultados parecem beneficiar-se da coordenação de uma equipe inteira de atenção primária e de um trabalho de equipe efetivo.[50-52] Equipes de atenção primária incluem geralmente um médico de atenção primária, um assistente médico, enfermeiros e auxiliares de enfermagem. Outros membros da equipe da atenção primária podem incluir pessoal de clínica geral, farmacêuticos, parteiras e agentes de saúde da comunidade. Para algumas tarefas, os membros não médicos da equipe podem ser mais habilidosos ou eficientes que os médicos em algumas funções de coordenação. No entanto, o médico de família tem um papel fundamental como guia para a equipe da atenção primária, em uma eficiente atenção coordenada para o paciente, tornando-a responsiva às necessidades deste. Assim, o médico de família deve ser treinado de forma diferente da cultura médica tradicional, que costuma privilegiar estruturas hierárquicas de poder, com isolamento e a autonomia dos médicos.[53,54]

O médico de família, como um membro bem treinado da equipe de saúde com conhecimento médico avançado e treinamento em atenção integral centrada na pessoa, está na melhor posição para supervisionar a coordenação da atenção no modelo de equipe.[50] Isso é especialmente verdadeiro quando os pacientes apresentam vários problemas que aumentam a complexidade da atenção e necessitam de integração e síntese das recomendações de diversos subespecialistas diferentes ou de outros prestadores de serviços de saúde. Em alguns casos, as recomendações podem até ser conflitantes se o paciente for atendido por vários subespecialistas. O médico de família é o profissional ideal para organizar essa informação e dar orientações claras para os outros membros da equipe de saúde, simplificando a complexidade ao se comunicar com o paciente e os familiares.

É importante reconhecer que a coordenação de atenção não acontece sem dedicação e esforço. Como outros princípios da atenção primária, os profissionais devem ser educados em vários métodos para facilitar seu desempenho nessa função. Com orientação, estudantes que trabalham em ambientes de medicina de família podem aprender a pensar de maneira crítica sobre sistemas de saúde, considerando seus papéis na reforma do sistema de saúde. Podem ser introduzidos cursos sobre liderança e administração para ajudar estudantes a visualizarem seus papéis como futuros líderes do sistema de saúde.

Esses cursos podem incluir os seguintes componentes:

- história do desenvolvimento dos sistemas de saúde e tendências globais e locais
- políticas de governo e regulamentações relacionadas a atenção à saúde
- resultados da atenção à saúde e áreas com necessidade de melhora
- direitos dos pacientes e responsabilidades dos profissionais de saúde
- princípios e métodos de melhora da qualidade
- como servir de ativistas da saúde para pacientes e comunidades.

Esses materiais ganham vida e relevância quando estudantes podem discutir exemplos de casos com médicos de família em atividade ou participar ativamente na avaliação e reforma de sistemas de saúde.

O médico de família deve ser muito habilidoso ao refletir sobre sistemas de saúde e sobre seu impacto nesses sistemas. Para maximizar a coordenação de atenção, a disciplina de medicina de família estimula o profissional da atenção primária a considerar todos os sistemas que têm impacto na saúde do paciente, bem como as maneiras como o profissional pode intervir no sistema para facilitar a melhora da saúde do paciente. Para os sistemas diretamente influenciados ou sob controle direto do profissional da atenção primária, a medicina de família estimula um arranjo racional do sistema para reforçar a atenção global do paciente e construir pontes para a atenção entre aspectos do sistema de saúde que, de outra forma, podem não trabalhar de forma colaborativa entre si.

O treinamento prático na coordenação de atenção é um método importante para aprender essa habilidade. A designação de um grupo de pacientes ambulatoriais, conforme sugerido previamente para o treinamento de habilidades na continuidade de atenção, resulta em benefícios semelhantes para o aprendizado da coordenação. Para atender de maneira adequada um grupo de pacientes, muitas das habilidades de coordenação de atenção serão necessárias, variando de habilidades de comunicação efetiva até a prática baseada no sistema e melhora da qualidade. O treinamento prático dá oportunidade para que os aprendizes experimentem os sistemas de atenção em primeira mão e a forma como podem facilitar ou interferir na prestação ideal de atenção. Essa experiência, por sua vez, desencadeia processos educacionais de aprendizado sobre a prestação de atenção com base no sistema e a melhora da qualidade.

No entanto, é útil reconhecer que o médico de família não pode coordenar a atenção em um vácuo. O médico de família deve não apenas compreender a atenção baseada no sistema, mas também o próprio sistema deve ser projetado para apoiar os profissionais de atenção primária para a maximização do uso dessas habilidades. A utilização de sistemas de referência é um método fundamentado no sistema altamente efetivo para a melhora da coordenação e comunicação entre o médico de família e o subespecialista, de modo que aprender como encaminhar adequadamente um paciente dentro do sistema de saúde local é de importância fundamental. Idealmente, o uso desses sistemas de referência ajuda no acesso do paciente ao subespecialista necessário, ao mesmo tempo em que evita consultas desnecessárias com o subespecialista por problemas menos graves ou complexos. A atenção clínica é melhorada e a satisfação do médico é aumentada, quando o profissional de atenção primária transmite a informação de modo efetivo e confiável sobre os pacientes que encaminhou ao subespecialista, e os subespecialistas retornam informações sobre seus diagnósticos e planos terapêuticos para o médico da atenção primária. Os sistemas de referência podem, assim, ajudar também a estimular a continuidade de atenção, guiando o paciente de volta ao médico de família

A Contribuição da Medicina de Família e Comunidade para os Sistemas de Saúde **97**

após ser atendido por um subespecialista, e tendo o subespecialista fornecido ao médico de família informação sobre como atender o paciente em seu ambiente de atenção primária. Embora essa coordenação possa parecer muito simples, garantia de seu sucesso se tornou amplamente a área do médico de família, necessitando de treinamento dedicado para vencer as barreiras do sistema e ter sucesso.

A coordenação de atenção não pode se limitar à prática ambulatorial. Alguns estudos mostraram que coordenação efetiva e desenvolvimento de bons sistemas de educação do paciente e comunicação do profissional, incluindo comunicação efetiva com um médico de família sobre aspectos de uma hospitalização, podem resultar em menores taxas de re-hospitalização após a alta.[50,55]

Os médicos de família que trabalham em ambiente hospitalar também podem ser efetivos em promover coordenação de atenção. Devido a sua compreensão detalhada da atenção na prática ambulatorial e treinamento maior na coordenação de atenção, eles podem ser especialmente efetivos como prestadores de atenção hospitalar na coordenação de avaliações clínicas de muitos subespecialistas. O médico de família que trabalha em ambiente hospitalar também é melhor treinado na comunicação com os profissionais de atenção primária em práticas ambulatoriais, informando-os sobre a evolução clínica do paciente durante a hospitalização e fornecendo-lhes informações sobre como melhor atender o paciente após sua volta para a comunidade.

Em resumo, para coordenar de maneira efetiva a atenção, um médico de família deve ter uma boa comunicação com especialistas, sistemas de referência para acompanhar os pacientes, um método de registro de toda a história clínica de um paciente que possa ser resgatada em qualquer momento, uma forte compreensão de como fazer funcionar e mobilizar mudanças dentro de sistemas de saúde, e uma equipe treinada para auxiliar no processo de coordenação. Com esses recursos, o médico de família pode ser altamente efetivo na assistência dos pacientes em aspectos difíceis de seu sistema de saúde, para que tenham acesso à atenção básica de que necessitam.

Prevenção

A prevenção é um aspecto importante da atenção do médico de família com indivíduos e comunidades, sendo uma das ferramentas mais poderosas no arsenal do médico de família para a promoção da saúde. Ela se baseia em um conceito simples: evitar uma doença antes que ela inicie. Embora seja um conceito simples, na prática ela é muito mais difícil de ser implementada.

A atenção preventiva pode envolver prevenção primária, secundária e terciária.[56]

- *Prevenção primária*: ação tomada para evitar ou remover a causa de um problema de saúde em um indivíduo ou população antes que apareça. Inclui a promoção da saúde e a proteção específica (p. ex., imunização).

98 Michael Kidd

- *Prevenção secundária*: ação tomada para a detecção de um problema de saúde em estágio inicial em um indivíduo ou população, facilitando, assim, a cura, ou reduzindo ou evitando sua disseminação ou seus efeitos de longo prazo (p. ex., métodos, rastreamento, busca de casos e diagnóstico precoce).
- *Prevenção terciária*: ação tomada para reduzir aspectos crônicos de um problema de saúde em um indivíduo ou população, minimizando o prejuízo funcional consequente ao problema de saúde agudo ou crônico (p. ex., prevenção de complicações do diabetes). Inclui reabilitação.

Além disso, o conceito de prevenção quaternária foi introduzido, embora haja mais de uma definição para o termo.[57] Enquanto uma definição tende a se referir à restauração da função no paciente gravemente enfermo, o WONCA também tem defendido uma definição alternativa, como a ação tomada para identificar o risco de medicalização excessiva e proteger o paciente de novas invasões ou intervenções médicas até o limite eticamente aceitável.[56]

A prevenção envolve o rastreamento de doenças e a aplicação de ações médicas como vacinas, junto com aconselhamento e educação do paciente. Os fundamentos básicos da prevenção incluem:[58]

- compreensão dos padrões das doenças
- avaliação de fatores de risco
- seleção e uso adequados de testes de rastreamento
- compreensão e aplicação de recomendações de prevenção específicas para idade e sexo
- motivação dos pacientes para a mudança de seus comportamentos.

A natureza abrangente dos médicos de família os torna idealmente adequados para a realização dessas tarefas complexas e multifatoriais, e a relação de continuidade com os pacientes os coloca na situação ideal de ter várias consultas para intervir com serviços preventivos.

Os estudantes de medicina podem aprender os princípios da prevenção durante os anos iniciais da escola médica, e aplicar esse conhecimento na atenção de indivíduos e comunidades, mais tarde, no treinamento clínico. Muitos dos problemas de saúde estão associados com variáveis do estilo de vida, como comportamento sexual e tabagismo, uso de álcool ou outras substâncias. Os estudantes podem aprender a ajudar os pacientes a evitar comportamentos de alto risco, motivando-os a mudar esses comportamentos quando existentes.[59,60]

Mais uma vez, a designação de um grupo de pacientes recebendo continuidade de atenção oferece um ambiente ideal para treinamento em prevenção. Dada a responsabilidade pela saúde global de um grupo de pacientes, não apenas o tratamento de uma série de problemas clínicos apresentados, a prevenção ganha importância no treinamento. Os alunos são ensinados a considerar ações preventi-

A Contribuição da Medicina de Família e Comunidade para os Sistemas de Saúde **99**

vas em todas as consultas, como avaliar as necessidades de saúde preventivas de um paciente e como estimular um paciente a aceitar e realizar essas medidas preventivas. A aplicação desses princípios no serviço clínico individual ajuda a estender os esforços dos programas de saúde pública até o nível individual.

Orientação para a família

Como devem prestar atenção integral para muitos membros da família, os médicos de família devem aprender a considerar rotineiramente os pacientes no contexto de suas famílias e, quando apropriado, aplicar uma abordagem familiar à atenção do paciente. Isso começa com a compreensão do papel das famílias nos comportamentos de saúde e doença, a dinâmica dos sistemas familiares e os estágios do ciclo de vida familiar. O envolvimento dos membros da família no nascimento de uma criança ou nos cuidados ao final da vida pode melhorar a qualidade da atenção e o ajustamento dos membros da família às novas circunstâncias.

Várias habilidades devem ser aprendidas para uma efetiva atenção orientada para a família. Os alunos devem praticar a coleta de histórias familiares, além de apenas informações clínicas relevantes à carga genética de doença. Os médicos de família devem aprender a desenhar um heredograma e conhecer a importância de buscar e manter essa informação como parte do prontuário de um paciente. Nesse heredograma, devem-se incluir relações familiares estruturais e emocionais, bem como informações genéticas tradicionais. Devem ser habilidosos na realização de encontros familiares para discussão de problemas de saúde importantes, especialmente em momentos de transições na atenção à saúde e na vida em geral. Os médicos de família devem compreender a importância da dinâmica e do ciclo de vida familiares, tendo habilidades básicas em aconselhamento familiar para ajudar as famílias sob seus cuidados a passarem por situações difíceis, que têm impacto em sua saúde. Os médicos de família podem também se beneficiar do desenvolvimento de *insight* de sua própria dinâmica familiar e de como isso influencia sua perspectiva no trabalho com seus pacientes nessas questões. Muitas técnicas podem ser aplicadas na construção dessas habilidades. Os estudantes podem praticar entrevista com mais de um membro da família, como conduzir um encontro ou conferência familiar e como estabelecer uma aliança terapêutica com a família do paciente.[35,61] Os estudantes que têm oportunidade de experimentar e praticar abordagens centradas na família serão capazes de trabalhar de maneira mais efetiva com famílias em suas futuras práticas.

Uma questão especial relacionada com orientação para a família abrange a saúde da mulher, planejamento familiar e serviços de saúde reprodutiva. Embora isso possa ser simplesmente considerado como parte importante do portfólio de atenção clínica ligada ao princípio da integralidade, aparece aqui como um conjunto essencial de habilidades mais intimamente ligado com a orientação familiar. Um planejamento familiar efetivo fornece a base para a criação de famílias saudáveis e, assim, o médico de família deve ser especialmente habilidoso nessa área.

Isso envolve não apenas a programação das gestações e a prevenção de gestações indesejadas, mas deve incluir o aconselhamento ativo na pré-concepção. Deveria incluir também a atenção pré-natal, permitindo que o médico de família maximize a oportunidade de um nascimento saudável, bem como o aproveitamento de várias consultas ao longo do tempo para auxiliar as famílias no preparo físico e emocional para esse evento marcante em uma família. Idealmente, o médico de família também deverá estar preparado para ajudar no parto de um bebê, não apenas supervisionando de maneira efetiva as parteiras e outros auxiliares do parto e ajudando no atendimento de complicações obstétricas, mas estando presente para reforçar a ligação e a relação interpessoal entre médico e família. Um forte conjunto de habilidades em saúde da mulher permite que o médico de família ofereça esses serviços básicos, ao mesmo tempo em que também maximiza a saúde da mãe, que geralmente desencadeia a utilização de atenção à saúde pela família.

Orientação para a comunidade

A maioria dos médicos de família está envolvida nas comunidades em que atendem os pacientes e costumam realizar serviços de saúde comunitários importantes. As atividades de saúde na comunidade podem incluir uma variedade de ações educativas, preventivas ou de outro tipo, como programas de saúde escolar, clínicas de imunização ou lares para idosos.

Essas atividades podem ser ainda mais efetivas como parte de uma estratégia definida para prestar uma atenção primária orientada para a comunidade. A atenção primária orientada para a comunidade constitui-se em uma estratégia para o médico de família aplicar o que aprendeu em sua prestação diária de serviços no contexto de saúde da comunidade.[25,62] Pela prestação de serviços clínicos individuais, o médico de família atento reconhece essa atividade como uma janela para visualizar a saúde geral da comunidade. Os diagnósticos das pessoas que entram no consultório de um médico de família refletem o estado de saúde da comunidade como um todo, bem como indicam estressores e promotores da saúde de toda a comunidade. Para aproveitar essa característica importante de sua prática de atenção primária, médicos de família devem ser treinados em como agir a partir de suas observações. A abordagem de atenção primária orientada para a comunidade estimula profissionais a fazerem essas observações e, depois, levá-las para a comunidade de forma estruturada, na busca de oportunidades para identificar as necessidades de saúde pública locais e ajudar a satisfazê-las. Dessa forma, o médico de família pode avaliar melhor os impactos sociais, ambientais e econômicos de toda a comunidade sobre a saúde do paciente individual.

Os estudantes podem ser iniciados nos princípios de epidemiologia, saúde da população e atenção primária à saúde orientada para a comunidade durante seu treinamento médico. Como parte da construção de habilidades práticas, alunos podem participar da avaliação das necessidades de saúde da comunidade, da iden-

A Contribuição da Medicina de Família e Comunidade para os Sistemas de Saúde **101**

tificação dos recursos relacionados à saúde, da seleção de prioridades para intervenção e a avaliação de resultados, por meio do trabalho com médicos de família treinados em ambientes comunitários.[63] Quando orientados e apoiados por membros experientes da equipe de saúde, os alunos podem também servir como educadores efetivos de saúde da comunidade e como modelo para os jovens. Em algumas escolas, os médicos de família patrocinam programas que envolvem estudantes de medicina na educação em saúde na comunidade e na escola, oferecendo oportunidades para que os estudantes participem da saúde comunitária no início de seu treinamento. Ao trabalharem com médicos de família que integram de maneira bem-sucedida atividades de saúde individuais e comunitárias, estudantes aprendem a ver esses serviços como parte de um continuum de integral atenção primária à saúde, em vez de uma série de elementos desconectados.

Uma questão importante a reconhecer na educação em medicina de família é que, embora a prevenção e a orientação para a comunidade sejam partes importantes dessa educação, a medicina de família não é uma disciplina exclusiva de saúde pública. Um sistema de treinamento de profissionais exclusivamente nos princípios de saúde pública e programas focados na atenção com base na população, como os que levam equipes de atenção primária à saúde com base na comunidade a oferecerem ações preventivas no nível da população, não é suficiente para proporcionar competência na prática de medicina da família. Por outro lado, a medicina de família é uma das mais importantes disciplinas clínicas, e seu foco em ações preventivas e de atenção da comunidade está necessariamente fundamentado na prestação de serviços clínicos diretos focados na pessoa e, assim, os programas de treinamento devem incluir esse componente fundamental. O médico de família, embora não seja um substituto para o profissional de saúde pública, é um colaborador essencial em um sistema de saúde pública integral direcionado para a promoção de saúde de uma comunidade inteira.

Centralização no paciente

Talvez a diferença mais fundamental entre a medicina de família e outras disciplinas médicas seja o princípio primordial da centralização no paciente. A centralização no paciente representa uma mudança no foco de atenção clínica, de uma abordagem de saúde baseada na cura de doenças para um foco mais holístico e colaborativo na saúde da pessoa como um todo. Embora esse princípio de atenção com foco na pessoa devesse ser o centro de todas as áreas da medicina, a medicina de família toma esse princípio como a força motriz que está por trás da forma como toda a atenção à saúde deve ser disponibilizada.

A centralização no paciente como um princípio que move a educação médica pode ser muito diferente do modelo educacional típico em muitos sistemas. Tradicionalmente, embora as habilidades de comunicação e a relação médico-paciente possam ter sido componentes importantes, a educação médica tem, em grande parte, seguido uma abordagem baseada na doença, que relega esses outros elementos de atenção para uma porção pequena e fragmentada do currículo geral das escolas médicas. Com certeza, décadas de pesquisa orientada para a doença resultaram em uma explosão de conhecimento médico em todos os campos da medicina. Esses conhecimentos de pesquisa e atenção clínica, orientados para a doença proporcionaram avanços médicos cientificamente provados e também quantitativos estatisticamente significativos. Ao verem esse sucesso alcançado, sistemas de saúde e vários financiadores desses avanços na saúde têm aumentado a pressão para novas e rápidas melhoras em indicadores específicos de saúde. Deve haver um equilíbrio e, para o médico de família, o objetivo final é manter cada paciente individual, assim como toda a população, o mais saudável possível por meio da disponibilização de atenção primária de alta qualidade centrada no paciente.

A medicina de família baseia-se em evidências e no esforço para melhoras efetivas nos resultados de saúde da população, estes resultados são importantes e fundamentais para o trabalho diário do médico de família, representando uma parte central do princípio da prestação de atenção integral. No entanto, o médico de família também reconhece que cada paciente individual é um sistema infinitamente complexo que exige um conhecimento que vai além das diretrizes baseadas em doenças e de intervenções baseadas em populações. A saúde de uma pessoa resulta em um complicado conjunto de interações, que é afetado não apenas pelo comportamento e pela genética dessa pessoa, mas também por sua família e comunidade e por um grupo de comorbidades específicas exclusivas dessa pessoa. Além disso, o modo de vida e os objetivos de saúde de uma pessoa acabam definindo seu comportamento na busca por saúde.

A disciplina da medicina de família desenvolveu uma variedade de mecanismos educativos para o aprendizado da construção e a otimização das relações médico-paciente. A comunicação entre médico e paciente é fundamental para o estabelecimento da relação terapêutica com os pacientes, podendo ser introduzida precocemente na educação médica e refinada em rodízios clínicos, mais tarde.

Há muitas abordagens para ensino de habilidades de comunicação centradas no paciente.[64–70] O Quadro 4.4 lista elementos essenciais de comunicação em consultas médicas, resumidos por professores de comunicação.

Muitos médicos de família usam o método clínico centrado no paciente para ensinar e avaliar habilidades de comunicação. Ao combinar elementos essenciais da comunicação com princípios da medicina de família, esse método integra a comunicação relacionada com a experiência de doença do paciente com aspectos biomédicos de diagnóstico e manejo.[71]

O método clínico centrado no paciente inclui consideração a seis componentes inter-relacionados de atenção ao paciente:

1. exploração da doença e da experiência de estar doente
2. compreensão da pessoa como um todo
3. administração de mútuo respeito básico

A Contribuição da Medicina de Família e Comunidade para os Sistemas de Saúde **103**

4. incorporação de prevenção e promoção da saúde
5. reforço da relação médico-paciente
6. abordagem realística.

Os médicos de família podem adaptar esses ou outros modelos de habilidades de comunicação para moldar, ensinar e avaliar habilidades de comunicação de cada aluno, à medida que progridem em seu treinamento. Embora as habilidades de comunicação excelentes sejam importantes em todas as áreas da medicina, os médicos de família são bem indicados para moldar e ensinar habilidades de comunicação abrangentes, na medida em que atendem pacientes em uma perspectiva holística e devem aprender a nutrir relações significativas que persistam com o tempo. Uma técnica específica, conhecida como grupo Balint, desenvolvida pelo clínico geral britânico, Michael Balint, é amplamente usada como um processo grupal reflexivo e um método de ensino específico para análise e melhora das relações médico-paciente dos médicos de família.[72] Esse método é utilizado não apenas para estudantes, mas também por médicos de família experientes como forma de melhora contínua de suas habilidades no manejo da relação médico-paciente.

QUADRO 4.4 Elementos essenciais de comunicação em consultas médicas[103]

Abrir a discussão
- Permitir que o paciente complete sua fala inicial
- Extrair todo o conjunto de preocupações do paciente
- Estabelecer/manter uma conexão pessoal

Juntar informações
- Usar adequadamente questões abertas ou específicas
- Estruturar, esclarecer e resumir informações
- Escutar ativamente, usando técnicas não verbais (p. ex., contato visual) e verbais (p. ex., palavras de estímulo)

Compreender a perspectiva do paciente
- Explorar fatores do contexto (p. ex., família, cultura, sexo, idade, nível socioeconômico, religião)
- Explorar crenças, preocupações e expectativas sobre saúde e doença
- Reconhecer e responder a ideias, sentimentos e valores do paciente

Compartilhar informações
- Usar uma linguagem que o paciente possa compreender
- Confirmar a compreensão
- Estimular o questionamento

Obter acordo quanto a problemas e planos
- Estimular o paciente a participar e compartilhar as decisões conforme seu desejo
- Confirmar a vontade e a capacidade do paciente para seguir o plano
- Identificar e listar recursos e apoios

Fazer o encerramento
- Perguntar se o paciente deseja levantar outros problemas ou preocupações
- Resumir o plano de ação e firmar acordo em relação ao mesmo
- Discutir planos de acompanhamento (p. ex., próxima consulta, plano para resultados inesperados)

Uma relação médico-paciente terapêutica também se baseia em uma forte base ética.[73] Isso envolve a demonstração de:

- respeito incondicional pelo paciente
- dedicação para trabalhar pelos melhores interesses do paciente
- comprometimento em não causar danos
- manutenção da confidencialidade
- respeito pelos desejos e autonomia de pacientes e famílias.

Embora sejam importantes em todas as áreas da medicina, os princípios de justiça social e equidade em atenção à saúde são particularmente relevantes à medida que a medicina de família tenta lidar com as necessidades integrais de saúde de pessoas e comunidades. Os médicos de família frequentemente estão na linha de frente daqueles que prestam atenção primária as populações mais necessitadas. Nessas situações, os médicos de família costumam testemunhar as deficiências da sociedade e dos sistemas de saúde, devendo aprender mecanismos para praticar de maneira efetiva a medicina nesses cenários difíceis. O trabalho com médicos de família que demonstram consideração e comportamento éticos incondicionais em relação a cada paciente atendido, independentemente das circunstâncias, auxilia os aprendizes a adotar valores e atitudes semelhantes. As experiências clínicas que dão oportunidades para reflexão e discussão de questões éticas permitem que os professores e aprendizes analisem as forças e fraquezas de sistemas de saúde, podendo motivar os estudantes a trabalharem por mudanças no currículo das escolas médicas, na oferta de atenção à saúde e em sua sociedade (ver Quadro 4.5).

Outra consideração importante a ser feita em relação à atenção centrada no paciente, que tem impacto no acesso à atenção, é a cultura das populações locais, especialmente as multiculturais. Muitas vezes há sistemas locais de tratamento relacionados à cultura e que existem há muitas gerações, podendo os pacientes serem muito leais a essas crenças e sistema alternativo de atenção à saúde. Os médicos de família devem aprender a perguntar sobre essas práticas médicas complementares e como incorporá-las em sua prática habitual, dependendo dos interesses do paciente. Devem também aprender a integrar uma percepção cultural de um paciente com relação a sua doença em opções aceitáveis de administração de sua prática.

Para maximizar com sucesso a saúde de qualquer paciente individual, o médico de família deve alavancar todos os princípios da atenção primária citados anteriormente para construir uma relação baseada na confiança e na compreensão. Como um especialista nesses princípios, o médico de família busca considerar os objetivos pessoais do paciente e, assim, maximizar a saúde de cada indivíduo até onde o paciente deseja e permite. Para sistemas de saúde e financiadores da melhora de saúde global, a pressão para produzir melhores resultados pode opor-se aos interesses do paciente individual e da atenção focada na pessoa. De fato, objetivos pessoais de um paciente podem ir contra a obtenção de um nível objetivo maximizado de saúde e, assim, se opor às metas dos esforços de saúde pública e do sistema de

A Contribuição da Medicina de Família e Comunidade para os Sistemas de Saúde **105**

saúde como um todo. O médico de família é treinado para primeiramente considerar as necessidades e os desejos da pessoa sentada à sua frente na sala de exame e, depois, aplicar outras poderosas ferramentas da medicina baseadas em doenças. A medicina de família como especialidade visa reconciliar essas forças potencialmente opostas, abordando diretamente as complexidades da melhora global de saúde do paciente e da população no nível do paciente individual.

O papel do médico de família é também reforçar o princípio da centralização no paciente para se tornar ainda mais focada na pessoa,[105] dando poderes aos indivíduos e comunidades por meio da educação em saúde, melhor acesso à informação, promoção de autocuidados e estimulação da tomada de decisões compartilhada por pacientes e médicos.

Ligando os oito princípios centrais

Pode-se agora ver como o médico de família está numa situação única para essa tarefa. Os médicos de família tornam a si mesmos ou os membros de sua equipe otimamente acessíveis aos pacientes, de maneira que podem intervir no momento em que o paciente precisa e deseja. O médico de família é bem treinado para prestar uma ampla gama de serviços clínicos com base em doenças, tendo familiaridade com as tarefas complexas de tratar e manejar uma variedade de comorbidades em vários sistemas orgânicos. A abordagem integral do médico de família, porém, vai além da atenção fundamentado na doença e inclui a competência específica na comunicação com pacientes e na consideração dos muitos determinantes sociais da saúde. O médico de família desenvolve uma relação de longo prazo e de confiança com um paciente, oferecendo uma perspectiva importante para a interação multifacetada da saúde de um paciente com seu ambiente ao longo do tempo, bem como para os objetivos globais de saúde pessoal de um paciente.

Tendo desenvolvido uma relação com o paciente e o compreendendo, o médico de família se torna um defensor da saúde para o paciente, não apenas prestando atenção clínica direta, mas também coordenando o acesso e o manejo de sua saúde global em vários locais diferentes de atenção à saúde. O médico de família busca oportunidades específicas para que esse paciente previna doenças, e presta os serviços preventivos relevantes. O médico de família considera a influência da família do paciente, tenta que outros membros da família participem quando isso for apropriado para a atenção de uma pessoa e usa seu conhecimento das condições de saúde de todo o grupo ao abordar os problemas de saúde dentro dessa família. O médico busca olhar além do paciente e da família para toda a comunidade, observando como a comunidade pode ter impacto sobre a saúde do paciente e como sua experiência com pacientes individuais pode informar o que está acontecendo com a saúde de toda a comunidade. O médico de família, então, aborda os pacientes individuais de uma forma que o ajudará a abordar as necessidades de saúde específicas da comunidade. É pela aplicação combinada de todos esses princípios que o médico de família pode trazer a força das abordagens com base em doenças para a atenção de maneira sinérgica com os objetivos de saúde individuais de um paciente. Um profissional da atenção primária treinado em todos esses princípios colherá os diversos problemas e preocupações de um paciente, verificará os achados diagnósticos desse paciente e definirá planos terapêuticos específicos, identificará os fatores que têm influência em determinadas comorbidades e no ambiente do paciente, aconselhará e educará o paciente sobre problemas relevantes de saúde e iniciará um processo de tomada de decisão compartilhada para alcançar os objetivos de saúde pessoais de um determinado paciente. Ao abordar o complexo sistema do paciente individual e participar de um esforço conjunto para maximizar a saúde de cada paciente, adaptando as abordagens fundamentadas em doenças à reflexão sobre as necessidades específicas de um determinado paciente e respeito a elas, o médico de família pode ter mais impacto nos resultados globais de saúde.

COMO A EDUCAÇÃO E O TREINAMENTO EM MEDICINA DE FAMÍLIA DEVEM SER IMPLEMENTADOS?

Compreendendo o que é medicina de família e como se difere de outros tipos de treinamento e especialidades médicas, pode-se agora considerar os mecanismos para a implementação dos programas de educação e treinamento em medicina de família. Esta seção não se concentrará com grandes detalhes nos princípios gerais da educação médica e do desenvolvimento de currículos, que devem ser comuns a todas as especialidades médicas e são melhor cobertos em recursos dedicados a esse propósito, nem se aprofundará em detalhes específicos de qualquer aspecto individual de um currículo de medicina de família ou plano de ensino. Em vez disso, a ênfase desta seção será a abordagem com base no sistema de saúde para a implementação da educação e do treinamento em medicina de família.

A implementação baseada no sistema de educação e treinamento em medicina de família envolve três elementos centrais: a construção da infraestrutura, o desenvolvimento de programas de ensino específicos e a avaliação de profissionais e programas. Esta seção começa com a construção da infraestrutura, pois, sem uma base adequada, não é possível haver programa de treinamento em atenção primária integral. Quando houver uma base adequada, será possível considerar tipos de programas de treinamento e alguns atributos comuns ao seu desenvolvimento. Com programas estabelecidos, o processo de avaliação e de melhorias pode começar.

Construindo infraestrutura da medicina de família

A instalação de um programa de medicina de família exige infraestrutura dedicada, com comprometimento institucional e apoio coordenado de professores da medicina de família, colegas de especialidades, membros da equipe de saúde, admi-

A Contribuição da Medicina de Família e Comunidade para os Sistemas de Saúde **107**

nistradores do programa. Os programas de treinamento podem ser organizados como parte ou serem independentes de departamentos acadêmicos de medicina de família. Quando esses programas são planejados para beneficiar comunidades e sistemas de saúde, têm mais chance de sucesso. Os benefícios incluem melhor acesso, integralidade e qualidade de atenção, disponibilização de cobertura hospitalar, atração de pacientes e recrutamento de alunos estagiários e professores de alta qualidade. Quando médicos e líderes locais compreendem o valor da medicina de família para as comunidades e o sistema de saúde, há mais chance de apoio.

A infraestrutura fundamental associada com o desenvolvimento de um programa de treinamento em medicina de família está listada no Quadro 4.5. Elementos podem ser desenvolvidos de maneira simultânea ou em ordem diferente da aqui listada. Há vários cenários a serem considerados. Novos programas precisarão desenvolver planos iniciais e de longo prazo. Os programas recentemente criados podem revisar essa lista para identificar áreas a serem melhoradas, já os criados há mais tempo podem querer desenvolver novas áreas de foco, expandir áreas de pesquisa, fazer parcerias com programas recém-desenvolvidos em seu país ou em outros países, ou reforçar iniciativas de saúde da comunidade. Cada área será discutida mais detalhadamente, mas primeiro examinaremos as três categorias de infraestrutura necessárias para desenvolver o treinamento: acadêmica, de recursos humanos, e física e financeira.

QUADRO 4.5 Infraestrutura fundamental para o desenvolvimento de programas de treinamento em medicina de família

Acadêmica
- Estabelecer e avaliar currículos:
  - concordar com a natureza da medicina de família
  - definir objetivos detalhados de aprendizado e competências esperadas com base nas necessidades da comunidade
  - desenvolver objetivos curriculares principais planejados para facilitar a obtenção dessas competências
  - selecionar melhores métodos de ensino e experiências educacionais para alcançar os objetivos
  - planejar currículos longitudinais
  - estabelecer sistemas para avaliação e *feedback* dos alunos
  - estabelecer ou definir critérios para avaliação, reconhecimento e certificação de programas
- Estabelecer um departamento ou unidade de medicina de família
- Construir relações:
  - fazer parcerias com hospitais e escolas médicas
  - afiliar-se a associações regionais, nacionais e internacionais, como a WONCA

Recursos humanos
- Recrutar líderes, professores e equipes
- Recrutar pacientes
- Recrutar estagiários

Física e financeira
- Garantir financiamento
- Organizar centros de ensino em medicina de família
- Criar locais de ensino em hospitais, especialidades e comunidades

Acadêmica

O objetivo do treinamento na especialidade de medicina de família é preparar médicos de família para prestar atenção de longo prazo, focados na pessoa, integrais e de alta qualidade para os pacientes, as famílias e as comunidades. Isso exige treinamento especificamente planejado para transmitir o conhecimento, as atitudes e as habilidades necessárias para a prática futura. Os sistemas que obtiveram sucesso no treinamento de médicos de família variam conforme o país.

Os médicos de família podem ser treinados em vários cenários educacionais e clínicos. Isso usualmente inclui centros de ensino em medicina de família, hospitais, as práticas de consultores de especialidades relevantes e outras instalações de saúde da comunidade. O conteúdo dependerá das necessidades e práticas locais. A duração também varia, com a maioria dos programas na especialidade envolvendo 2-5 anos de estudo em tempo integral, após os estudantes terem completado seus estudos na escola médica, mas a duração exata do treinamento necessário permanece sendo motivo de debate. A implementação continuada de treinamento baseado na competência pode começar a mudar o foco, tornando-o distante dos programas de treinamento tradicionais baseados no tempo, indo em direção a um modelo flexível no qual o tempo para um determinado aluno se baseia em primeiro lugar na sua obtenção de competência.[106]

A medicina de família tem um núcleo de conhecimento que enfatiza amplitude, incluindo grande parte do conteúdo de outras disciplinas, como medicina interna, pediatria, obstetrícia e ginecologia, cirurgia e psiquiatria. As experiências em saúde da comunidade e da população, o manejo prático e a abordagem em equipe para a atenção de saúde permitem que o médico de família sirva de ponte entre serviços de saúde individual e pública, e contribua para a melhora dos sistemas locais de saúde. No entanto, a medicina de família exige mais do que uma série de experiências desconectadas de treinamento. O médico de família aprende a integrar e aplicar o conhecimento e as habilidades obtidas em outras disciplinas, prestando atenção integral a pacientes, famílias e comunidades durante seu treinamento.

A combinação ideal de habilidades para que médicos de família abordem as necessidades de atenção primária à saúde de pacientes e comunidades irá variar conforme as características do sistema de saúde local, padrões de doenças, localização da prática, recursos disponíveis e proximidade com outros serviços de saúde. Ainda assim, conforme descrito no Capítulo 3, e anteriormente neste capítulo, há um conjunto de habilidades e competências que caracterizam os médicos de família.[74] Embora tenham sido criadas diretrizes curriculares principais em muitos países, os médicos de família são melhor preparados por meio de programas de treinamento que ajustam seus objetivos educacionais para se adequarem a necessidades e recursos locais. Em seu núcleo, os objetivos devem refletir a descrição de emprego regional de um profissional médico de atenção primária de primeiro contato.

A Contribuição da Medicina de Família e Comunidade para os Sistemas de Saúde **109**

QUADRO 4.6 Estabelecendo treinamento em medicina de família na Região do Mediterrâneo Oriental[107,108]

A atividade da medicina de família começou, em 1961, na Turquia, seguida pelo desenvolvimento de programas formais de treinamento em medicina de família no Barein, em 1978, e no Líbano, em 1979. A expansão no desenvolvimento de programas de residência em medicina de família para outros países árabes continuou, com 31 programas em 12 países, formando aproximadamente 182 residentes por ano a partir de 2011, e outros seis novos programas estão sendo desenvolvidos. O Arab Board of Medical Specialties foi criado, em 1978, para apoiar a melhora de sistemas de saúde e de treinamento em residência por meio de criação de padrões regionais. Mais tarde, o Arab Board of Family and Community Medicine foi criado, e é importante na definição de padrões para o treinamento em medicina de família, e dá certificação para os formados. Embora não seja necessário ter certificação para obter licença para a prática, ela é considerada importante e costuma resultar em melhores oportunidades de emprego e salários, sendo a certificação do Arab Board obrigatório em alguns centros acadêmicos.

Embora a proporção de médicos de família para a população na região permaneça pequena, é tranquilizador que a maioria dos graduados em medicina de família trabalhem no país em que receberam treinamento e a maior parte trabalhe na prática clínica ativa. A maioria trabalha em consultórios mantidos pelo governo, na prática clínica de forma isolada, ou como acadêmicos. Há alguma preocupação em relação às limitações no âmbito da prática, incluindo uma falta de atenção obstétrica e hospitalar em alguns países, embora isso geralmente fique no âmbito de médicos acadêmicos, devido às exigências de rodízio do Arab Board.

Recursos humanos, físicos e financeiros também são necessários para criar um programa de treinamento bem-sucedido em medicina de família. Embora sejam discutidos em outros locais, esses recursos específicos são usualmente organizados nos sistemas acadêmicos, em conjunto com um departamento ou unidade de medicina de família.

Estabelecer o currículo nuclear para medicina de família

Os blocos de construção de um programa de treinamento em medicina de família incluem um currículo nuclear, organizado em torno de princípios básicos da medicina de família e desenvolvido explicitamente para satisfazer as competências exigidas de seus formados. Por meio de treinamento estruturado, os médicos de família são preparados para manejar uma ampla gama de problemas em lactentes, crianças, adolescentes, adultos, gestantes e idosos, reconhecer pacientes com doenças incomuns e estabilizar e transferir pacientes com emergências potencialmente fatais para serviços mais adequados. Além de prestar atenção integral, os médicos de família costumam servir como coordenadores de saúde e líderes de equipes. O conteúdo nuclear descrito no Quadro 4.7 serve como ponto de partida para o planejamento de programas para adquirir essas competências.

Embora todos os programas de treinamento em medicina de família compartilhem os objetivos de preparação dos médicos de família para prestarem atenção primária integral à saúde, os detalhes da educação na prática de clínica de família variam conforme o programa. Por exemplo, em algumas regiões, os médicos de

110 Michael Kidd

família atendem ativamente pacientes hospitalizados; em outras, restringem suas atividades ao cenário da comunidade e/ou ambulatorial, encaminhando pacientes que necessitam de atenção hospitalar para colegas especialistas. Uma concordância sobre a natureza da medicina de família e responsabilidades regionais específicas dos médicos de família dá a professores e alunos uma compreensão comum dos objetivos do treinamento.

QUADRO 4.7 Conteúdo nuclear de medicina de família inclui...

Atender pacientes em grupos específicos
- Recém-nascidos
- Lactentes
- Crianças
- Adolescentes
- Adultos
- Gestantes
- Homens e mulheres idosos

Integrar componentes de atenção integral
- Compreender a epidemiologia de doenças da atenção primária
- Conduzir anamneses e exames físicos adequados
- Compreender as diferenças em fisiologia e metabolismo de fármacos
- Interpretar exames laboratoriais e radiológicos
- Conduzir avaliação de risco específica por idade
- Prestar ações de prevenção, rastreamento, orientação nutricional e educação em saúde
- Compreender questões relativas ao desenvolvimento normal
- Dar aconselhamento comportamental ou psicológico
- Encaminhar adequadamente os pacientes quando indicado
- Prestar cuidados paliativos no final de vida
- Considerar aspectos éticos da atenção
- Considerar contexto familiar, da comunidade e cultural

Manejar problemas prevalentes
- Doenças alérgicas
- Anestesia e controle da dor
- Doenças cardiovasculares
- Doenças dermatológicas
- Doenças oculares e otorrinolaringológicas
- Emergências e condições potencialmente fatais
- Doenças gastrintestinais
- Doenças geniturinárias
- Doenças ginecológicas

Doenças infecciosas
- Doenças musculoesqueléticas
- Doenças neoplásicas
- Doenças neurológicas
- Problemas obstétricos
- Doenças psiquiátricas e comportamentais
- Doenças pulmonares
- Doenças renais
- Doenças cirúrgicas
- Multimorbidade

(Continua)

A Contribuição da Medicina de Família e Comunidade para os Sistemas de Saúde   111

(Continuação)

Coordenar serviços de saúde com...

- Famílias:
  - avaliação familiar
  - condução de consultas familiares
  - aconselhamento e orientação familiar
- Comunidades:
  - epidemiologia e saúde da população
  - avaliação da comunidade
  - identificação e uso de recursos da comunidade
  - programas de prevenção e educação em saúde na comunidade
  - proteção política
  - ações intersetoriais de promoção da saúde
- Equipes de saúde:
  - compor e mobilizar equipes
  - habilidades de liderança
  - habilidades de gerenciamento prático

Após a definição dos amplos objetivos do treinamento, são descritos objetivos específicos de aprendizado e competências esperadas. O currículo é ajustado para satisfazer as necessidades locais, juntando informações sobre problemas prevalentes a partir de dados epidemiológicos, hospitais, clínicas, médicos generalistas e especialistas. Listas de objetivos detalhados de aprendizado podem ser usadas para descrever as competências esperadas dos médicos de família para reconhecer, manejar ou encaminhar uma ampla gama de problemas dos pacientes. Objetivos ajustados guiam as atividades de aprendizado. Por exemplo, muitos médicos de família prestam atenção pré-natal e reconhecem e encaminham pacientes com condições obstétricas de alto risco, muitos médicos de família atendem partos de rotina e alguns médicos de família, especialmente se trabalharem em áreas onde não há obstetras disponíveis, realizam cesarianas. O treinamento obstétrico de médicos de família, realizado em hospitais e consultórios, permite que os estagiários alcancem as competências apropriadas.

Os alunos alcançam as competências necessárias por meio de um processo curricular estruturado. Por exemplo, o objetivo de prestar atenção integral para crianças inclui as seguintes competências: prestação de atenção preventiva, realização de avaliações do desenvolvimento apropriadas para a idade e tratamento de doenças comuns como asma, diarreia e pneumonia. Esses objetivos estão ligados aos processos de treinamento de modo que o aluno participa na atenção de pacientes com essas condições e é avaliado quanto a sua habilidade para isso. Estagiários podem aprender a prestar atenção preventiva, aconselhamento e tratamento de doenças prevalentes na infância no centro de treinamento na prática de clínica de família, e o tratamento de emergências e crianças gravemente enfermas em ambientes hospitalares, bem como na comunidade.

Como exemplo, as exigências mínimas para treinamento de médicos de família nos Estados Unidos[109] estão descritas na Tabela 4.1. Esse treinamento inclui três componentes inter-relacionados: (1) experiência longitudinal no centro de prá-

112 Michael Kidd

TABELA 4.1 Requisitos para treinamento de médicos de família nos Estados Unidos[109]

Conteúdo curricular	Requisitos mínimos
Conteúdo nuclear de medicina de família	Currículo longitudinal definido junto com atenção clínica ambulatorial de continuidade para um grupo de pacientes ao longo de todo o período de treinamento
Comportamento humano e saúde mental	Currículo longitudinal definido
Medicina de adultos	8 meses (incluindo pelo menos 6 meses com pacientes internados, cuidados intensivos e uma gama de subespecialidades médicas)
Atenção materna	2 meses mais oportunidade eletiva (incluindo 40 partos e 10 de s eu grupo de pacientes em atenção continuada)
Atenção ginecológica	1 mês
Atenção do paciente cirúrgico	2 meses (incluindo cirurgia geral e subespecialidades cirúrgicas como urologia; otorrinolaringologia; oftalmologia)
Medicina musculoesquelética e de esportes	2 meses
Atenção de emergência	2 meses
Atenção de neonatos, lactentes, crianças e adolescentes	4 meses (incluindo atenção hospitalar e ambulatorial e do neonato com sofrimento)
Medicina comunitária	Currículo estruturado, incluindo componentes de experiências
Atenção do paciente idoso	Currículo estruturado (incluindo experiência em hospital, centro de prática de clínica de família, instituições para doentes crônicos e domicílio)
Atenção da pele	Exposição suficiente
Diagnóstico por imagem	Currículo estruturado
Conferências de ensino	Currículo longitudinal definido
Pesquisa e bolsa de estudos para residentes	Participação necessária
Administração de sistemas de saúde	1 mês (ou 100 horas longitudinais)
Eletivos	3–6 meses
Currículo total necessário	36 meses

tica de clínica de família, que aumenta a cada ano de treinamento; (2) rodízios em áreas definidas como hospitalares e ambulatoriais de especialidade; e (3) conferências, seminários e oficinas para abordar áreas de conteúdo específico.

A estrutura dos programas de treinamento em medicina de família varia conforme o país. O tempo no centro de ensino da prática de clínica de família usualmente aumenta conforme cada ano de treinamento; em alguns países, alunos de primeiro ano podem passar uma ou duas sessões (manhãs ou tardes) por semana

A Contribuição da Medicina de Família e Comunidade para os Sistemas de Saúde **113**

no local de treinamento em medicina de família, enquanto alunos de terceiro ano passam a maior parte do tempo nesse local. Durante esse período, o aluno trabalha com uma equipe de atenção primária para prestar atenção contínua para um grupo específico de pacientes e famílias.

QUADRO 4.8 Um novo currículo de medicina de família na Áustria

Em 2002, um novo currículo foi estabelecido na Áustria, na Medical University Graz, como parte de um esforço para tornar a clínica geral e medicina de família como partes obrigatórias da educação e do treinamento de futuros médicos. O currículo segue um formato modular, com 30 módulos em 5 anos mais um sexto ano clínico. Os clínicos gerais e médicos de família participam de maneira direta e ativa em muitos aspectos do currículo de 6 anos, incluindo:
- introdução à profissão médica, com a observação de profissionais no ambiente de trabalho durante o primeiro ano
- uma trilha para habilidades de comunicação
- módulos sobre "Saúde e Sociedade", "Juventude e Crescimento" e "Saúde Mental" no terceiro e quarto anos
- um módulo especial eletivo "Prática Geral e de Família" no quinto ano
- um período de treinamento prático compulsório de 5 semanas, no sexto ano, em ambulatório de clínica geral, combinado com um seminário.

Os clínicos gerais e médicos de família estavam ávidos para participar, e o recrutamento de locais de atendimento foi mais simples que o esperado. A participação de clínicos gerais e médicos de família no novo programa foi muito bem avaliada, abrindo novas oportunidades para desenvolvimento adicional da disciplina.

Fonte: Hellemann-Geschwinder I (comunicação pessoal).

O restante do tempo de treinamento pode ser gasto em hospitais, rodízios em especialidades selecionadas, experiência em saúde da comunidade, melhora da qualidade ou atividades de pesquisa e seminários e aprendizado em pequenos grupos. Os rodízios em hospitais visam garantir que médicos de família tenham experiência no reconhecimento e manejo de problemas relevantes em sua prática futura. A maioria dos programas oferece uma série de seminários para cobrir de forma sistemática o currículo nuclear por meio de apresentações, discussão em pequenos grupos e sessões de construção de habilidades. Os alunos estagiários residentes de medicina de família podem aprender habilidades relacionadas com administração, melhora da qualidade ou habilidades relacionadas com a saúde da comunidade, trabalhando com equipes para realizar projetos no centro de prática de clínica de família ou na comunidade.

Criando departamentos acadêmicos de medicina de família

A criação de um departamento ou unidade é uma confirmação importante do comprometimento de uma instituição com a medicina de família. Os departamentos ou unidades de medicina de família podem disponibilizar a liderança para a inclusão da disciplina no cenário acadêmico e organizar os recursos necessários para a condução de programas de ensino, atenção ao paciente e pesquisa. A criação de departamentos acadêmicos de medicina de família exige a participação de muitos líderes que compreendam e apoiem os papéis e as funções importantes da medicina de família. Esses líderes podem ser autoridades governamentais, representantes de associações médicas, médicos de família da comunidade, equipes de escolas médicas e hospitais de ensino, autoridades de saúde pública e membros da comunidade mais ampla, que reconhecem a importância da medicina de família.

Coalizões que apoiam a medicina de família são sustentadas pelo comprometimento com objetivos comuns, como a melhora da educação de estudantes e satisfação das necessidades da comunidade. Esses objetivos podem ser estabelecidos entre docentes da escola médica, revisando a declaração de missão da escola médica e enfatizando itens relevantes para a satisfação das necessidades de saúde da comunidade. Desde o início, deve ser estabelecido um bom relacionamento com os departamentos existentes, como a medicina interna e a pediatria, que provavelmente têm interesses em comum e estão dispostos a colaborar em projetos de ensino, clínica e pesquisa. Pode haver necessidade de um esforço dedicado para educar professores de subespecialidades sobre medicina de família, o valor que acrescenta a sua própria prática e os benefícios para o sistema de saúde. Os médicos especialistas muitas vezes apoiam e ensinam médicos de família, pois percebem que são mais efetivos quando trabalham em colaboração com médicos bem treinados na atenção primária. Centros médicos acadêmicos têm mais chance de favorecer o desenvolvimento de medicina de família como disciplina acadêmica, quando a disciplina é vista como fundamental para reforçar as funções de outras.

Os departamentos de medicina de família necessitam de recursos humanos e físicos para oferecer todo o espectro de educação, serviços clínicos e programas de pesquisa em medicina de família. Os recursos humanos incluem médicos docentes e outros profissionais com tempo disponível para ensinar e supervisionar adequadamente os alunos estagiários, desenvolver currículos e conduzir pesquisas. Esses membros do corpo docente podem muitas vezes incluir uma combinação de médicos de família treinados na especialidade e subespecialistas. Os médicos de família que trabalham na comunidade podem ser recrutados como professores em tempo integral ou como supervisores ou tutores em tempo parcial. Recursos físicos incluem centros que integram serviços clínicos e de ensino. Nesses centros, o atendimento do paciente é feito por equipes que podem incluir médicos clínicos, estudantes de medicina ou aprendizes de medicina de família, junto com enfermeiros, assistentes sociais e outros profissionais de saúde. Os centros de ensino de medicina de família, que podem ser incorporados aos consultórios médicos da comunidade ou centros de saúde da comunidade, podem servir também como locais importantes para a pesquisa em atenção primária.

Os departamentos de medicina de família muitas vezes precisam também de apoio financeiro do governo e de instituições. Após sua criação, receitas clínicas, verbas de pesquisa, hospitais e governos podem ser fontes importantes de financiamento para uma substancial proporção de serviços. Os departamentos usualmente começam com um pequeno número de professores e outros membros da equipe. À medida que programas de ensino, clínica e pesquisa crescem e recursos aumentam, outros

A Contribuição da Medicina de Família e Comunidade para os Sistemas de Saúde **115**

membros podem ser recrutados. Os hospitais da comunidade ou distritais costumam ser parceiros importantes no desenvolvimento e apoio a departamentos de medicina de família. Médicos docentes e residentes em treinamento prestam importantes serviços clínicos para essas instituições. Uma abordagem de parceria garante benefícios mútuos para a comunidade, o hospital e o departamento.

Em alguns países, departamentos acadêmicos de medicina de família são bem consolidados e gozam de uma reputação semelhante à de qualquer outro departamento em suas respectivas instituições acadêmicas. Em outros países, onde a medicina de família pode ainda não estar plenamente reconhecida como disciplina ou especialidade, a criação de um departamento acadêmico pode contribuir para dar o impulso que levará ao reconhecimento pleno e desenvolvimento da profissão. Há necessidade de outras abordagens em países que não conseguem criar departamentos acadêmicos, devido à falta de recursos e experiência, ou quando ainda não foram desenvolvidas políticas para a promoção do conceito de medicina de família como especialidade que necessita de educação em pós-graduação.

Planejar um departamento acadêmico de medicina de família geralmente envolve as três etapas a seguir.

Primeira, formar um pequeno comitê de planejamento para considerar a necessidade e a possibilidade, e estabelecer objetivos e um plano de desenvolvimento. Esse pequeno grupo pode obter o apoio de uma coalizão maior, que pode incluir representantes do governo, universidades, associações profissionais, organizações de serviços de saúde e médicos atuantes. Esses membros geralmente se tornam muito informados, e servem muitas vezes como defensores, se for tomada a decisão de desenvolver um departamento. Eles podem ajudar a guiar o novo departamento pelos desafios políticos e econômicos durante seus primeiros anos.

Segunda, obter consultorias locais de indivíduos bem informados. Algumas vezes, consultores – frequentemente de outros países – serão identificados por ligações pessoais prévias com membros da instituição ou do comitê de planejamento. Consultores com experiência específica podem ser identificados pela WONCA e suas organizações-membro nacionais em outros países, especialmente aquelas em circunstâncias econômicas e sociais semelhantes, ou com uma estrutura organizacional de medicina de família que é vista como especialmente desejável.

Terceira, traçar um plano de trabalho para debate e discussão. Isso pode incluir apresentações para organizações e indivíduos interessados, bem como discussões com eles sobre as implicações financeiras e os recursos educacionais necessários. Informar cidadãos a respeito dos benefícios dessa iniciativa para a sociedade, atraindo o apoio da mídia e de pessoas importantes da comunidade.

Colaboração pode ser de várias formas.

- Membros do comitê gestor podem sair em viagens de estudo para outros países para aprender sobre a melhor maneira de criar um departamento viável, bem como conhecer as armadilhas a serem evitadas.

116 Michael Kidd

- Uma parceria pode ser formada com outra instituição que já tenha um departamento criado com sucesso. Dependendo das necessidades e recursos disponíveis, membros docentes podem passar períodos maiores ou menores em departamentos de outros países. Alguns médicos podem desejar participar de toda a experiência de treinamento na pós-graduação de outro país, antes de retornarem como docentes do novo programa. Programas parceiros podem também enviar consultores para o novo departamento por prazos maiores ou menores.
- Orientação internacional pode promover e apoiar projetos educativos e de pesquisa. A participação como membro da WONCA ou de organizações como The Network: Towards Unity For Health facilitará esses esforços.

Os Quadros 4.9 e 4.10 descrevem algumas maneiras de criar e reforçar um departamento acadêmico de medicina de família.

QUADRO 4.9 Como criar um departamento acadêmico de medicina de família

Formar um comitê gestor constituído pelas principais partes interessadas para:
- patrocinar, promover e apoiar a criação de um departamento
- desenvolver objetivos e estratégias de curto e longo prazo
- buscar recursos financeiros, humanos e físicos
- cultivar relações com departamentos e programas existentes
- ligar o planejamento aos processos de reforma da saúde, de modo a garantir que médicos generalistas bem treinados contribuam para objetivos locais, regionais e nacionais
- educar e prover treinamento dos treinadores para subespecialistas que podem ser chamados para ajudar no ensino
- colaborar com outras instituições e programas

QUADRO 4.10 Como reforçar um departamento de medicina de família existente

Para reforçar um departamento de medicina de família existente, membros docentes podem:
- organizar trabalho colaborativo e seminários com outros departamentos dentro da instituição, focando a pesquisa em objetivos comuns como treinamento ideal e oferta de serviços de saúde, encaminhamento eficiente e outras questões importantes na atenção primária
- promover atividades relacionadas ao desenvolvimento do sistema de saúde dentro da instituição acadêmica, como a melhora da qualidade da atenção primária à saúde e reforço da equidade e custo-efetividade
- desenvolver e ofertar programas de mestrado e doutorado em atenção primária
- desempenhar um papel central no estabelecimento de procedimentos para treinamento em acreditação para toda a profissão, não apenas para a disciplina de medicina de família
- colaborar com as organizações locais de medicina de família e outras organizações médicas
- disponibilizar desenvolvimento profissional continuado para médicos que atuam na medicina de família
- defender melhores condições para comunidades saudáveis
- auxiliar instituições acadêmicas, públicas e privadas em seus esforços para se tornarem mais importantes para a sociedade, avaliando regularmente as necessidades da comunidade, desenvolvendo programas para satisfazer essas necessidades e avaliando os resultados do programa
- compartilhar seu conhecimento e experiência com outros no próprio país e internacionalmente
- construir relações e buscar oportunidades para trabalhar em projetos com financiadores da saúde local, incluindo o governo

A Contribuição da Medicina de Família e Comunidade para os Sistemas de Saúde **117**

Construir relações

Programas bem-sucedidos de treinamento em medicina de família se beneficiam de parcerias com hospitais e instituições acadêmicas. Os hospitais comunitários podem oferecer experiências intensivas de aprendizado com pacientes internados, que são importantes para a educação de médicos de família. Quando os administradores hospitalares compreendem o papel e valor dos médicos de família, costumam apoiar bastante.

Os professores e alunos estagiários da medicina de família podem prover serviços hospitalares importantes, como atenção de adultos e crianças hospitalizados, parto de pacientes obstétricas e cobertura da sala de emergência. Por sua vez, hospitais muitas vezes oferecem apoio financeiro para instalações, professores e alunos estagiários. Os contratos negociados entre essas instituições e programas de treinamento em medicina de família ajudam a esclarecer as expectativas e as responsabilidades.

As escolas médicas são úteis no treinamento de médicos de família, oferecendo uma base para o continuum de educação em medicina de família.

QUADRO 4.11 Medicina de família na Dinamarca

O sistema de saúde da Dinamarca vem passando por uma série de reformas na última década. Como parte dessas reformas, há um crescente esforço na promoção de atenção primária e de clínica geral, incluindo melhoras substanciais na formação especializada de clínicos gerais (CGs). Como parte desses esforços, desde 2003, a educação especializada de CGs é agora de 5 anos, semelhante à duração do treinamento de todas as outras especialidades médicas. Além disso, há muita ênfase no treinamento de docentes nos princípios da medicina de família. Consequentemente isso:

- aumentou consideravelmente o prestígio
- recrutamento em muitas áreas é agora muito mais fácil (em algumas áreas da Dinamarca é muito mais difícil conseguir um posto de treinamento em clínica geral do que em muitas outras áreas, como cirurgia)
- qualidade do treinamento do clínico geral é muito bem avaliado não apenas pelos alunos estagiários, mas também entre educadores em outras especialidades (avaliação média em torno de 7 em outras especialidades e de 8,1 na CG, em uma escala de 1 a 9).

Fonte: Maagaard, R. (comunicação pessoal com autores).

Departamentos acadêmicos de medicina de família podem patrocinar ou afiliar-se a programas de treinamento na especialidade. As escolas médicas muitas vezes colocam estudantes em centros de ensino em medicina de família para sua experiência clínica, e podem oferecer oportunidades para o desenvolvimento escolar. Os professores de medicina de família de escolas médicas e programas de treinamento na especialidade geralmente colaboram na disponibilização de todo o espectro de educação em medicina de família.

Os programas de treinamento na prática de clínica de família podem ganhar ajuda valiosa pela afiliação a outros programas regionais, nacionais e/ou internacionais. Currículos, objetivos, métodos de ensino e avaliação podem ser compartilhados para a melhora mútua. Informações sobre recursos ou programas bem suce-

118 Michael Kidd

didos, desenvolvidos em uma instituição, podem disseminar-se rapidamente para as outras em uma rede. Computadores e internet servem agora como instrumentos convenientes para o compartilhamento de currículo, métodos de ensino e ferramentas de avaliação. Uma ampla gama de materiais curriculares está disponível *on-line*. Consultores de outras instituições podem ser convidados para a revisão do desenvolvimento e progresso do programa, oferecendo sugestões para melhoras. A participação em encontros profissionais regionais, nacionais e internacionais oferece excelentes oportunidades para o relacionamento em rede e o compartilhamento dos desenvolvimentos do programa.

A pesquisa educativa e periódicos médicos com foco em medicina de família e educação em medicina de família oferecem outras oportunidades para esse relacionamento em rede.

Recursos humanos

Recrutar líderes, professores e equipe

Recursos humanos são componentes críticos de programas de treinamento em medicina de família. Incluem líderes educacionais, professores, equipe de apoio, pacientes e alunos estagiários. Os líderes estabelecem a visão, desenvolvem o modelo, determinam as necessidades, garantem os recursos adequados, delineiam os papéis e as responsabilidades e medem o progresso. O diretor do programa geralmente trabalha com uma equipe de professores e outros profissionais para desenvolver planos e recrutar mais professores.

Os professores de medicina de família podem ser recrutados a partir de médicos que atuam em medicina de família, consultores de subespecialidades e/ou profissionais de saúde associados. Os médicos de família experientes podem supervisionar alunos em centros acadêmicos ou, de modo alternativo, os alunos podem trabalhar sob supervisão direta nos consultórios de médicos da comunidade.

Consultores de subespecialidades são professores importantes de medicina de família em ambientes hospitalares e em situações clínicas. Esses consultores geralmente desejam participar quando compreendem os benefícios de médicos de família bem treinados. Os membros da equipe de apoio são necessários para o bom funcionamento dos programas de treinamento. Outros profissionais de saúde podem dar contribuições valiosas para a formação de médicos de família, incluindo psicólogos, assistentes sociais, enfermeiros, antropólogos médicos, consultores educacionais e farmacêuticos, sendo recrutados conforme necessidades e recursos. Muitos desses profissionais também trabalham como membros de equipes da atenção primária.

O recrutamento de professores para a medicina de família pode requerer compromisso com esforços educacionais para a promoção dos conceitos e

A Contribuição da Medicina de Família e Comunidade para os Sistemas de Saúde **119**

valores da medicina de família e sua defesa. Em sistemas de saúde sem tradição de uma atenção primária forte, pode haver necessidade de disponibilizar aos principais líderes e educadores uma experiência estruturada em educação e prestação de atenção primária, como uma viagem de estudos para outro país com sistemas consolidados de treinamento em medicina de família e prestação de serviços clínicos. Sem qualquer ponto de referência, pode ser difícil para profissionais de subespecialidades imaginar a prática de alta qualidade da atenção primária. Oferecer essa experiência, estruturada em conjunto com colegas colaboradores de regiões com atenção primária mais desenvolvida, pode ser uma ação poderosa e transformadora.

Recrutando pacientes

Pacientes, famílias e comunidades também são importantes professores no treinamento de médicos de família. É difícil imaginar treinamento centrado na pessoa sem participação dos pacientes. Os pacientes, geralmente, são recrutados nas clínicas de medicina de família que estão envolvidas com ensino. Em alguns casos, uma coorte de pacientes pode ser treinada como pacientes padronizados para a participação em avaliações e exercícios simulados de ensino.

Quando pacientes e comunidades compreendem os objetivos duplos educacionais e de assistência, bem como as estruturas e os processos da educação dos alunos estagiários, geralmente ficam com vontade de participar nas práticas de ensino. Indivíduos e comunidades podem estar especialmente dispostos a ajudar em regiões tradicionalmente desassistidas, na esperança de manter os alunos estagiários na região como novos médicos locais de atenção primária após o término do treinamento.

Recrutando residentes

Os residentes de medicina de família são usualmente recrutados entre os recém--formados de escolas médicas ou entre os médicos em atividade, que identificaram a necessidade de treinamento adicional ou que desejam mudar de especialidade. A inclusão da medicina de família no currículo da escola médica é o mecanismo fundamental para demonstrar aos estudantes como a medicina de família é uma carreira viável e desejável. Em novos programas, comitês de recrutamento podem enfatizar os futuros benefícios e as potenciais oportunidades associadas com treinamento em pós-graduação em medicina de família. Em programas consolidados, alunos estagiários empolgados e médicos formados bem--sucedidos podem contribuir para o recrutamento subsequente de coortes de residentes. Os sistemas de saúde com incentivos destinados a apoiar e promover o treinamento avançado em atenção primária são os que podem ter mais sucesso no recrutamento de alunos estagiários.

Reforçando as habilidades de educadores de medicina de família

Além de excelentes habilidades clínicas, muitos professores efetivos de medicina de família também demonstram bons conhecimentos em educação, administração e pesquisa. Os médicos de família acadêmicos podem adquirir essas habilidades por meio de bolsa de estudo em tempo integral ou de programas intensivos mais curtos de treinamento locais, nacionais ou internacionais. Relacionamento em rede e colaboração com colegas e mentores experientes são mecanismos adicionais para a melhora das habilidades de novos membros docentes. As necessidades da população bem como os interesses dos docentes médicos e as necessidades do programa são usados para determinar as prioridades para a melhora do corpo docente.

Os membros docentes podem adquirir habilidades específicas de ensino por meio de bolsas acadêmicas ou programas de treinamento de professores. Também há muitos recursos disponíveis *on-line*, alguns dos quais são interativos. Esses programas enfatizam princípios educacionais básicos, como estabelecimento de objetivos educacionais, avaliação das necessidades dos alunos, desenvolvimento de objetivos específicos de aprendizado, delineamento de métodos apropriados de ensino e uso de ferramentas de avaliação para medição de resultados. O desenvolvimento e organização de programas curriculares, habilidades de apresentação, uso de equipamentos audiovisuais e habilidades de escrita podem ser incluídos nos programas de desenvolvimento para docentes. Alguns programas focam no uso de técnicas específicas de ensino, como o trabalho efetivo com pequenos grupos, o aprendizado baseado em problemas ou o uso de métodos

---

QUADRO 4.12 EURACT: uma academia regional para professores de clínica geral e medicina de família

A European Academy of Teachers in General Practice/Family Medicine (EURACT) foi criada em 1992, após vários esforços anteriores para reunir líderes europeus em educação de atenção primária para médicos. A EURACT é constituída por membros individuais e visa apoiar educadores em clínica geral/medicina de família. A EURACT publicou uma pauta educacional para a clínica geral/medicina de família, em 2005, que incluiu potenciais modelos de competência, consistindo em objetivos, métodos de aprendizado e ferramentas de avaliação baseadas nas seguintes categorias de consenso de competências:
- gerenciamento da atenção primária
- atenção centrada na pessoa
- habilidades específicas para resolução de problemas
- abordagem integral
- orientação para a comunidade
- abordagem holística.

Em 2010, a EURACT também desenvolveu um modelo para o desenvolvimento profissional continuado de professores em clínica geral/medicina de família, fornecendo a base para cursos educativos visando educadores de três níveis: educadores competentes, educadores proficientes e especialistas educacionais. Esse modelo levou à criação de uma rede europeia de professores de clínica geral/medicina de família e de programas de desenvolvimento profissional, apoiados por uma inovadora plataforma educacional baseada em internet mantida pela EURACT em sua página (www.euract.eu).

A Contribuição da Medicina de Família e Comunidade para os Sistemas de Saúde **121**

de ensino baseados em evidências ou baseados na comunidade. Programas educacionais que lidam com ensino clínico focam na organização do ambiente de ensino para aprendizado ideal e atenção do paciente, requerendo observação das necessidades do paciente e do aluno. Estratégias de ensino clínico incluem observação regular e *feedback*, apresentações breves e modelagem estruturada.

Mais importante é o desenvolvimento de uma coorte de educadores comprometidos com treinamento e habilidades específicos nos princípios nucleares da atenção primária, incluindo generalistas e subespecialistas. Os generalistas com esse treinamento se tornam docentes principais de um departamento de medicina de família e os primeiros supervisores clínicos de alunos no ambiente ambulatorial. Os subespecialistas desenvolvem habilidades para adaptar seu currículo e métodos de treinamento para melhor satisfazer as necessidades do prestador de atenção primária, incorporando elementos dos princípios da atenção primária em seus módulos de treinamento da subespecialidade para seus alunos estagiários de medicina de família.

Há um processo paralelo entre a prestação de atenção clínica centrada no paciente e o ensino clínico centrado no aluno (ver Tab. 4.2). Enquanto a prática clínica começa com a definição das necessidades do paciente, o ensino clínico começa com definição das necessidades ou questões do aluno. Após, se conseguir informações sobre a natureza do problema do paciente ou a questão do estudante, o médico ajuda o paciente a compreender o diagnóstico e o tratamento, enquanto o professor ajuda o aluno a desenvolver planos para a prestação da atenção ideal para o paciente. Essas sessões podem ser complementadas com breves apresentações se o aluno necessitar de informações, ou por modelagem estruturada de modo que o aluno possa observar seus professores trabalhando como clínicos e gradualmente adquirir habilidades específicas. Os professores clínicos efetivos aproveitam ao máximo uma rápida sucessão de breves interações de ensino para orientar o desenvolvimento do aluno. Outras habilidades do docente de medicina de família incluem pesquisa, administração e liderança, que são discutidas nos Capítulos 3 e 5.

TABELA 4.2 Processos paralelos de atenção do paciente e ensino médico

	Atenção centrada no paciente	**Ensino centrado no aluno**
Contextualizar	Fatores familiares, culturais e socioeconômicos	Formação e estágio do aluno
Estabelecer pauta	Identificar motivos da consulta	Definir necessidades
Juntar informações	Anamnese e exame físico	Observação do aluno
Avaliação	diagnosticar; educação sobre problema(s)	Dar *feedback* específico
Plano	Delinear gerenciamento; negociar seguimento	Identificar estratégias para a melhora

Recursos físicos e financeiros

Garantir financiamento

Recursos financeiros possibilitam salários competitivos para atrair um diretor de um programa educacional, professores qualificados e outros profissionais, bem como residentes, e instalações de ensino e suprimentos. Um apoio financeiro para consultores especialistas em tempo parcial (generalistas e subespecialistas) garante sua participação ativa no desenvolvimento e na avaliação do currículo. Consegue-se financiamento, geralmente, por uma combinação de receitas educacionais, de atenção do paciente, hospitalares ou governamentais. Membros docentes podem complementar seus salários por meio da atenção direta de pacientes.

Possíveis fontes de financiamento para programas de treinamento em medicina de família incluem:

- fundos de treinamento educacional do governo nacional, estadual ou local
- doações de fundações governamentais ou privadas
- instituições acadêmicas
- hospitais públicos ou comunitários
- pagamentos de pacientes
- seguros de saúde
- operadoras de planos privados de saúde.

Organizar centros de ensino da medicina de família

A característica que diferencia os programas de treinamento em medicina de família é que a maior parte da educação é desenvolvida em ambiente ambulatorial, e não em ambientes hospitalares altamente especializados. Assim, os alunos estagiários são expostos aos tipos de pacientes e situações que encontrarão em sua futura prática. Pode se conseguir isso de várias maneiras. Por exemplo, no Reino Unido e na Austrália, há médicos de família exemplares que trabalham na comunidade e convertem seus consultórios em locais de ensino. Essa abordagem é aplicável a todos os países e não envolve grandes investimentos de capital.

Outra abordagem é a utilização de centros de saúde da comunidade. Kahssay afirmou que "centros de saúde de todas as formas e modelos consituem-se na interface entre comunidades e setores de saúde e desenvolvimento. Na maioria dos países, formam a estrutura mais numerosa e disseminada para a oferta de serviços de saúde".[75] Essas instalações já estão disponíveis e são orientadas para as necessidades da comunidade envolvendo uma variedade de profissionais com pensamentos semelhantes, comprometidos com a atenção integral da população atendida.

Nos Estados Unidos e no Canadá, o modo predominante é o desenvolvimento de centros de ensino específicos de medicina de família para prepa-

A Contribuição da Medicina de Família e Comunidade para os Sistemas de Saúde **123**

rar e ensinar os alunos estagiários de medicina de família. Entretanto, esforços para utilizar centros de saúde da comunidade como locais de treinamento estão ganhando espaço nos Estados Unidos, devido ao reconhecimento de sua prestação de serviços de atenção primária de alta qualidade para populações desassistidas e os benefícios sinérgicos para instituições acadêmicas e centros de saúde da comunidade.[76]

Em todas essas circunstâncias, o centro de ensino da medicina de família serve como casa para uma comunidade de ensino com alunos estagiários, professores e membros da equipe de saúde, que compartilham a atenção integral e contínua de um grupo de pacientes.

Os centros de ensino servem para a dupla missão de atenção do paciente e educação. Os alunos estagiários integram e aplicam o conhecimento e as habilidades adquiridos no hospital e nas subespecialidades ao prestarem continuidade de atenção a seus pacientes, trabalhando sob a supervisão de médicos de família experientes. A supervisão pode incluir a observação direta ou, quando recursos permitirem, uso de espelhos de uma via, vídeos ou gravadores de áudio.

Criar locais de ensino em hospitais, especialidades e comunidade

Rodízios em hospitais e outras especialidades dão aos alunos estagiários oportunidades para o desenvolvimento de habilidades no atendimento de pacientes com doenças graves ou incomuns e para a avaliação da história natural de algumas doenças crônicas, como insuficiência renal terminal ou câncer.

Por meio desses rodízios, os alunos estagiários de medicina de família desenvolvem habilidades para a prática hospitalar e se familiarizam com doenças tratadas por outros especialistas. O tempo gasto e as habilidades aprendidas nos rodízios em subespecialidades são determinados pelas necessidades locais. Por exemplo, médicos de família que planejam trabalhar em regiões remotas ou rurais podem precisar de habilidades cirúrgicas avançadas, como cesariana em um trabalho de parto obstruído e o tratamento de pacientes hospitalizados. Aqueles que trabalham em regiões com uma alta prevalência de HIV/Aids ou doenças infecciosas tropicais precisarão de experiência no tratamento dessas doenças. Nos consultórios de subespecialistas, médicos de família podem ganhar experiência em procedimentos técnicos, como a aplicação de talas para fraturas ou experiência no atendimento de pacientes com condições como a insuficiência cardíaca.

Profissionais de saúde da comunidade, instalações de saúde públicas e outros programas comunitários também dão importantes contribuições para o treinamento de médicos de família. Médicos de família habituados aos recursos da comunidade, conhecedores dos riscos à saúde da comunidade, e capazes de trabalhar em parceria com uma ampla gama de grupos relacionados à saúde da comunidade, são mais efetivos no trabalho com suas comunidades locais. Autoridades de saúde pública podem oferecer importantes informações epidemiológicas para o atendimento das comunidades. Escolas, grupos religiosos e organizações civis podem oferecer informações e recursos pertinentes à saúde da comunidade. A participação em consultas domiciliares ajuda o médico de família a compreender as vidas, os problemas e o contexto cultural de pacientes individuais e suas famílias.

Em algumas comunidades, os médicos de família trabalham de maneira efetiva em equipes com assistentes médicos, enfermeiros, agentes de saúde da comunidade ou outros profissionais de saúde da comunidade. Enfermeiros que fazem visitas a domicílio, agentes de saúde da comunidade e assistentes sociais estão familiarizados com os problemas locais e os riscos à saúde, sendo importantes aliados para a oferta de atenção coordenada. Em ambientes rurais e urbanas, agentes de saúde da comunidade podem servir como elos efetivos entre os centros de saúde e a comunidade.[77] Uma abordagem de parceria entre programas de treinamento em medicina de família e agências da comunidade aumenta a possibilidade de sustentabilidade.

PROGRAMAS DE ENSINO DA MEDICINA DE FAMÍLIA

Nesta seção, serão considerados itens específicos do treinamento pré-serviço *versus* em serviço. Na discussão do treinamento em serviço, esta seção revisará a variedade de programas úteis no desenvolvimento de um sistema de assistência integral baseada na atenção primária, incluindo treinamento tradicional em pós-graduação, retreinamento de médicos em atividade e educação médica continuada.

Educação médica em pré-serviço na graduação

Integrando a medicina de família no currículo básico

Médicos de família, como generalistas abrangentes, têm muito a contribuir no ensino de estudantes sobre a arte e a ciência da prática médica. A medicina de família, com uma dupla ênfase de atenção à saúde centrada no paciente e baseada na população, pode agregar valor ao currículo da escola médica, ao oferecer a todos os estudantes uma base sólida de habilidades de médicos generalistas e uma valorização de responsabilidade social.

A atenção de pessoas, famílias e comunidades é melhor aprendida com médicos de família experientes que demonstram esses princípios e habilidades em sua prática clínica diária. Os médicos de família podem servir como importantes professores e modelos profissionais, demonstrando como integrar os distintos aspectos do treinamento médico, à medida que prestam atenção de longo prazo integral e focada na pessoa, para pacientes no contexto da família e comunidade de cada paciente. Esses conceitos são transmitidos de forma mais efetiva quando ensinados no currículo da escola médica.

As prioridades curriculares da escola médica são mais relevantes quando enfatizam a carga de doença e as necessidades de saúde da população atendida em vez da tecnologia mais avançada ou de interesses especiais de membros individuais do corpo docente. Tradicionalmente, o ensino na escola médica começa com as ciências básicas, seguidas pelos anos de clínica que incluem uma série de rodízios em hospitais e ambulatórios. Mais recentemente, muitas escolas médicas têm feito esforços para integrar as ciências clínicas e básicas e, em algumas escolas médicas, estudantes são expostos a problemas de saúde da comunidade precocemente e ao longo de todo o seu treinamento médico.

Nos últimos anos, várias instituições ao redor do mundo vêm desenvolvendo estágios longitudinalmente integrados, planejados para propiciar aos estudantes experiências com mais continuidade e compreensão mais holística da prestação de atenção médica.[102] As Escolas médicas deveriam considerar outros métodos para demonstrar comprometimento com suas comunidades e integração com seu sistema nacional de saúde por meio de programas de treinamento. Os programas de treinamento em medicina de família em pré-serviço, para estudantes de medicina, envolvendo redes regionais de clínicas de atenção primária, centros de saúde comunitários, hospitais comunitários e centros médicos de atenção terciária, podem começar a despertar a importância da atenção longitudinal e coordenada com uma orientação para a comunidade e no contexto de responsabilidade social.[76,78] Mais tarde, programas em serviço para alunos de medicina de família ser capazes de treinar médicos da atenção primária totalmente competentes para trabalhar e manter esses tipos sólidos de sistemas de saúde baseados na atenção primária.

Os estudantes de medicina geralmente desenvolvem habilidades clínicas no manejo de condições prevalentes por meio de um rodízio em tempo integral em medicina de família. Durante o rodízio, estudantes atendem os pacientes sob a supervisão de médicos de família experientes e gradualmente assumem mais responsabilidade pelo atendimento dos pacientes. Discussões regulares em pequenos grupos liderados por experientes professores clínicos permitem que os estudantes discutam o manejo de situações clínicas em maior profundidade. A leitura de artigos e exercícios interativos na internet podem ser usados para complementar atividades clínicas e para garantir que todos os estudantes sejam expostos ao mesmo conjunto de problemas principais.[79]

A maior parte da prática clínica de médicos de família é dedicada à prestação de atenção a pessoas com problemas de ocorrência frequente. O melhor gerenciamento de pacientes com esses problemas agudos ou crônicos, com base em evidências atuais, deve servir como currículo nuclear para os cursos de medicina de família para estudantes de medicina durante os anos clínicos. O currículo deve ser organizado em torno de agravos com maior impacto na morbidade e mortalidade da população atendida. No tratamento de pacientes com essas condições, estudantes de medicina podem aplicar suas habilidades em comunicação, prevenção e orientação da comunidade. Por meio de observação direta ou revisão de gravações de vídeos ou áudios de consultas de pacientes com estudantes, médicos experientes podem fornecer orientações específicas para melhorar o desempenho do estudante.

Em ambientes de medicina de família, o tratamento de pacientes com problemas agudos inclui avaliação e tratamento de traumatismos, doenças infecciosas e a manifestação inicial de doenças crônicas. Os estudantes podem aprender o gerenciamento ideal de pacientes com problemas crônicos, como diabetes, hipertensão, doenças cardiovasculares e pulmonares, a complexidade de lidar com múltiplas comorbidades e as habilidades necessárias para triagem eficiente, reconhecimento e encaminhamento de pacientes que necessitam de hospitalização ou avaliação de subespecialidade. Integração de prevenção com abordagem de implicações para toda a comunidade de problemas de pacientes individuais são áreas especiais da experiência dos médicos de família.

Além do currículo central, médicos de família podem oferecer uma gama de experiências eletivas. Essas experiências podem propiciar oportunidades para que os estudantes busquem interesses especiais. Muitos médicos de família participam de pesquisa em atenção primária, e estudantes de medicina podem contribuir para seus programas de pesquisa. Médicos de família com áreas especiais de experiência podem compartilhar essas habilidades com estudantes interessados. Essas habilidades especiais podem incluir a atenção de populações rurais, adolescentes, pessoas com problemas de uso de substâncias, atletas, prisioneiros ou pessoas que necessitam de cuidados paliativos no final de vida. Por meio de oportunidades eletivas, os estudantes podem descobrir que são capazes de combinar de maneira efetiva interesses especiais com uma carreira em medicina de família.

Programas de aprendizado em serviço que combinam serviços de atenção básica para os pacientes com oportunidades para reflexão e discussão permitem que estudantes de medicina e membros do corpo docente compartilhem o desenvolvimento de projetos que servem às necessidades ainda não atendidas da comunidade. Quando estudantes voluntariamente desenvolvem projetos e deles participam, como clínicas gratuitas para os pobres ou programas de educação em saúde para a comunidade, eles geralmente se sentem inspirados por esse trabalho e encontram maneiras de continuar fazendo contribuições valiosas para a comunidade durante toda a sua carreira.

A extensão do envolvimento do médico de família no currículo da escola médica depende do comprometimento da instituição e da disponibilidade dos membros docentes de medicina de família. As escolas médicas que desejam enfatizar a atenção primária contam com a participação de médicos de família e outros profissionais da atenção primária, a fim de se beneficiar de suas experiências ao longo do currículo.

Reforçando o currículo da escola médica com medicina de família

Médicos de família podem contribuir para o currículo da escola médica em sala de aula ou em cenários clínicos, incorporando uma variedade de métodos educacionais. Na sala de aula, médicos de família podem organizar e ensinar cursos introdutórios que incluem habilidades básicas de atenção com os pacientes, como realização de anamnese, condução de exame físico focado ou abrangente, raciocínio clínico, diagnóstico e tratamento e ética médica. Como médicos de família enfatizam atenção integral, habilidades de comunicação e a relação de longo prazo entre médico e paciente, podem ensinar os estudantes a lidar com problemas relevantes para todo o tipo de pacientes, de lactentes até idosos, e como abordar pacientes de diferentes etnias.

Embora as habilidades médicas básicas sejam geralmente introduzidas na sala de aula, são efetivamente adquiridas na prática em pequenos grupos, seguidas por reforço e aplicação em cenários clínicos. Como o aprendizado é reforçado pela prática, muitas escolas médicas atualmente designam estudantes para trabalharem com médicos de família desde as primeiras semanas de seu treinamento na escola médica. As experiências clínicas iniciais podem incluir sessões semanais ou mensais em que os estudantes trabalham com médicos de família da comunidade. Essas sessões dão aos estudantes oportunidades para observar o trabalho do médico em ação e refletir sobre esse trabalho e, depois, aplicar seu conhecimento e habilidades em situações clínicas. Durante os últimos anos da escola médica, rodízios clínicos intensivos em tempo integral na medicina de família permitem que os estudantes refinem e integrem suas habilidades na atenção integral de pacientes e comunidades.

Os médicos de família podem prestar atendimento para pacientes em seus domicílios, clínicas comunitárias, clínicas de ensino ambulatoriais, salas de emergência ou hospitais, usando suas habilidades na avaliação integral do paciente ou, mais comumente, em consultas focadas em problemas. As ferramentas básicas da medicina de família incluem habilidades refinadas de comunicação, exame e diagnóstico. Essas habilidades podem ser utilizadas independentemente da localização ou natureza do problema do paciente. Quando os estudantes de medicina participam na continuidade e coordenação da atenção, experienciam o desenvolvimento de relações médico-paciente e podem observar a evolução do sintoma de um paciente ao longo de sua doença. Os estudantes aprendem que as necessidades de atenção integral à saúde de um paciente não são necessariamente satisfeitas em uma única visita, mas podem ser efetivamente abordadas ao longo de várias consultas, em geral por um trabalho em equipe que envolve outros profissionais de saúde, com a coordenação do médico de família. À medida que os estudantes de medicina trabalham com médicos de família experientes no atendimento de pacientes com problemas novos e indiferenciados, ou com doenças crônicas ou terminais, eles podem cultivar essas habilidades generalistas.

QUADRO 4.13 Como reforçar o currículo da escola médica

- Discutir a contribuição da medicina de família com líderes das escolas médicas
- Garantir o financiamento para dar apoio à participação de médicos de família no currículo das escolas médicas
- Envolver os médicos de família nos comitês de currículo das escolas médicas para avaliar sua relevância
- Recrutar e apoiar os médicos de família para servirem como diretores de curso para a introdução à medicina clínica e para rodízios clínicos em medicina de família avançada
- Descrever as competências nucleares na atenção primária para todos os estudantes de medicina e chegar a um acordo sobre essas competências
- Disponibilizar experiências educacionais ambulatoriais para envolver os estudantes com médicos de família da comunidade, precocemente e ao longo de todo o treinamento médico
- Criar os rodízios necessários em medicina de família com rigorosos objetivos de aprendizado, métodos de ensino e avaliação
- Desenvolver programas extracurriculares e eletivos em medicina de família, como saúde comunitária, pesquisa em atenção primária ou atenção de saúde para membros mais necessitados da comunidade
- Recrutar médicos de família para atuarem em comitês de admissão de escolas médicas, para auxiliar na seleção de estudantes interessados em atenção primária à saúde

Os médicos de família podem contribuir para desenvolvimento do currículo de educação médica básica em uma escola médica, ensinando quaisquer dos tópicos mencionados anteriormente. Além disso, médicos de família podem reforçar o currículo da escola médica por meio das estratégias descritas no Quadro 4.13. As prioridades entre essas estratégias irão variar, dependendo da disponibilidade de membros docentes e das necessidades da escola médica e das comunidades atendidas por seus alunos.

Fatores que afetam as escolhas de estudantes de medicina sobre suas futuras carreiras

O treinamento pré-serviço de estudantes de medicina é fundamental no esforço de recrutar e treinar números suficientes de profissionais de atenção primária para um sistema de saúde. As escolas médicas atuam como porta de entrada para os alunos no sistema de educação médica e, assim, têm grande influência na futura carreira dos estudantes. As escolas podem destacar a percepção da atenção primária como uma opção de carreira respeitada e viável, ou desvalorizar a especialidade da medicina de família e a função fundamental da atenção primária dentro de um sistema de saúde.

Os estudantes de medicina selecionam a especialidade por um processo complexo de decisão influenciado por vários fatores. Isso pode incluir fatores intrínsecos como atributos pessoais, interesses, gênero, idade e origem familiar, bem como fatores extrínsecos que incluem o ambiente da escola médica, as experiências clínicas e curriculares (tais como ter um bom modelo profissional), as oportunidades percebidas e reais de emprego, a satisfação profissional e o potencial de ganhos.[80]

A Contribuição da Medicina de Família e Comunidade para os Sistemas de Saúde **129**

Ainda que o impacto relativo desses fatores varie entre os estudantes, estudos anteriores enfatizaram a importância da seleção do estudante e do ambiente da escola médica como fatores sob maior controle das escolas médicas.[81,82]

O processo de admissão é importante na seleção dos estudantes com mais chances de escolher carreiras de generalistas ou especialistas. As características e valores pessoais do estudante têm impacto significativo em sua subsequente escolha da especialidade e consequente do local de trabalho. Os estudantes que valorizam a oportunidade de formar relações de longo prazo com pacientes e que preferem atender uma variedade de pacientes e problemas têm mais chance de buscar carreiras na atenção primária.[83,84] Muitas escolas médicas aumentaram o número de estudantes que escolhem carreiras na atenção primária com alterações na política de admissão.[85]

Como atrair estudantes para carreiras em medicina de família

Quando os estudantes interagem com médicos de família em sala de aula e em cenários clínicos, percebendo os médicos de família como membros valiosos de equipes de saúde, eles têm mais chance de considerar uma carreira na clínica de família.[86,87] Médicos de família entusiastas, que demonstram valores humanísticos e prestam atendimento de alta qualidade para o paciente e ensino excelente, servem como modelos profissionais positivos, que muitos estudantes gostariam de imitar. Por outro lado, se estudantes não forem expostos a médicos de família durante sua educação, eles podem não reconhecer o conteúdo e os desafios associados com a clínica de família, tendo menos chance de selecionar medicina de família como carreira.

Os estudantes precisam ver um futuro na medicina de família como uma opção de carreira pessoalmente satisfatória e benéfica. Se a atenção primária como carreira significa um certo isolamento por toda a vida em um local remoto, sem futuras oportunidades para estudos avançados ou progressão na carreira, é provável que muitos estudantes de qualidade não considerem medicina de família como boa opção de especialidade. Isso é reforçado pela possibilidade de ser enviado para trabalhar em atenção primária em um local com poucos recursos, sem treinamento clínico adequado específico para o contexto em que são chamados a trabalhar. Os profissionais que se sentem despreparados e sem habilidades para atender as pessoas doentes que buscam sua ajuda, junto a uma sensação de desamparo em local com poucos recursos, podem rapidamente buscar outras opções de carreira.

Em alguns países, as políticas governamentais regulam o número de vagas de treinamento na especialidade de medicina de família e outras disciplinas médicas, por meio de incentivos financeiros ou legislação. Se essas políticas se basearem em informações corretas sobre as necessidades projetadas de força de trabalho em saúde, bem como nos interesses de alunos e profissionais, podem ser oferecidos incentivos para influenciar estudantes a selecionar carreiras e futuros

130 Michael Kidd

locais de trabalho, que satisfaçam necessidades de atenção da população.[88] As estratégias para atrair estudantes para carreiras em medicina de família são resumidas no Quadro 4.14.

QUADRO 4.14 Como atrair estudantes para carreiras em medicina de família

- Recrutar e admitir estudantes para escolas médicas que estejam interessados em atenção primária e serviço comunitário
- Destacar atenção primária no currículo obrigatório
- Expor estudantes a modelos profissionais de médico de família durante o treinamento
- Disponibilizar opções de treinamento especializado ou com foco, no treinamento em medicina de família
- Oferecer incentivos para estimular a seleção de carreiras em clínica de família
- Oferecer uma variedade de oportunidades de carreira em medicina de família
- Apoiar formados em medicina de família com salários competitivos após o treinamento

---

Treinamento vocacional em serviço

Nesta seção, revisamos três tipos de treinamento vocacional em serviço. Primeiro, revisamos o treinamento tradicional da especialidade em pós-graduação, algumas vezes chamado de residência. Embora isso seja mais tradicionalmente visto como extensão do espectro de treinamento pré-serviço, escolhemos discutir isso aqui, já que o modelo de treinamento com base na continuidade se presta a uma mistura complexa de prestação de serviços clínicos, e o modelo tradicional de medicina de família de treinamento em pós-graduação costuma colocar mais responsabilidade direta pelo atendimento do paciente nas mãos do aluno estagiário, em comparação ao modelo de outras especialidades médicas.

Depois disso, revisaremos a questão do retreinamento de médicos que já estão em atividade. Esse tipo de treinamento está intimamente relacionado com o treinamento tradicional de especialidade em pós-graduação na medicina de família, devido à natureza de seu maior nível de responsabilidade clínica, sendo outra razão para a inclusão do treinamento tradicional de especialidade em pós-graduação na categoria de treinamento em serviço.

Por fim, será abordada a questão da educação médica continuada, também conhecida como desenvolvimento profissional continuado, na medicina de família, reconhecendo o papel de liderança da medicina de família, em muitos países, na defesa de mecanismos estruturados duradouros para o aprendizado continuado.

Treinamento tradicional de especialidade em pós-graduação

O treinamento de especialidade em pós-graduação é considerado um componente fundamental de todas as subespecialidades médicas em sistemas de saúde acadêmicos organizados no mundo todo. Embora egressos de escolas médicas adqui-

A Contribuição da Medicina de Família e Comunidade para os Sistemas de Saúde **131**

ram competência no conhecimento médico mais básico e nas habilidades de clínica geral, falta usualmente a eles uma competência clínica geral na prática completa de qualquer campo da medicina. Nenhum sistema de saúde bem desenvolvido e com recursos suficientes consideraria desenvolver políticas para que os formandos de escolas médicas realizassem cirurgias complexas ou prestassem atendimento de referência em subespecialidades.

Todavia, muitos sistemas de saúde, no mundo todo, ainda fazem esses médicos recém-formados participarem de uma das atividades médicas mais complexas de todas: atenção clínica de primeiro contato para pacientes indiferenciados com combinações complexas de problemas clínicos e sociais, em cenários clínicos de pouca supervisão e poucos recursos. Em consequência, nesses países, os pacientes geralmente reconhecem o serviço de má qualidade prestado em seu centro local de saúde comunitária. E podem procurar atendimento de um curandeiro tradicional, evitar o centro local de saúde e buscar diretamente atenção hospitalar ou em subespecialidade, ou simplesmente prolongar o tempo para procurar atendimento até que os sintomas sejam graves. Infelizmente, nem todo sistema de saúde acadêmico reconhece o grau de dificuldade envolvido na prestação de serviços de atenção primária de alta qualidade. De maneira muito parecida com outras especialidades médicas, a competência real na disponibilização de serviços clínicos de atenção primária com alta qualidade exige tempo adicional e treinamento de habilidades que vão além de completar a escola médica.

O treinamento de especialidade em pós-graduação em medicina de família é especificamente planejado para ajudar profissionais adquirir competência em várias habilidades vocacionais necessárias para disponibilização de atenção primária adequada em um sistema nacional de saúde. O treinamento em pós-graduação em medicina de família nessas habilidades vocacionais é estruturado inteiramente em torno dos princípios nucleares da atenção primária, em grau e nível de experiência que não podem ser obtidos no currículo de graduação da escola médica. Muitas estratégias e métodos ligados ao treinamento avançado nesses princípios específicos de atenção primária e medicina de família já foram descritos anteriormente neste capítulo.

Um método nuclear de aprendizado clínico em medicina de família e atenção primária, porém, merece maior explicação. Diferentemente de outras disciplinas, em muitos sistemas de saúde no mundo todo, uma grande porcentagem de treinamento de pós-graduação em medicina de família é desenvolvida em cenários ambulatoriais ou consultórios. Muitos sistemas de saúde não têm tradição de treinamento clínico ambulatorial, e os educadores podem ficar perplexos em como aplicar suas habilidades em educação médica no ambiente ambulatorial.

O treinamento em medicina de família em ambulatório se beneficia de vários fatores. Mais importante, usualmente replica o contexto de desempenho e cenários de prática futura do médico de família. O treinamento vocacional que ocorre nesse ambiente tem mais chance de ser diretamente aplicável e relevante para o aluno que

132 Michael Kidd

QUADRO 4.15 Renovando pós-graduação em medicina de família no Canadá

Em 2007, o College of Family Physicians of Canada definiu um grupo de trabalho para a revisão do currículo para treinamento em pós-graduação. Há 17 programas de residência no Canadá, cada um em uma escola médica. Embora haja considerável diversidade em cada uma, padrões comuns de acreditação e o requisito de que os formados estejam preparados para trabalhar em qualquer local do Canadá têm garantido aspectos comuns no treinamento.

Razões para a renovação
- Maior ênfase na responsabilidade social e na necessidade de formar médicos de família para satisfazer as necessidades da comunidade
- Maior movimento de treinamento em cenários rurais e comunitários, longe de centros acadêmicos
- Novos avanços e evidências em educação médica

Medidas tomadas
- Grupo de trabalho em revisão de currículo desenvolveu um modelo de competência (CanMEDS-Family Medicine) e fez recomendações para mudança curricular para um currículo baseado em competência, que seja integral, com foco na continuidade de educação e atenção do paciente e centrado em medicina de família. O processo envolveu consultorias com administradores, líderes educacionais e alunos ao longo de 5-6 anos, bem como revisões de literatura e de currículos de outros países.
- Grupo de trabalho em processo de certificação desenvolveu ferramentas complementares de avaliação.
- Força-tarefa de implementação disponibilizou o novo currículo. Foram implementadas consultorias com financiadores, líderes universitários, autoridades reguladoras e retiros regulares com líderes educacionais.
- Foram desenvolvidas iniciativas para a preparação de professores no nível individual do programa
- Foram desenvolvidos novos padrões de acreditação para apoiar as novas mudanças curriculares.

---

busca treinamento especializado em medicina de família. O treinamento ambulatorial se beneficia de um maior volume de pacientes do que no cenário hospitalar e, junto com a prática de continuidade de atenção, oferece múltiplas oportunidades para tratar e experienciar problemas clínicos específicos ao longo do tempo. Já o treinamento ambulatorial em um cenário de primeiro contato também aumenta a exposição do aluno estagiário a pacientes indiferenciados, bem como a um número e a uma variedade de doenças e comorbidades vistas na atenção primária, oferecendo um ambiente ideal para a construção de um conjunto abrangente de habilidades clínicas. Esse treinamento também permite a experiência com múltiplos membros de uma família e pacientes de uma única comunidade.

Em muitos desses programas de treinamento ambulatorial em medicina de família, os alunos estagiários recebem um grupo específico de pacientes para atender, de maneira parecida com o que ocorreria em um futuro trabalho em medicina de família na comunidade. Embora a continuidade de longo prazo com essa população possa ser reduzida pelo tempo limitado de um programa de treinamento em pós-graduação, simula o tipo da prática futura. Espera-se que alunos se responsabilizem pela atenção global de saúde desse grupo de pacientes e aprendam todos os aspectos de coordenação da atenção e prevenção de doenças. Esses alunos podem

A Contribuição da Medicina de Família e Comunidade para os Sistemas de Saúde **133**

ficar responsáveis por atividades que os ajudem a fazer ligações entre seu grupo de pacientes e a comunidade circundante por meio de projetos exclusivos de atenção primária, orientados para a comunidade. Para se beneficiarem ao máximo desses cenários educacionais, é importante que os alunos tenham tempo clínico suficiente de comprometimento com a prática no ambulatório. Essa quantidade maior de tempo clínico ambulatorial deve ser disponibilizada já no início do treinamento, permitindo o começo imediato da continuidade de atenção e desenvolvimento das relações interpessoais médico-paciente.

As técnicas de ensino clínico no cenário ambulatorial podem ser um pouco diferentes daquelas usadas na atenção hospitalar. Devido ao tempo limitado com pacientes individuais no ambulatório e à rotatividade das consultas de pacientes, foram desenvolvidas técnicas específicas para reforçar o ensino clínico efetivo no cenário ambulatorial. Na educação da graduação, o acompanhamento do professor pode ser o método predominante de ensino clínico ambulatorial, mas isso oferece uma capacidade limitada para que o aluno estagiário pratique realmente suas habilidades e demonstre competência. No treinamento ambulatorial de pós-graduação em medicina de família, a estrutura de ensino mais comum e amplamente usada é o modelo de preceptoria. Nesse modelo, um supervisor clínico, geralmente um profissional e educador experiente em medicina de família, supervisiona um grupo de alunos estagiários durante uma sessão no ambulatório, à medida que eles prestam serviços clínicos de atenção primária a seu grupo de pacientes. Os alunos apresentam os casos de cada paciente ao médico supervisor, que avalia o trabalho do aluno estagiário e os ensina e orienta. O supervisor pode ver o paciente diretamente e verificar os achados e o plano de tratamento do aluno, ou pode apenas discutir o caso, permitindo que o aluno estagiário complete a consulta ambulatorial por conta própria, entendendo que o aluno é competente para o tratamento desse caso em particular.

O médico de família supervisor é capaz de ter este entendimento por várias razões. Primeiro, da mesma forma que médicos de família desenvolvem uma relação de continuidade com pacientes, também desenvolvem relações continuadas de ensino com seus alunos. Costumam supervisionar os alunos várias vezes no mesmo cenário clínico e, ao longo do tempo, constroem uma melhor compreensão da competência de qualquer um dos alunos estagiários no manejo de aspectos específicos de determinados casos. Essa avaliação global ao longo do tempo permite que o professor de medicina de família desenvolva uma compreensão mais abrangente dos pontos fortes e fracos do aluno e suas habilidades que podem ser aplicáveis em vários casos.

Além disso, uma técnica de ensino clínico formalmente conhecida como técnica de "micro-habilidades" clínicas, mas algumas vezes chamada de "preceptoria de 1 minuto", foi desenvolvida especificamente para uso no ensino ambulatorial.[89] Embora a preceptoria de 1 minuto possa ser um nome um pouco enganoso, pois é difícil avaliar adequadamente um aluno e oferecer um ensino relevante em um único minuto, ela tem relação com o tempo limitado da técnica de ensino clínico e sua aplicação ideal no contexto clínico.

A técnica de micro-habilidades clínicas focaliza três tarefas educacionais do professor de medicina de família, ao mesmo tempo em que também mantém qualidade de atenção do paciente como fundamental em qualquer consulta. O professor clínico primeiro pede que o aluno apresente o caso de um paciente, e usa as micro-habilidades específicas para diagnosticar tanto o problema clínico específico do paciente, como a abordagem de raciocínio diagnóstico e manejo clínico do aluno. Depois disso, o médico de família supervisor oferece ensino direcionado para as necessidades de aprendizado específicas do aluno, com base na sua avaliação da abordagem clínica e de raciocínio do aluno. Por fim, o educador em medicina de família oferece uma orientação clara e específica para o aluno, de maneira que possam replicar os comportamentos competentes exibidos na consulta e evitar ou modificar quaisquer erros clínicos.

A técnica de micro-habilidades demora poucos minutos para ser realizada, e pode-se imaginar a ampla gama de habilidades clínicas que um aluno estagiário pode desenvolver ao longo de centenas e potencialmente milhares desses encontros com pacientes e professores. Existem outros modelos de ensino ambulatorial, efetivos também, com base em mnemônicos como SNAPPS e RIME.[90-92] Por meio de uma combinação de programas de ensino em nível hospitalar apoiado por subespecialidades, de atendimentos clínicos ambulatoriais com preceptoria e vários projetos e atividades didáticas, o aluno da pós-graduação em medicina de família consegue a competência completa em toda a gama de habilidades clínicas, construindo uma base sólida nos princípios nucleares da atenção primária.

Retreinamento de médicos formados

Em países onde medicina de família não foi criada ou está consolidada, retreinamento de médicos formados para que se tornem médicos de família pode melhorar a atenção de saúde e aumentar o desenvolvimento da especialidade. Leva-se alguns anos para criar novos programas de treinamento e formar um número substancial de médicos de família. Retreinamento é uma excelente opção durante o período de transição em que a medicina de família está sendo criada, embora treinamento baseado em não certificação não seja um substituto para treinamento em tempo integral na especialidade de medicina de família (ver Quadro 4.16).

Em programas de retreinamento, os médicos generalistas atuantes podem adquirir conhecimento, atitudes e habilidades necessárias para a clínica integral de família com mais rapidez do que em programas de treinamento em tempo integral na especialidade. Generalistas que não completaram treinamento na especialidade geralmente reconhecem sua falta de competências nucleares na prestação de atenção primária e necessidade de habilidades adicionais. Os incentivos para o retreinamento podem incluir aperfeiçoamento de habilidades para a prestação de atenção de saúde de alto nível, participação em uma especialidade recentemente desenvolvida, oportunidades de progressão na carreira e melhor retorno financeiro.

A Contribuição da Medicina de Família e Comunidade para os Sistemas de Saúde   135

QUADRO 4.16 Dois casos de retreinamento em medicina de família no sudeste da Ásia

Vietnã e Laos estabeleceram programas formais de treinamento em pós-graduação em medicina de família com intenção de reforçar a atenção primária, e ambos incluíram retreinamento de médicos como parte importante da estratégia. Em ambos os casos, há um reconhecimento de que falta ao típico médico que trabalha no nível de primeiro contato competência completa nas habilidades necessárias para o seu papel, e que retreinamento desses médicos será necessário para uma mudança significativa de todo o sistema.

Na República Socialista do Vietnã, todo o treinamento de pós-graduação em medicina de família nos últimos 10 anos se concentrou no retreinamento de médicos, com um programa de certificação formal de 2 anos em medicina de família, direcionado prioritariamente para aqueles que prestam atendimento em centro de saúde comunitário – a unidade para atenção ambulatorial à saúde da comunidade no setor público. A maioria das universidades ofereceu um programa local desse tipo e, nos últimos anos, foram desenvolvidos modelos em que as universidades enviam docentes para distritos remotos para darem treinamento didático em conjunto com habilidades práticas supervisionadas pelos médicos de hospitais locais. Esse modelo permite que médicos atuantes continuem a atender pacientes em seu local de trabalho habitual, ao mesmo tempo em que treinam, sendo demonstrado que isso resulta em médicos com mais conhecimento e confiança, bem como em melhoras em suas habilidades relacionadas com os princípios nucleares da atenção primária. Como parte de um esforço para continuar a expansão e nacionalização do programa de medicina de família, reconheceu-se que programas de retreinamento adicionais são necessários, e as opções consideradas incluem módulos curriculares nucleares oferecidos em um formato de educação médica continuada e ofertas de cursos breves para subespecialistas privados, que já atuam prestando serviços de atenção primária.

Na República Democrática Popular do Laos, embora tenha havido um desenvolvimento contínuo de programas de treinamento em medicina de família para recém-formados de escolas médicas por alguns anos, apenas nos últimos anos foi desenvolvido um modelo para o retreinamento de médicos que já atuam. No modelo do Laos, médicos de distritos remotos viajam para um centro de treinamento hospitalar regional para estudar conteúdos didáticos e habilidades práticas, por três meses de cada vez, seguidos por três meses de trabalho novamente em seu hospital distrital de origem, junto à educação a distância ligada a tópicos como habilidades de manejo em medicina de família e atenção primária orientada para a comunidade. O programa inteiro tem três anos de duração e oferece um grau de mestrado formal em medicina de família.

A República Democrática Popular do Laos tem muito menos recursos humanos em saúde do que o Vietnã, com muito poucos médicos trabalhando em consultórios, de maneira que o foco do treinamento está nos médicos que prestam atenção de primeiro contato, como os muito poucos médicos em hospitais distritais rurais, em vez dos médicos de um ambiente ambulatorial mais tradicional. Contudo, o currículo de treinamento permanece direcionado para os princípios nucleares da atenção primária, embora com um desvio da ênfase com base nas necessidades locais.

Os estagiários desse programa relatam terem aumentado seu conhecimento médico, melhorado suas habilidades clínicas e ganhado mais confiança em seus atendimentos, resultando em menos pacientes sendo transferidos por longas distâncias para um maior nível de atenção. Eles demonstram habilidades tecnológicas grandemente melhoradas na análise e apresentação de dados de sua comunidade, bem como na oferta de programas educacionais com base em equipe para a enfermagem local disseminar lições importantes aprendidas em seu treinamento.

Os médicos de família que completam o treinamento devem, durante o período de transição, ter a mesma certificação e oportunidades de carreira de médicos de família treinados na especialidade que entraram nos programas diretamente depois da escola médica. Esses médicos que já atuam, que entram no programa com considerável experiência prática, costumam se tornar líderes e professores da próxima geração de médicos de família.

136 Michael Kidd

Foram desenvolvidos programas de retreinamento bem-sucedidos em países tão diversos como Bulgária, Croácia, República Tcheca, Estônia, Hungria, Israel, Quirguistão, Laos, Letônia, Lituânia, Polônia, Portugal, República da Coreia [Coreia do Sul], Romênia, Federação Russa, Sri Lanka, Turquia e Vietnã. Esses programas costumam ser oferecidos por departamentos acadêmicos ou unidades de medicina de família, tendo geralmente foco em objetivos práticos específicos. A educação médica básica e a experiência prática dos estagiários influenciam suas necessidades educacionais. Por exemplo, os pré-requisitos para o retreinamento podem incluir um número mínimo de anos de prática. Em 1995, um encontro da OMS com a Expert Network on Family Practice Development for the European Region concluiu que o retreinamento é factível e adequado, mas reforçou a importância de objetivos educacionais alcançáveis e bem delineados, indicadores de resultados e mudanças no sistema de saúde para empregar os médicos de família retreinados.[93] Alguns países também retreinam especialistas que já atuam, como os de pediatria e medicina interna, para que se tornem médicos de família.

Os programas de retreinamento flexíveis e em turno parcial são mais convenientes para os médicos em atividade. Muitos programas permitem que médicos continuem seu trabalho regular, oferecendo rodízios em finais de semana, tardes, noites ou em bloco ao longo de um período de meses ou anos. Muitos programas utilizam a prática continuada do médico como fonte de aprendizado e local para aplicação de novas habilidades. As estratégias para abordar os desafios do retreinamento estão listadas na Tabela 4.3.

TABELA 4.3 Retreinamento de médicos de família

Desafios	Estratégias
Falta de clareza ou concordância sobre competências necessárias	Determinar exigências de emprego com partes interessadas locais e revisar recursos relevantes existentes
Ausência de currículo nuclear	Estabelecer currículo nuclear ligado a necessidades locais
Motivação limitada	Criar incentivos
Compreensão limitada da especialidade e objetivos do retreinamento	Educar em relação a identidade, habilidades e necessidade de médicos de família bem treinados
Ausência de incentivos ou oportunidades	Criar oportunidades de carreira e recompensas de carreira
Profissionais ocupados têm pouco tempo para retreinamento	Desenvolver opções de treinamento flexíveis, autoestudo e aprendizado em computador
Dificuldade para mudar velhos hábitos	Documentar a prática com instrumentos de autoavaliação/análise/qualidade
Habilidades necessárias variam dependendo da origem do aluno	Conduzir uma avaliação completa das necessidades e planejar programas conforme o resultado

Desenvolvimento profissional e educação médica continuados

A educação médica continuada (EMC) serve para refinar as habilidades de médicos de família ao longo de toda a sua carreira. O campo da medicina de família tem sido tradicionalmente pioneiro na EMC, reconhecendo a dificuldade e a importância de manter a competência em uma ampla gama de habilidades clínicas. Há muitas opções para educação continuada, incluindo conferências periódicas, estudos independentes usando periódicos ou materiais escritos, revisão de gravações de vídeo ou áudio, programas interativos de computador, seminários em grupo ou oficinas práticas. Mais do que com qualquer outro tipo de programa de treinamento, a EMC está sendo expandida com ofertas de aprendizado eletrônico e programas educacionais. A educação continuada efetiva se baseia nas necessidades de médicos, com objetivos predeterminados de competência clínica desejada, presumindo a existência de um nível basal prévio de competência clínica na especialidade clínica.[94,95] Os médicos em atividade, sem treinamento formal em pós-graduação, possivelmente necessitem de um programa de treinamento clínico mais sólido e mais intensivo do que os modelos habituais de EMC oferecidos.[96]

Há um movimento em direção à avaliação crítica de dimensões diferentes da educação médica, como qualidade, relevância e utilidade, com o objetivo de aplicar uma melhor educação médica com base em evidências sempre que possível.[97-99] Esse é um objetivo louvável e necessário da EMC, mas também é preciso reconhecer que uma base de evidências regionais e culturalmente apropriada pode faltar para cenários específicos, para uma ampla gama de problemas e comorbidades complexas, e para influências sociais na atenção primária. Sendo assim, a aplicação de programas de treinamento com base em evidências deve ser feita com cautela, de modo a não promover práticas médicas inúteis ou, o que é pior, prejudiciais para um local específico. Além disso, um processo continuado de autoavaliação e participação em educação continuada podem ajudar os médicos a manter padrões de alta qualidade e práticas atualizadas. Reconhecendo a importância desse processo, algumas sociedades de especialidade exigem que os médicos de família completem um número específico de horas de educação médica continuada ao ano para manter seu certificado de especialista, e alguns sistemas de saúde exigem uma determinada quantidade de EMC para manter uma licença de prática médica.

O aprendizado ativo, no qual os alunos os discutem, aplicam ou praticam o uso de informações e habilidades, tem mais chances de resultar em mudanças no comportamento médico.

Embora as conferências possam efetivamente transmitir conhecimento, melhora da prática médica geralmente exige habilidades mais complexas. A incorporação das recomendações, de maneira sistemática e eficiente em seus ocupados ambientes de trabalho, compete com muitas outras prioridades dos médicos. Os programas educacionais que dão aos médicos de família informações novas, que são relevantes para as necessidades de seus pacientes, estimulam mudanças e propiciam oportunidades para praticar e receber *feedback* e reforço de seus pares, têm mais chances de resultar em melhoras na prática no longo prazo. Com a expansão dos programas de aprendizado eletrônico, que algumas vezes tendem a se parecer mais com a educação médica didática tradicional, é especialmente importante considerar maneiras para que o aluno aplique as habilidades ensinadas e demonstre ativamente as competências dentro da prática existente. O Quadro 4.17 dá sugestões para uma educação médica continuada efetiva, compatível com os princípios da educação de adultos.

QUADRO 4.17 Como proporcionar uma efetiva educação médica continuada

- Avaliar as necessidades do participante, delinear objetivos, selecionar métodos adequados
- Equilibrar as conferências com os métodos de aprendizado ativo para envolver os alunos
- Preceder atividades em pequenos grupos com preparação adequada e tarefas específicas
- Limitar os grupos a não mais que 12 participantes para facilitar a interação e a discussão
- Trazer casos ou estimular participantes a trazerem seus casos para discussão
- Permitir que participantes pratiquem habilidades e recebam *feedback*
- Disponibilizar exercícios para aplicação direta de novas habilidades ao cenário clínico ativo
- Usar os médicos de família como professores, quando apropriado
- Identificar dificuldades e discutir estratégias para aplicação de novas habilidades
- Incluir métodos de avaliação suficientes para determinar a competência
- Agrupar *feedback* de participantes para melhorar as futuras sessões

Fonte: adaptado de Davis et al.[110]

Avaliação do aluno e do programa

Para preparar médicos de família com a gama de habilidades necessária, o processo educacional é coordenado de modo que o conhecimento e as habilidades sejam desenvolvidos de forma sequencial e progressiva, com a avaliação realizada a intervalos regulares. Os alunos dominam as habilidades básicas nos primeiros anos de treinamento e as utilizam para adquirir habilidades mais complexas nos últimos anos.

A avaliação e o *feedback* são usados para melhorar o desempenho do aluno, do professor e do processo educacional. Uma avaliação abrangente inclui atenção a habilidades cognitivas, psicomotoras e comportamentais, incluindo as qualidades humanísticas do treinando. Os processos de avaliação formativa e somativa são importantes. A avaliação formativa é o processo de avaliação continuada dos alunos à medida que progridem pelo treinamento, dando aos alunos *feedback* regular específico à medida que dominam habilidades básicas, tornam-se mais eficientes e progridem para a atenção de pacientes com problemas mais complexos. A avaliação formativa possibilita que os professores identifiquem os alunos que podem se beneficiar de instrução adicional para o domínio de habilidades específicas antes de completar o treinamento, propiciando aos alunos as ferra-

A Contribuição da Medicina de Família e Comunidade para os Sistemas de Saúde **139**

QUADRO 4.18 Juntando todos os componentes do treinamento em medicina de família do Sri Lanka

Educação na graduação em medicina de família

A medicina de família foi formalmente aceita como disciplina acadêmica, em 1994, juntando os departamentos de Medicina Comunitária e Medicina de Família nas Universidades de Kelaniya e Sri Jayawardnenepura. Mais tarde, ambas as universidades criaram departamentos separados de medicina de família. As outras seis escolas médicas ensinam medicina de família em variadas extensões.

Educação de pós-graduação em medicina de família

Há um curso continuado de 1 ano com Diploma de pós-graduação, em medicina de família, pelo Instituto de Pós-graduação emMedicinano Sri Lanka desde 1981. Aos que aspiram uma certificação como especialistas em medicina de família podem participar de um programa de treinamento de 3 anos de mestrado em medicina de família, ou realizar um projeto de pesquisa e desenvolver uma tese. Para que clínicos gerais privados, em tempo integral, busquem treinamento adicional, um diploma em um programa de educação a distância em Medicina de Família foi lançado, em 2007, e é atualmente oferecido *on-line* (em pgim. nodes.lk). Isso vem possibilitando que o aprendizado seja flexível e também ajudou os médicos em regiões remotas a buscar maiores conhecimentos em medicina de família.

O College of General Practitioners of Sri Lanka vem realizando um curso para Membership of the College (MCGP) desde 2003. Em 2012, houve uma importante revisão no curso para um programa de 2 anos com diploma, com ensino em sala de aula nos finais de semana, rodízios hospitalares, sessões de clínica geral durante a semana. Um portfólio para registro das atividades de aprendizado e escrita reflexiva permite uma avaliação formativa e somativa. Este portfólio inclui avaliações no local de trabalho, no momento da prestação da atenção e é uma nova adição ao programa, junto a um programa de aconselhamento para apoio dos alunos. A associação ao College of General Practitioners of Sri Lanka foi reconhecida pelo Sri Lanka Medical Council para registro como uma qualificação de pós-graduação, sendo a primeira corporação médica profissional no Sri Lanka a conseguir tal registro.

Educação médica e desenvolvimento profissional continuados

O College of General Practitioners of Sri Lanka proporciona educação médica continuada por meio de conferências e oficinas mensais, além de concorridas Annual Academic Sessions. A Open University of Sri Lanka iniciou cursos de educação médica continuada para clínicos gerais *on-line* em 2008.

Fonte: Nandani de Silva (comunicação pessoal com autores, 2012).

---

mentas para autoavaliação orientada de seu caminho para conseguir as competências exigidas. A avaliação somativa é usada para avaliar o desempenho global de um aluno em pontos específicos de um programa de treinamento, como ao final de um módulo com rodízios, ao fim de cada ano ou antes da graduação. As estratégias para selecionar o melhor método de avaliação para diferentes competências foram resumidas pelo Accreditation Council for Graduate Medical Education (ACGME) nos Estados Unidos. A certificação assegura a competência geral e é discutida no Capítulo 5. O ACGME está atualmente num processo de construção de um modelo de avaliação contínua.[100] e também está desenvolvendo padrões internacionais de acreditação para uma variedade de programas de treinamentos em especialidade (www.acgme-i.org).

140 Michael Kidd

QUADRO 4.19 Lista de verificação para experiências em medicina de família

Um processo Delphi foi iniciado em 2006 para o desenvolvimento de um consenso global sobre as experiências que os estudantes de medicina deveriam ter durante um estágio em medicina de família, obtendo-se respostas de 15 países em 5 continentes. Desenvolvida com a WONCA Working Party on Education para a International Federation of Medical Student Associations, teve o objetivo de orientar a troca de experiências de estudantes em medicina de família. A lista de verificação a seguir pode ser usada em qualquer contexto para ajudar a preparar um currículo de medicina de família para estudantes de medicina, ou para orientar uma avaliação de suas experiências:

- Descrever o sistema de saúde, a posição e o impacto da atenção primária.
- Descrever as condições de saúde tratadas pela atenção primária e por outros níveis de atenção.
- Selecionar diferenças em procedimentos diagnósticos e tratamentos relacionados a incidência e a prevalência na atenção primária, em comparação com atenção nos níveis secundários e terciários.
- Discutir a relação médico-paciente exclusiva da prática de família.
- Explicar as diferenças entre doença e experiência de doença, usando a abordagem clínica centrada no paciente.
- Realizar e explicar uma consulta centrada no paciente.
- Prestar atendimento a pacientes ao longo do tempo (mesmo paciente, várias consultas).
- Avaliar e manejar pacientes com doenças crônicas ao longo do tempo.
- Avaliar pacientes, fazer diagnóstico e propor o tratamento inicial de pacientes com apresentações agudas comuns.
- Lidar com situações de incerteza clínica.
- Discutir aspectos éticos em prática de família.
- Demonstrar respeito pela cultura do paciente e sensibilidade por suas crenças e pressupostos.
- Atuar na promoção de saúde e no aconselhamento para prevenção de doenças.

Pode ser útil a consideração desses itens no contexto da ocorrência apenas com observação (iniciante), com assistência de um supervisor presente (intermediário) ou com a realização independente com aconselhamento (avançado).

O currículo da medicina de família é atualizado e regularmente melhorado em um ciclo contínuo de avaliação e *feedback*. Cada objetivo educacional é alcançado por meio de um processo de desenvolvimento de objetivos, métodos, avaliação e *feedback* para melhora. A síntese e integração de conhecimentos e habilidades dos médicos de família são feitas mediante prestação de atenção integral a um grupo de pacientes no centro de medicina de família. As competências exigidas e os objetivos educacionais são periodicamente revisados para garantir que sejam relevantes para as condições atuais. A qualidade do currículo é avaliada por meio da revisão regular dos resultados do aluno e da satisfação de alunos, professores e pacientes.

Para propiciar uma educação relevante e atualizada, os professores de medicina de família também precisam avaliar regularmente as necessidades dos pacientes, das comunidades, dos alunos e das instituições atendidas. A avaliação das necessidades é um componente fundamental da atenção médica centrada no paciente, do ensino centrado no aluno, da atenção primária orientada para a comunidade e da educação médica socialmente responsável. Essa avaliação exige uma atitude de curiosidade e motivação para levantar questões como as seguintes:

A Contribuição da Medicina de Família e Comunidade para os Sistemas de Saúde **141**

- Os serviços clínicos ou programas de ensino estão satisfazendo as necessidades mais importantes das comunidades ou dos alunos?
- Os alunos estão satisfeitos com sua educação, ou identificam habilidades adicionais necessárias para a prática de alta qualidade?
- Como é possível melhorar a qualidade de serviços ou ensino?
- Há novas informações que sugiram maneiras diferentes de prestar os serviços com custos menores?
- Os benefícios dos serviços são distribuídos de maneira justa?
- Os graduados têm opções satisfatórias para prestarem serviços onde necessários?
- Os pacientes estão satisfeitos com o atendimento prestado pelos médicos de família?

Em programas educacionais, essas questões não apenas são importantes para o presente, mas para planejar adaptações para mudanças das condições no futuro.

Uma mudança envolve pessoas com processos. As pessoas são tanto os agentes da mudança, como os que podem ser afetados por ela. O planejamento da mudança pode incluir a análise do contexto, o ajuste de direções, o planejamento, a implementação, a manutenção e, por fim, a avaliação dos impactos da mudança.[101] Estas etapas estão descritas no Quadro 4.20.

TRANSIÇÃO DA EDUCAÇÃO À PRÁTICA

Este capítulo descreveu o que a educação em medicina de família é, por que ela é diferente da educação e treinamento de outras especialidades médicas e como a educação e o treinamento em medicina de família podem ser implementados com sucesso.

Em resumo, a medicina de família é o campo especializado da medicina dedicado especificamente à prestação de atenção primária, e educação e programas de treinamento em medicina de família são exclusivos em seu foco no ensino em todos os princípios nucleares da atenção primária. Os estudantes da graduação médica são geralmente expostos aos princípios básicos da atenção primária por meio de um rodízio específico no currículo da graduação. Devido à incapacidade de adquirir competência adequada nas habilidades complexas da atenção primária durante os anos básicos da escola médica, o treinamento especializado em medicina de família é oferecido aos alunos para o desenvolvimento da competência completa. Os programas de treinamento vocacional em pós-graduação normalmente envolvem uma mistura de ensino didático, hospitalar e ambulatorial, com ênfase especial no treinamento no ambiente de atenção ambulatorial. Esse treinamento ambulatorial é reforçado por meio de técnicas de ensino especialmente planejadas para a movimentada clínica de medicina de família. Os programas de retreinamento na especialidade de medicina de família são semelhantes aos pro-

142 Michael Kidd

> **QUADRO 4.20** Protocolo para mudança em educação médica[111]
>
> Em 1992, líderes internacionais em educação médica se encontraram na Universidade de Washington, em Seattle, para discutir estratégias para as mudanças da educação médica, com a finalidade de satisfazer as necessidades da sociedade. Eles apresentaram um protocolo escalonado para as mudanças, incluindo os elementos aqui listados.
>
> **Fase 1: Etapas para começar**
> - Desenvolver uma declaração da missão
> - Trabalhar com outras partes interessadas
> - Planejar o currículo de acordo com as necessidades de saúde
> - Desenvolver o perfil do "médico do futuro"
> - Avaliar a utilidade do currículo atual
> - Avaliar o sistema de avaliação do estudante
> - Avaliar o corpo docente e a equipe
> - Avaliar a estrutura organizacional
> - Avaliar o sistema de remuneração
> - Estimar as chances de sucesso da mudança
> - Preparar líderes apropriados
>
> **Fase 2: Etapas para iniciar a implementação**
> - Buscar apoio financeiro
> - Juntar material para desenvolver um novo currículo
> - Desenvolver um plano organizacional
> - Manter a comunicação
> - Solidificar uma imagem positiva para mudança
> - Lidar com as barreiras para mudança
>
> **Fase 3: Etapas para completa implementação**
> - Desenvolver um calendário curricular
> - Estabelecer uma estrutura de governança curricular apropriada
> - Estabelecer planos de avaliação continuada de curto e longo prazo
> - Participar em programas de saúde da comunidade e em pesquisas de serviços de saúde

gramas tradicionais de pós-graduação, com modificações para a acomodação de médicos em atividade e que devem adquirir uma competência básica em atenção primária. Esses programas são parte crucial na ajuda para que os sistemas de saúde rapidamente consigam uma base de profissionais de atenção primária bem treinados em locais onde eles ainda não existam. A educação médica continuada é um mecanismo de treinamento em serviço importante, geralmente liderado pela especialidade de medicina de família, para auxiliar o médico que trabalha em medicina de família a manter um nível mínimo de competência em atendimentos clínicos. A avaliação de treinamento baseado em competência é fundamental para garantir a competência do profissional na atenção primária e melhorar os programas educacionais da especialidade.

Embora a educação e o desenvolvimento profissional sejam fundamentais para a clínica de família de alta qualidade, um ambiente de apoio também é necessário. À medida que os estagiários da medicina de família evoluem de alunos para profissionais independentes, eles rapidamente buscam o apoio do sistema para poderem praticar seu novo campo de especialidade até o limite superior de suas

A Contribuição da Medicina de Família e Comunidade para os Sistemas de Saúde   **143**

QUADRO 4.21 Aplicando padrões internacionais à medicina de família

Em 1998, a Federação Mundial de Educação Médica (WFME) lançou um programa de padrões internacionais em educação médica. O propósito foi disponibilizar um mecanismo para a melhora da qualidade em educação médica, em um contexto global, para ser aplicado por instituições responsáveis pela educação médica e em programas no continuum de educação médica. Educadores médicos de todo o mundo desenvolveram os padrões globais da WFME para educação médica básica, educação médica na pós-graduação e desenvolvimento profissional continuado, todos publicados em 2003 com apoio da Organização Mundial de Saúde e da Associação Médica Mundial. A WONCA vem desenvolvendo padrões para médicos de família em treinamento com base em um modelo de dois níveis dos padrões internacionais da WFME: **básico** para programas em estágio inicial de desenvolvimento e **desenvolvimento de qualidade** para programas mais maduros e com maior duração. Esse é um conceito útil, dada a diversidade de recursos da medicina de família e de ambientes educacionais.

No desenvolvimento, várias questões vêm sendo abordadas, incluindo:
- relevância desses padrões para uma ampla variedade de contextos
- áreas adicionais específicas da medicina de família
- utilidade desses padrões para programas educacionais em todo o mundo
- valor de desenvolvimento acompanhando padrões internacionais de acreditação.

---

melhores habilidades. O desenvolvimento de uma grande coorte de médicos de família em um sistema de saúde terá um benefício limitado se não receberem os sistemas e recursos para a maximização do uso de suas habilidades em princípios como atenção integral e coordenada. Para conseguir melhores resultados para a população, resultantes de uma forte base na atenção primária, os sistemas de saúde devem continuar seus investimentos para reforçar o sistema de atenção primária, indo além do simples treinamento e desenvolvimento desses recursos humanos. Os componentes desse ambiente serão revistos no próximo capítulo.

REFERÊNCIAS

1. Dewey J, Archambault RD. *John Dewey on Education: selected writings*. New York: Modern Library. 1964.

2. Maritain J. *Education at the Crossroads*. New Haven, CT: Yale University Press, 1943.

3. Hutchins RM. *The Conflict in Education in a Democratic Society*. 1st ed. New York: Harper, 1953: 67–76.

4. McGuire C. *An Overview of Medical Education in the Late 20th Century. International handbook of medical education*. Westport, CT: Greenwood Press, 1994.

5. Boelen C. Medical education reform: the need for global action. *Academic Medicine*. 1992; 67(11): 745–9.

6. Boelen C, Heck JE. *Defining and Measuring the Social Accountability of Medical Schools*. Geneva: World Health Organization, Division of Development of Human Resources for Health; 1995.

7. Lipkin M. *Toward the Education of Doctors who Care for the Needs of People: innovative approaches in medical education. New directions for medical education: problem-based learn- ing and community-oriented medical education*. New York: Springer-Verlag, 1989.

144 Michael Kidd

8. Golden A, Carlson D, Hagen J. *A Definition of Primary Care for Educational Purposes. The art of teaching primary care.* New York: Springer 1982.

9. Gabriel BA. Beyond hospital walls: teaching students about social determinants of health. 1. *AAMC Reporter* [Internet] 2012. Disponível em: www.aamc.org/newsroom/reporter/ sept2012/303664/hospital-walls.html

10. Moore MG, Kearsley G. *Distance Education: a systems view of online learning.* 3rd ed. Belmont, CA: Wadsworth Cengage Learning, 2012.

11. NextGenU: NextGenU.org 2012. Disponível em: www.nextgenu.org

12. Lewin T. Harvard and M.I.T. team up to offer free online courses. *New York Times*, 2012, May 2.

13. De Silva N. Development of the Postgraduate Diploma in Family Medicine by distance education. *The Sri Lankan experience. Medicine Today.* 2008; 6(2): 173–7. Disponível em: pgim.nodes.lk

14. Starfield B, Shi L, Grover A, et al. The effects of specialist supply on populations' health: assessing the evidence. *Health Affairs (Millwood).* 2005 Jan-Jun; Suppl Web Exclusives: W5-97-W5-107.

15. Gulliford MC. Availability of primary care doctors and population health in England: is there an association? *Journal of Public Health Medicine.* 2002; 24(4): 252–4.

16. Campbell RJ, Ramirez AM, Perez K, et al. Cervical cancer rates and the supply of primary care physicians in Florida. *Family Medicine.* 2003; 35(1): 60–4.

17. Ferrante JM, Gonzalez EC, Pal N, et al. Effects of physician supply on early detection of breast cancer. *Journal of the American Board of Family Practice.* 2000; 13(6): 408–14.

18. Lee J, Park S, Choi K, et al. The association between the supply of primary care physicians and population health outcomes in Korea. *Family Medicine.* 2010; 42(9): 628–35.

19. Roetzheim RG, Pal N, van Durme DJ, et al. Increasing supplies of dermatologists and family physicians are associated with earlier stage of melanoma detection. *Journal of the American Academy of Dermatology.* 2000; 43(2 Pt. 1): 211–18.

20. Shi L, Macinko J, Starfield B, et al. The relationship between primary care, income inequal- ity, and mortality in US States, 1980–1995. *Journal of the American Board of Family Practice.* 2003; 16(5): 412–22.

21. Franks P, Fiscella K. Primary care physicians and specialists as personal physicians. Health care expenditures and mortality experience. *Journal of Family Practice.* 1998; 47(2): 105–9.

22. Roetzheim RG, Pal N, Gonzalez EC, Fet al. The effects of physician supply on the early detection of colorectal cancer. *Journal of Family Practice.* 1999; 48(11): 850–8.

23. Shi L, Macinko J, Starfield B, et al. Primary care, income inequality, and stroke mortality in the United States: a longitudinal analysis, 1985–1995. *Stroke.* 2003; 34(8): 1958–64.

24. Shi L, Macinko J, Starfield B, et al. Primary care, infant mortality, and low birth weight in the states of the USA. *Journal of Epidemiology and Community Health.* 2004; 58(5): 374–80.

25. Starfield B. *Primary Care: balancing health needs, services, and technology.* Rev. ed. New York: Oxford University Press, 1998; ix: 438.

A Contribuição da Medicina de Família e Comunidade para os Sistemas de Saúde **145**

26. *Training of the Physician for Family Practice: eleventh report of the Expert Committee on Professional and Technical Education of Medical and Auxiliary Personnel.* Geneva: World Health Organization 1963.

27. Haq C, Ventres W, Hunt V, et al. Where there is no family doctor: the development of family practice around the world. *Academic Medicine.* 1995; 70(5): 370–80.

28. Hansen MF. An educational program for primary care. *Journal of Medical Education.* 1970; 45(12): 1001–15.

29. *Making Medical Practice and Education More Relevant to People's Needs: the contribution of the family doctor.* Geneva: World Health Organization, 1994.

30. *The World Health Report 2008: Primary health care – now more than ever.* Geneva: World Health Organization, 2008.

31. *World Medical Association Statement on the Global Burden of Chronic Disease.* World Medical Association, 2011.

32. Montegut AJ. To achieve "health for all" we must shift the world's paradigm to "primary care access for all". *Journal of the American Board Family Medicine.* 2007; 20(6): 514–17.

33. Ershler I. Comprehensive primary health care. A letter to a medical student. *Archives of Internal Medicine.* 1989; 149(11): 2404–6.

34. Golinkoff M. Managed care best practices: the road from diagnosis to recovery: access to appropriate care. *Journal of Managed Care Pharmacy.* 2007; 13(9 Suppl A): S23–7.

35. McDaniel SH, McDaniel SH. *Family-Oriented Primary Care.* 2nd ed. New York: Springer, 2005; xix: 477.

36. Global learning device on social determinants of health and public policy formulation. Pan American Health Organization, World Health Organization; 2011.

37. Saultz JW. Defining and measuring interpersonal continuity of care. *Annals of Family Medicine.* 2003; 1(3): 134–43.

38. Haggerty JL, Reid RJ, Freeman GK, et al. Continuity of care: a multidisciplinary review. *British Medical Journal.* 2003; 327(7425): 1219–21.

39. Christakis DA, Kazak AE, Wright JA, et al. What factors are associated with achieving high continuity of care? *Family Medicine.* 2004; 36(1): 55–60.

40. Becker MH, Drachman RH, Kirscht JP. A field experiment to evaluate various outcomes of continuity of physician care. *American Journal of Public Health.* 1974; 64(11): 1062–70.

41. Nutting PA, Goodwin MA, Flocke SA, et al. Continuity of primary care: to whom does it matter and when? *Annals of Family Medicine.* 2003; 1(3): 149–55.

42. Thompson M, Nussbaum R. Asking women to see nurses or unfamiliar physicians as part of primary care redesign. *American Journal of Managed Care.* 2000; 6(2): 187–99.

43. Bodenheimer T. *Building Teams in Primary Care: case studies.* Oakland, CA: California HealthCare Foundation 2007.

44. Menec VH, Sirski M, Attawar D, et al. Does continuity of care with a family physician reduce hospitalizations among older adults? *Journal of Health Services Research and Policy.* 2006; 11(4): 196–201.

45. Sperl-Hillen JM, Solberg LI, Hroscikoski MC, et al. The effect of advanced access implementation on quality of diabetes care. *Preventing Chronic Disease.* 2008; 5(1): A16.

46. Wolinsky FD, Bentler SE, Liu L, et al. Continuity of care with a primary care physician and mortality in older adults. *Journals of Gerontology Series A, Biological Sciences and Medical Sciences.* 2010; 65(4): 421–8.

47. Ogur B, Hirsh D, Krupat E, et al. The Harvard Medical School-Cambridge integrated clerk- ship: an innovative model of clinical education. *Academic Medicine.* 2007; 82(4): 397–404.

48. Phan K, Brown SR. Decreased continuity in a residency clinic: a consequence of open access scheduling. *Family Medicine.* 2009; 41(1): 46–50.

49. Powell Davies G, Williams AM, Larsen K, Pet al. Coordinating primary health care: an analysis of the outcomes of a systematic review. *Medical Journal of Australia.* 2008; 188(8 Suppl.): S65–8.

50. Stille CJ, Jerant A, Bell D, Meltzer D, Elmore JG. Coordinating care across diseases, settings, and clinicians: a key role for the generalist in practice. *Annals of Internal Medicine.* 2005; 142(8): 700–8.

51. Grumbach K, Bodenheimer T. Can health care teams improve primary care practice? *Journal of the American Medical Association..* 2004; 291(10): 1246–51.

52. De Maeseneer J, van Weel C, Roberts R. Family medicine's commitment to the MDGs. *Lancet.* 2010; 375(9726): 1588–9.

53. Mills P, Neily J, Dunn E. Teamwork and communication in surgical teams: implications for patient safety. *Journal of the American College of Surgeons.* 2008; 206(1): 107–12.

54. Nandiwada DR, Dang-Vu C. Transdisciplinary health care education: training team players. *Journal of Health Care for the Poor and Underserved.* 2010; 21(1): 26–34.

55. Jack B, Greenwald J, Forsythe S, et al. Developing the Tools to Administer a Comprehensive Hospital Discharge Program: The ReEngineered Discharge (RED) Program (Vol. 3: Performance and Tools) 2008.

56. *Wonca International Dictionary.* Copenhagen: Wonca International Classification Committee, 2003.

57. Starfield B, Hyde J, Gervas J, et al. The concept of prevention: a good idea gone astray? *Journal of Epidemiology and Community Health.* 2008; 62(7): 580–3.

58. United States Department of Health and Human Services. *Clinician's Handbook of Preventative Services.* 2nd ed. McLean, VA: International Medical Publishing 1997.

59. Prochaska J, DiClemente C. In search of the structure of behaviour change. In: Y Klar, J. D. Fisher, J. M. Chinsky, et al (eds). *Self-Change: social, psychological and clinical perspectives.* New York: Springer-Verlag, 1992.

60. Rollnick S, Mason P, Butler C. *Health Behavior Change: a guide for practitioners.* Edinburgh: Churchill Livingstone, 1999.

61. Christie-Seely J (ed). *Working With the Family in Primary Care: a systems approach to health and illness.* Westport, CT: Praeger Publishers 1984.

62. Kark SL. *The Practice of Community-oriented Primary Health Care.* New York: Appleton- Century-Crofts, 1981.

63. Rhyne R. *Community Oriented Primary Care: health care for the 21st century*. Washington DC: American Public Health Association 1998.

64. Lipkin M, Putnam SM, Lazare A. *The Medical Interview: clinical care, education, and research*. New York: Springer-Verlag 1995; 22: 643.

65. Stuart MR, Lieberman JA. *The Fifteen Minute Hour: practical therapeutic interventions in primary care*. 3rd ed. Philadelphia: Saunders, 2002.

66. Brown J, Stewart M, McCracken E, et al. The patient-centred clinical method. 2. Definition and application. *Family Practice*. 1986; 3(2): 75–9.

67. Coulehan JL, Block MR. *The Medical Interview: mastering skills for clinical practice*. 5th ed. Philadelphia: F.A. Davis Co., 2006.

68. Levenstein JH, McCracken EC, McWhinney IR, et al. The patient-centred clinical method. A model for the doctor-patient interaction in family medicine. *Family Practice*. 1986; 3(1): 24–30.

69. Mengel M, Holleman W (eds). *Fundamentals of Clinical Practice. A textbook on the patient, doctor and society*. New York: Plenum Medical Book Company 1997.

70. Stewart M, Brown J, Levenstein J, et al. The patient-centred clinical method. 3. Changes in residents' performance over two months of training. *Family Practice*. 1986; 3(3): 164–7.

71. Stewart M, Brown JB, Weston WW, et al. *Patient-Centred Medicine: transforming the clini- cal method*. 2nd ed. Stewart M, Brown JB, Freeman TR (eds). United Kingdom: Radcliffe Medical Press, 2003.

72. The American Balint Society. Available from: www.americanbalintsociety.org

73. Pellegrino E, Thomasma D. *For the Patient's Good: the restoration of beneficence in health care*. Oxford: Oxford University Press 1988.

74. Rivo ML, Saultz JW, Wartman SA, et al. Defining the generalist physician's training. *Journal of the American Medical Association.*. 1994; 271(19): 1499–504.

75. Kahssay HM. Health centres: the future of health depends on them. *World Health Forum*. 1998; 19(4): 341–7, discussion 8–60.

76. Markuns JF, Culpepper L, Halpin WJ Jr. Commentary: a need for leadership in primary health care for the underserved: a call to action. *Academic Medicine*. 2009; 84(10): 1325–7.

77. Kahssay H, Taylor M, Berman P. *Community Health Workers: the way forward*. Geneva: World Health Organization, 1998.

78. Demarzo MM. Transforming health professionals' education. *Lancet*. 2011; 377(9773): 1235, author reply 8–9.

79. Sloane PD. *Essentials of Family Medicine*. 6th ed. Philadelphia: Wolters Kluwer Health/ Lippincott Williams & Wilkins, 2012.

80. Scott I, Gowans M, Wright B, et al. Determinants of choosing a career in family medicine. *Canadian Medical Association Journal*. 2011; 183(1): E1–8.

81. Bland CJ, Meurer LN, Maldonado G. Determinants of primary care specialty choice: a non-statistical meta-analysis of the literature. *Academic Medicine*. 1995; 70(7): 620–41.

82. West CP, Dupras DM. General medicine vs subspecialty career plans among internal medi- cine residents. *Journal of the American Medical Association.*. 2012; 308(21): 2241–7.

83. Sinclair HK, Ritchie LD, Lee AJ. A future career in general practice? A longitudinal study of medical students and preregistration house officers. *European Journal of General Practice.* 2006; 12(3): 120–7.

84. Tolhurst H, Stewart M. Becoming a GP-a qualitative study of the career interests of medical students. *Australian Family Physician.* 2005; 34(3): 204–6.

85. Pathman DE, Steiner BD, Jones BD, et al. Preparing and retaining rural physicians through medical education. *Academic Medicine.* 1999; 74(7): 810–20.

86. Campos-Outcalt D, Senf J, Watkins AJ, et al. The effects of medical school curricula, faculty role models, and biomedical research support on choice of generalist physician careers: a review and quality assessment of the literature. *Academic Medicine.* 1995; 70(7): 611–19.

87. Kamien BA, Bassiri M, Kamien M. Doctors badmouthing each other. Does it affect medical students' career choices? *Australian Family Physician.* 1999; 28(6): 576–9.

88. Vujicic M, Alfano M, Shengelia B, et al. *Attracting Doctors and Medical Students to Rural Vietnam: insights from a discrete choice experiment.* The World Bank, 2010.

89. Neher JO, Gordon KC, Meyer B, et al. A five-step "microskills" model of clinical teaching. *Journal of the American Board of Family Practice.* 1992; 5(4): 419–24.

90. Pangaro L. A new vocabulary and other innovations for improving descriptive in-training evaluations. *Academic Medicine.* 1999; 74(11): 1203–7.

91. Wolpaw TM, Wolpaw DR, Papp KK. SNAPPS: a learner-centered model for outpatient education. *Academic Medicine.* 2003; 78(9): 893–8.

92. Wolpaw T, Papp KK, Bordage G. Using SNAPPS to facilitate the expression of clinical reasoning and uncertainties: a randomized comparison group trial. *Academic Medicine.* 2009; 84(4): 517–24.

93. *Family Practice Development Strategies: report on the second World Health Organization meeting of the Expert Network.* Warsaw, Poland: World Health Organization Regional Office for Europe 1995.

94. Mazmanian PE, Davis DA. Continuing medical education and the physician as a learner: guide to the evidence. *Journal of the American Medical Association.*. 2002; 288(9): 1057–60.

95. Fabb W, Janssens H. Continuing education. In: Fry J (ed). *Primary Care.* London: William Heinemen Medical Books, 1980: 473.

96. Hauer KE, Ciccone A, Henzel TR, et al. Remediation of the deficiencies of physiciansacross the continuum from medical school to practice: a thematic review of the literature. *Academic Medicine.* 2009; 84(12): 1822–32.

97. Harden RM, Grant J, Buckley G, et al. Best evidence medical education. *Advances in Health Sciences Education: Theory and Practice.* 2000; 5(1): 71–90.

98. Hart I. Best evidence medical education (BEME). *Medical Teacher.* 1999; 21(5): 453–4.

99. Stewart M, Mennin P, McGrew M. Scholarship in teaching and best evidence medical education: synergy for teaching and learning. *Medical Teacher*. 2000; 22(5): 468–70.

100. Nasca TJ, Philibert I, Brigham T, et al. The next GME accreditation system – rationale and benefits. *New England Journal of Medicine*. 2012; 366(11): 1051–6.

101. Neufeld V. *Leadership for Change in the Education of Health Professionals*. Maastrict: Network Publications, 1995.

102. Walters L, Greenhill J, Richards J, et al. Outcomes of longitudinal integrated clinical place- ments for students, clinicians and society. *Medical Education*. 2012; 46(11): 1028–41.

103. Makoul G. Essential elements of communication in medical encounters: the Kalamazoo consensus statement. *Academic Medicine*. 2001; 76: 390–3.

104. *The World Health Report 2008: Primary health care – now more than ever*. Geneva: World Health Organization 2008. Disponível em: www.who.int/whr/2008/whr08_en.pdf

105. Starfield B. Is patient-centred care the same as person-focused care? *Permanente Journal*. 2011; 15(2): 63–9.

106. Kidd MR, Beilby JJ, Farmer EA, et al. General practice education and training: past expe- riences, current issues and future challenges. *Medical Journal of Australia*. 2011; 194(11): S53–4.

107. Osman H, Romani M, Hlais S. Family medicine in Arab countries. *Family Medicine*. 2011; 43: 37–42.

108. Abyad A, Al-Baho AK, Unluoglu I, et al. Development of family medicine in the Middle East. *Family Medicine*. 2007; 39: 736–41.

109. Accreditation Council for Graduate Medical Education (ACGME) Program Requirements for Graduate Medical Education in Family Medicine, 2007, United States of America.

110. Davis D, O'Brien MA, Freemantle N, et al. Impact of formal continuing medical education. Do conferences, workshops, rounds and other traditional continuing education activities change physician behavior or health outcomes? *Journal of the American Medical Association.*. 1999; 282: 867–74.

111. Boelen C, Des Marchais JE, Dohner CW, et al. *Developing Protocols for Change in Medical Education. Report of an informal consultation, Seattle, Washington, USA, 11–14 August 1992*. Geneva: World Health Organization. 1995. (WHO/HRH/95.5)

112. Boelen C. A new paradigm for medical schools a century after Flexner's report. *Bulletin of the World Health Organization*. 2002; 80.

113. *Consenso Global relativo à Responsabilidade Social das Escolas Médicas, 2010*. Disponível em: www. healthsocialaccountability.org

114. Frehywot S, Vovides Y, Talib Z, et al. E-learning in medical education in resource constrained low- and middle-income countries. *Human Resources for Health*. 2013; 11: 4. Disponível em: www.human-resources-health.com/content/pdf/1478-4491-11-4.pdf

5

Criando um ambiente favorável para clínica de família mais efetiva

Médicos de família necessitam de ambientes favoráveis que lhes permitam atender indivíduos, famílias e comunidades. Muitas condições são necessárias para o sucesso da clínica de família (ver Tab. 5.1). Educação e treinamento adequados preparam médicos de família, enquanto sistemas de saúde efetivos e equipes colaborativas oferecem a estrutura organizacional necessária para a disponibilização de serviços de saúde eficientes. Ambientes favoráveis tornam possível que médicos de família prestem atendimentos de saúde da maior qualidade com os recursos disponíveis.

TABELA 5.1 Principais condições para clínica de família mais efetiva

Componentes	Exemplos
Relações	Comunicação efetiva e colaboração com pacientes, famílias, comunidades, equipes de saúde, colegas de especialidade, escolas médicas e centros clínicos acadêmicos, autoridades de saúde pública e governamentais, e associações profissionais
Educação	Educação de alta qualidade oferecida por escola médica, treinamento na especialidade e educação continuada
Equipes e sistemas de saúde	Equipes de atenção primária com recursos adequados, número suficiente de profissionais de saúde e modelos de prática colaborativa
Associações profissionais	Padrões estabelecidos para medicina de família de alta qualidade, avaliação das necessidades, exame e certificação implementados, garantia de recursos adequados, público educado sobre o papel e o valor dos médicos de família, colaboração produtiva com organizações nacionais e internacionais
Pesquisa em atenção primária	Financiamento suficiente para pesquisadores de medicina de família para geração de novo conhecimento, conhecimento aplicado para melhorar a qualidade e medir os resultados da atenção
Melhora da qualidade	Médicos de família com conhecimento e habilidades para avaliar qualidade e melhorar processos clínicos e resultados
Políticas e financiamento	Incentivos criados para apoiar atenção primária de alta qualidade para toda a população

152 Michael Kidd

Este capítulo cobre componentes de ambientes favoráveis necessários para a clínica de família de alta qualidade. Incluem promoção de: desenvolvimento de organizações profissionais, financiamento e remuneração de clínica mais efetiva, melhora do acesso, apoio à pesquisa em atenção primária, melhora da qualidade e dos resultados da clínica, e planejamento estratégico para desenvolvimento da medicina de família. Cada um desses componentes inter-relacionados contribui para ambientes favoráveis à clínica de família.

PROMOÇÃO DE RELAÇÕES POSITIVAS

Embora os componentes listados na Tabela 5.1 contribuam para clínica mais efetiva, a boa imagem de um médico de família bem treinado resulta das relações positivas desenvolvidas ao longo do tempo com pacientes e com o público, colegas profissionais de saúde, instalações acadêmicas e autoridades de saúde. Relações com essas partes interessadas do sistema de saúde se baseiam em prestação de atenção de alta qualidade pelos médicos de família, colaboração efetiva com membros da equipe da atenção primária e outros colegas de especialidade e serviço dedicado às comunidades. Promoção dessas relações positivas começa com compreensão e abordagem das necessidades e da potencial resistência subjacente de cada parte interessada.

Relações com indivíduos e comunidade

Relações entre médicos de família e seus pacientes, colegas e comunidade afetam o ambiente para crescimento e desenvolvimento continuado e o da medicina de família como uma disciplina. Por exemplo, o sistema de saúde do Canadá passou por uma transformação para reforçar a disponibilização de atenção primária na última década, com estímulo a todas as partes interessadas para se envolver e colaborar, incluindo pacientes, prestadores de atenção e legisladores, como parte fundamental das reformas.[1]

Em outro exemplo, em 2010, o presidente dos Estados Unidos tornou lei a reforma de saúde mais abrangente daquele país desde 1965. A Lei de Proteção e Atenção Acessível do Paciente (ACA*) garantirá cobertura de seguro de saúde de 30 milhões de norte-americanos previamente sem cobertura. Essa Lei e o parecer do Congresso que lhe deu apoio se concentraram fortemente na atenção primária como um fator essencial e importante para a redução dos custos. Essa lei deve ajudar a levar médicos de família para perto de mais pessoas da população dos Estados Unidos.[2]

---

* N. de R.T. Sigla em inglês de *Patient Protection and Affordable Care Act*, em que, para abreviar, foram usadas somente as três últimas palavras,

A Contribuição da Medicina de Família e Comunidade para os Sistemas de Saúde **153**

Ao se introduzir medicina de família em um país, o público deve primeiro ser educado sobre o papel do médico de família no sistema de saúde. Em alguns países em que clínicos gerais são inadequadamente treinados, sobrecarregados e subvalorizados, o público pode ter uma opinião negativa sobre o médico de família como médico pessoal.[3] Nessa situação, é essencial que os governos ou o setor privado financiem o desenvolvimento da medicina de família e apoiem modelos de prática para demonstrar ao público que médicos de família bem treinados podem oferecer atenção de alta qualidade com elevada satisfação do paciente.[4]

Em situações em que médicos de família têm controle substancial sobre o encaminhamento para outros serviços médicos especializados e são pressionados por seus empregadores ou pelo governo para a restrição desse acesso, pacientes e público podem reclamar da restrição do acesso. Essa situação já existe, por exemplo, no Reino Unido, onde reformas propostas devem deixar o sistema mais controlado pelo mercado, com clínicos gerais atuando como pagadores pela atenção especializada e controlando 70% da verba do Serviço Nacional de Saúde.[5] Essas situações exigem monitoramento cuidadoso para garantir que médicos de família sejam capazes de continuar servindo como defensores efetivos dos pacientes.

Na realidade, o público costuma apreciar muito os serviços de atenção primária oferecidos por médicos de família.[4] Tratamento imediato e cortês dos pacientes aumenta a aceitação do público. Quando indivíduos sabem que podem confiar em seu médico de família e em sua equipe de saúde local como competentes prestadores e defensores, médicos de família e membros de toda a equipe da atenção primária se tornam membros altamente prestigiados na comunidade. Além disso, se médicos de família trabalharem colaborativamente com outros em projetos para a melhora da saúde da comunidade, pagos ou como voluntários, percebe-se que eles desejam trabalhar para o bem-estar de toda a comunidade. Consequentemente, podem ser convidados para atuarem como líderes e defensores da saúde da comunidade, contribuindo com outros programas relacionados à saúde, como planejamento para desenvolvimento econômico, educação ou segurança. Essa liderança aumenta o valor de médicos de família para toda a comunidade.

Os médicos de família podem se envolver em uma estratégia de atenção primária à saúde orientada para a comunidade (CPOC) (ver Cap. 2, Seção 2.7). Começando com experiências da prática diária, complementadas com dados epidemiológicos, a equipe da atenção primária, junto com a comunidade local, pode formular um "Diagnóstico da Comunidade", iniciando ações para abordar as causas que levam a uma saúde ruim.[66]

Médicos de família podem contribuir para educação em saúde pública. Atividades podem incluir publicação de colunas em jornais, participação em programas de rádio e atualizações transmitidas pela televisão sobre tópicos atuais em saúde. Para melhorar sua imagem, médicos de família e suas organizações representativas podem desenvolver campanhas bem-sucedidas de educação pública, usando alertas, pôsteres e folhetos para destacar a percepção do médico de família

154 Michael Kidd

como médico pessoal e de atenção. Essas campanhas podem enfatizar as vantagens de ter um médico que disponibilize atenção integral à saúde para indivíduos e famílias, e que coordene todas as necessidades de atenção à saúde. Percepção aumentada sobre as características e funções da medicina de família incute confiança no público sobre a qualidade da atenção disponibilizada. Estratégias para a promoção de relações positivas com as comunidades locais estão listadas no Quadro 5.1.

QUADRO 5.1 Como médicos de família podem promover relações positivas com a comunidade

Médicos de família podem:
- prestar serviços de saúde de alta qualidade, acessíveis e integrais
- propiciar continuidade de atenção
- prestar atenção centrada na pessoa
- tratar prontamente pacientes e famílias, de maneira cortês e com sensibilidade para suas necessidades de saúde e preocupações
- agir como defensores do paciente
- envolver-se com líderes comunitários e defensores da saúde em benefício de suas comunidades
- participar em programas para a melhora da saúde da comunidade
- participar em serviços voluntários
- oferecer educação em saúde pública
- desenvolver materiais informativos para o público

Relações com colegas

Relações positivas entre médicos de família, membros da equipe de saúde e colegas fornecem uma base para parcerias efetivas. Vários grupos de profissionais de saúde podem ser afetados pelo desenvolvimento da medicina de família. Esses grupos podem incluir médicos generalistas atuantes que não foram treinados como médicos de família, outros especialistas e outros profissionais de saúde. Muitos desses profissionais podem estar envolvidos na oferta de atenção primária e compartilham objetivos com os médicos de família. Alguns podem questionar a necessidade de existirem médicos de família ou temer por sua própria sobrevivência.[6]

Abordagem dessas questões, negociação dos papéis complementares dos médicos de família e de outros profissionais de saúde e convite para que outros participem no desenvolvimento da medicina de família irão ajudar na construção de alianças para a oferta de atenção primária efetiva. Estratégias podem incluir retreinamento de médicos especialistas atuantes que desejam se tornar médicos de família, ou desenvolvimento de novos modelos de prática que integrem médicos de família com outros profissionais de saúde.

Em sistemas de saúde coordenados, os papéis dos médicos de família e de outros profissionais de saúde são complementares; cada um deles possibilita que o outro seja otimamente efetivo.[7] Médicos de família podem depender de membros da equipe da atenção primária para a oferta de serviços como rastreamento, educação em saúde e tratamento de condições crônicas.

A Contribuição da Medicina de Família e Comunidade para os Sistemas de Saúde **155**

De modo recíproco, relações favoráveis entre membros da equipe da atenção primária reforçam a efetividade de toda a equipe.

Quando médicos de família assumem maiores responsabilidades pela comunidade ou saúde pública, especialmente quando coordenam serviços para uma determinada população-alvo, eles dependem mais ainda de aliança com vários profissionais de saúde. Embora médicos de família treinados possam lidar com a maioria dos problemas de saúde individuais em uma comunidade, eles também conhecem suas limitações e sabem quando e como pedir ajuda de outros colegas especialistas.

Quando médicos especialistas são adequadamente consultados e compartilham a atenção de pacientes com necessidades complexas, eles compreendem e respeitam o valor do médico de família na atenção do paciente. Consultoria adequada inclui dar ao consultor informações básicas importantes sobre o paciente, descrever os problemas que o consultor deve abordar e definir os papéis do médico de família e do consultor na continuidade da atenção do paciente.

Coordenação de atenção é especialmente importante quando um paciente é hospitalizado. Alguns médicos de família prestam atenção hospitalar. Mesmo se outro médico ficar responsável pela atenção hospitalar, o médico de família é responsável pelo encaminhamento e seguimento do paciente hospitalizado.

Reconhecimento, discussão e negociação dos papéis complementares dos médicos de família e de outros profissionais de saúde na atenção dos pacientes minimizam a competição e promovem a colaboração. Outros especialistas que trabalham em colaboração com médicos de família podem se tornar importantes aliados no desenvolvimento da especialidade. Estratégias para promoção de relações positivas com colegas estão listadas no Quadro 5.2.

QUADRO 5.2 Como médicos de família podem promover relações positivas com colegas

Médicos de família podem:
- atuar como membros colaboradores da equipe
- comunicar-se direta e efetivamente com especialistas consultores
- compartilhar informações para melhor abordar necessidades de saúde prioritárias
- coordenar admissão, atenção e alta de pacientes hospitalizados
- identificar problemas e desenvolver estratégias para a melhora na coordenação de atenção
- oferecer programas de educação continuada para profissionais de saúde aliados
- convidar colegas de especialidade para participarem no ensino e em programas de educação continuada

---

Relações com escolas médicas

Muitas escolas médicas descobriram que departamentos de medicina de família desempenham papéis importantes em suas escolas e centros clínicos acadêmicos locais, nas áreas de ensino, pesquisa e atenção clínica. Inicialmente, porém, alguns docentes ou departamentos podem resistir à introdução de medicina de família.[8]

156 Michael Kidd

Visitas e apresentações de docentes e líderes de departamentos de locais onde medicina de família é bem sólida e respeitada podem gerar uma atitude mais favorável em relação à especialidade. Muitas vezes, o diretor de uma escola médica ou um líder de departamento respeitado de outra especialidade podem ser aliados importantes para criação da medicina de família em um centro clínico acadêmico ou uma escola médica.

Médicos de família da comunidade podem reforçar suas relações com centros clínicos acadêmicos e escolas médicas servindo como valiosos clínicos, professores e modelos de prática para estudantes de medicina e médicos em treinamento na especialidade. Experiências de aprendizado na comunidade propiciam benefícios para estudantes, médicos em treinamento e médicos supervisores. Quando alunos trabalham sob a supervisão de médicos de família da comunidade, conseguem apreciar o valor e a complexidade da atenção primária integral de alta qualidade. Médicos de família da comunidade que atuam como professores são geralmente motivados para a oferta de serviços de alta qualidade, sendo estimulados pelas interações com ávidos aprendizes. A qualidade da atenção do paciente melhora quando médicos de família participam de esforços de pesquisa na atenção primária e na educação continuada para se manterem atualizados, melhorando ainda mais suas habilidades de ensino. Quando médicos de família são reconhecidos e recompensados como professores, sua imagem melhora. Considerações para a melhora das relações dos médicos de família com escolas médicas e centros clínicos acadêmicos estão listadas no Quadro 5.3.

QUADRO 5.3 Como médicos de família podem promover relações positivas com escolas médicas e centros clínicos acadêmicos

Médicos de família podem:
- atuar como docentes em tempo integral em departamento de medicina de família em escolas médicas
- atuar em comitês de admissão de escolas médicas
- ajudar a ensinar medicina de família a estudantes de medicina
- atuar como professores clínicos para médicos em treinamento
- ensinar em programas de educação
- reforçar a responsabilidade continuada ou deles participar
- participar de pesquisas na atenção primária
- social de instituições acadêmicas

Relações com autoridades de saúde

Relações favoráveis com autoridades do governo responsáveis pelo planejamento e financiamento da atenção à saúde aumentarão a capacidade dos médicos de família para atenderem as comunidades e o potencial da medicina de família para se tornar uma força motriz nos processos de reforma da saúde.

A Contribuição da Medicina de Família e Comunidade para os Sistemas de Saúde   **157**

Entre os fatores que influenciam o desenvolvimento da medicina de família, apoio ideológico e financeiro do governo é o mais importante. A história mostra que, quando isso é obtido, progresso costuma ser rápido. Governos e autoridades de saúde precisam receber as evidências acumuladas de que o aumento da contribuição da medicina de família ajudará sistemas de saúde a prestar atenção de alta qualidade, equitativos e custo-efetiva. Dirigentes de saúde do governo devem ser capazes de fornecer informações valiosas para esforços de planejamento em saúde, e geralmente vêm como bem-vindas as parcerias com médicos locais (ver Quadro 5.4).

QUADRO 5.4 Parcerias entre o governo e a medicina de família nas Filipinas

A Academia Filipina de Médicos de Família (PAFP*), a Sociedade Filipina de Professores de Medicina de Família e o Departamento de Medicina da Família e Comunidade da Universidade das Filipinas colaboraram com o governo nacional e seu braço de implementação, a Empresa Filipina de Seguro Saúde, em diversos projetos para reforçar a medicina de família e melhorar a qualidade de atenção.

A Lei Nacional de Seguro Saúde , aprovada em 1994, ajudou a formalizar o papel do médico de família. Componentes principais dessa lei incluem:

• acesso universal a atenção ambulatorial e hospitalizações
• classificação de médicos de família como especialistas com pagamento correspondente por seus serviços
• encaminhamentos para especialidades por médicos de família
• criação de programas de garantia da qualidade para melhorar a prática.

Projetos incluíram oficinas conjuntas sobre competências, desenvolvimento de diretrizes clínicas baseadas em evidências para problemas comumente encontrados em atenção primária, pesquisas para melhorar acesso e qualidade da atenção e projetos-piloto lidando com a oferta de cuidados para pessoas com doenças terminais, bem-estar familiar e atenção para os mais necessitados.

Educação médica continuada é exigida pela Comissão de Regulações Profissionais para que médicos de família renovem suas licenças e mantenham sua atuação clínica. A PAFP atualmente exige participação em atividades de garantia da qualidade para que médicos de família sejam mantenham como membros ativos. Melhora da qualidade também foi reforçada pela assistência da Grupo de Trabalho sobre Qualidade em Medicina de Família da Organização Mundial de Médicos de Família.

Assim, uma relação mutuamente benéfica continua a evoluir. Com ajuda do apoio e força do governo, médicos de família tomaram várias medidas que asseguram à sociedade a qualidade de sua atenção.

Fonte: Leopando, Z., Siao, W. (comunicação pessoal).

Relações colaborativas entre médicos de família e dirigentes locais de saúde pública propiciam oportunidades para reforçar a ligação entre a medicina clínica e a saúde comunitária. Estratégias para a promoção de relações positivas com autoridades de saúde estão listadas no Quadro 5.5.

---

* N. de R.T. Sigla em inglês de Philippine Academy of Family Physicians.

158 Michael Kidd

QUADRO 5.5 Como médicos de família podem promover relações positivas com autoridades governamentais de saúde

Médicos de família podem:
- participar de diálogos sobre opções para a reforma do setor de saúde
- participar do planejamento governamental sobre saúde para melhorar a atenção primária à saúde
- comunicar-se com autoridades de saúde para compartilhar informações de saúde para planejamento local, regional ou nacional
- participar na vigilância de doenças e esforços preventivos na comunidade
- atuar como autoridades médicas distritais, autoridades de saúde pública ou dirigentes do serviço público
- trabalhar com associações profissionais para defender as condições ideais para a prática de clínica de família

---

Embora cada uma dessas relações constitua uma base essencial para clínica de família de alta qualidade, muitas outras condições contribuem para o desenvolvimento profissional de médicos de família. Os Quadros 5.6, 5.7, 5.8, 5.9 e 5.10 listam iniciativas de diferentes países para apoiar o desenvolvimento de relações positivas.

QUADRO 5.6 Como a Nova Zelândia disponibiliza um sistema de saúde financiado por impostos e gerido pelo governo central, tendo o governo o principal pagador e o apoio de redes de organizações[10]

As redes disponibilizam:
- administração
- controle de orçamento
- programas de incentivo
- *feedback* de informações
- revisão por pares
- educação
- relações humanas
- apoio e recursos de tecnologia da informação em saúde.

As redes são igualmente importantes em muitos outros países e constituem uma maneira importante de disponibilizar um ambiente favorável para a clínica da medicina de família com uma abordagem baseada em equipe e centrada no paciente.

QUADRO 5.7 Como a atenção primária à saúde na Austrália passou por reformas, com a criação de organizações locais de atenção primária à saúde[11]

Essas organizações favoreceram maior desenvolvimento do sistema de atenção primária à saúde da Austrália com:
- apoio a novas iniciativas, incluindo acreditação nacional
- da prática de clínica de família
- foco na melhora da qualidade
- expansão de equipes multidisciplinares na clínica geral
- integração regional
- adoção de tecnologia da informação
- melhor acesso à atenção

A Contribuição da Medicina de Família e Comunidade para os Sistemas de Saúde **159**

QUADRO 5.8 Clínica geral é o pilar de sustentação do sistema de atenção primária na Dinamarca[12]

Caracteriza-se por cinco componentes principais:
1. um sistema de listas, com uma média de 1.600 pessoas na lista de um clínico geral (CG) típico
2. o CG como porta de entrada e prestador de primeira linha, no sentido de que há necessidade do encaminhamento por um CG para a maioria dos especialistas ambulatoriais e sempre para todos os tratamentos ambulatoriais ou em regime de internação em hospitais.
3. um sistema de plantão baseado em escala de CGs
4. um sistema misto de remuneração, de capitação e pagamento por serviços prestados
5. CGs são autônomos, trabalhando por contrato com o financiador público, com base em acordo nacional que detalha não apenas serviços e reembolso, mas também horários de trabalho e educação exigida em pós-graduação

---

QUADRO 5.9 Sistemas de saúde provinciais e territoriais do Canadá fizeram abordagens diversas para reforçar a disponibilização de atenção primária[1]

A gama de iniciativas de reforma na atenção primária implementadas no Canadá visaram:
• infraestrutura organizacional
• pagamento de profissionais
• força de trabalho em saúde
• qualidade e segurança.
Equipes de atenção primária e redes em que vários médicos trabalham em conjunto com outros profissionais se disseminaram em algumas províncias. Elas variam quanto a algumas dimensões, incluindo:
• pagamento do médico
• incorporação de outros profissionais
• participação formal de pacientes.
Medicina de família está atraindo mais recém-formados em medicina, uma tendência provavelmente afetada por novos modelos de pagamentos aos médicos, aumento do número de profissionais na atenção primária e esforços para melhor a integração de profissionais não médicos na prática clínica.

QUADRO 5.10 Inovações recentes em reformas da saúde na Holanda[13]

• Introdução de seguro privado com base nos princípios de atenção à saúde liderada pela atenção primária e incluindo todos os cidadãos independentemente de condições financeiras, emprego ou condição de saúde
• Introdução de colaboradores da atenção primária em serviços de plantão e gerenciamento de doenças crônicas
• Formação de equipes de atenção primária, incluindo enfermeiros.
Essas inovações foram introduzidas no auge de uma forte tradição de atenção primária em clínicas de família, com populações definidas com base em grupos de pacientes, pesquisa baseada na prática, medicina baseada em evidências, uso de computação em larga escala e informatização forte da saúde na atenção primária.

Desde 1948, a atenção à saúde no Reino Unido é centralmente financiada pelo Serviço Nacional de Saúde, que disponibiliza atenção primária à saúde e serviços especializados em grande parte gratuitos no local da atenção. Os médicos de família são responsáveis por populações de pacientes inscritos e normalmente trabalham em grupos de quatro a seis médicos autônomos. Eles contratam enfermeiros e vários outros profissionais de apoio, atuando como porta de entrada para atendimentos especializados. Reformas recentes incluem uma ampla gama de iniciativas nacionais para a melhora da qualidade e um modelo de pagamento por desempenho, que é atualmente responsável por cerca de 25% da renda do médico de família.[14]

CRIAÇÃO DE ORGANIZAÇÕES PROFISSIONAIS PARA MÉDICOS DE FAMÍLIA

Na maioria dos países em que a medicina de família se desenvolveu, foi criada uma organização profissional por médicos de família para médicos de família. Esta seção explora a forma como organizações profissionais são criadas e por que são importantes para o desenvolvimento da medicina de família.

Que tipo de organização profissional?

Organizações profissionais de médicos de família são chamadas por diferentes nomes em diferentes países e podem servir a funções distintas. Podem ser conhecidas como sociedades, associações, colégios ou academias. O que importa não é o nome, mas a função desempenhada pela organização. Há muitos diferentes tipos de organizações de medicina de família, que podem servir a diferentes funções em um país, exercendo, por exemplo, papéis políticos como a formação de sindicatos e redes.

Sociedades de especialistas devem ter configurações-padrão, com certificação de estágios de bolsistas por meio de avaliação e aprovando recertificação em linha com sociedades de outras especialidades médicas. Sem isso, a medicina de família não pode ser vista como uma especialidade como as outras especialidades médicas. Em geral, a sociedade que certifica deve ser reconhecida pelo conselho médico daquele país.

Organizações nacionais ou regionais de médicos de família geralmente começam como uma maneira de integrar, organizar e facilitar a comunicação entre médicos de família em uma área geográfica. Em alguns países, todas as suas funções estão sob uma organização unificada. Em outros, há várias organizações que podem servir a funções distintas e complementares. Por exemplo, no Reino Unido, as funções políticas, de certificação e acadêmicas são todas exercidas pelo Colégio Real de Clínicos Gerais. Em contraste, os Estados Unidos têm várias organizações, incluindo a Academia Americana de Médicos de Família, o Conselho Americano de Clínica de Família e a Sociedade de Professores de Medicina de Família, cada uma com papéis definidos.

Por que criar uma organização profissional?

Organizações de medicina de família existem para elevar os padrões de atenção para pacientes e comunidades. Esse é seu tema unificador, e seu maior sucesso tem ocorrido quando a responsabilidade por pacientes e pela comunidade é sua preocupação principal. Por exemplo, a missão do Colégio Real de Clínicos Gerais é "estimular, criar e manter os padrões mais alto possíveis de clínica geral médica".

A Contribuição da Medicina de Família e Comunidade para os Sistemas de Saúde **161**

Outro objetivo importante de uma organização profissional é criar medicina de família como uma disciplina independente de igual importância e reputação em relação a outras especialidades médicas – em outras palavras, como uma disciplina acadêmica independente por seus próprios méritos. Isso inclui facilitar o desenvolvimento de departamentos acadêmicos e corpos docentes de medicina de família em escolas médicas e reconhecimento pela autoridade de certificação médica nacional para especialidades. A organização profissional pode desempenhar um papel central no estabelecimento de relações positivas com políticos, autoridades de saúde, colegas profissionais, escolas médicas e público em geral. A associação profissional também pode ajudar a propiciar a base lógica e o apoio público para obtenção de fundos para a criação de departamentos acadêmicos em escolas médicas, programas de treinamento de docentes e modelos de clínicas de família na comunidade.

Associações de clínica de família proporcionam um rico arranjo de experiência e recursos para ajudar no desenvolvimento da especialidade. Elas oferecem oportunidades para que médicos de família localizem colegas com interesses em comum e colaborem em projetos de pesquisa e na comunidade. Redes de medicina de família nos níveis local, regional, nacional e internacional permitem que colegas desenvolvam aspectos específicos da especialidade, como ensino, pesquisa ou melhora da qualidade.

Outra atividade importante de organizações profissionais é o treinamento de novos médicos em sua disciplina escolhida e certificação de que estão adequadamente treinados. Até a criação e ampla disseminação de padrões nacionais, haverá confusão em relação à identidade e às habilidades de médicos de família. Organizações nacionais podem exercer considerável influência sobre programas de treinamento, estabelecendo o mínimo de treinamento exigido e as competências nucleares para a certificação.[15]

Associações profissionais de medicina de família podem supervisionar o processo de certificação ou órgãos de certificação podem ser organizados de modo independente. Há várias abordagens para certificação[16], que tendem a ficar em duas categorias: (1) cumprimento de padrões definidos de desempenho profissional no local da clínica de família ou (2) aprovação em exame. Por exemplo, o Colégio de Clínicos Gerais da Nova Zelândia e o Colégio Real Australiano de Clínicos Gerais dão opções para que os candidatos sejam qualificados para a certificação da especialidade por meio de treinamento clínico e exames ou por meio de caminhos de elegibilidade clínica.

Em alguns países, os padrões para treinamento e recertificação de médicos de família são mais rigorosos que para outras especialidades médicas. O processo de certificação para médicos de família pode incluir métodos como avaliação de habilidades de consultoria e comunicação, habilidades de manejo clínico, padrões éticos, satisfação do paciente e auditorias em prontuários médicos. Em muitos países, é exigido que médicos de família completem um número mínimo de horas de educação médica continuada anualmente para a manutenção de sua certificação. Nos Estados Unidos, o Conselho Americano de Clínica de Família foi a primeira sociedade de especialidade a exigir que seus membros passem por um exame de recertificação a cada 7 anos.

Disponibilização de educação médica continuada adequada para os médicos de família é outro serviço importante de associações nacionais. Inclui a condução de programas educacionais e a certificação de que as atividades educacionais estão bem planejadas e apropriadas para a melhora das habilidades dos médicos de família. Essa última função é importante porque atividades educacionais inapropriadas podem ter a intenção de persuadir médicos de família a usarem produtos específicos ou encaminharem desnecessariamente pacientes para outros recursos de atenção.

Quando uma organização profissional deve ser criada?

A criação de uma organização de medicina de família depende do desenvolvimento de uma massa crítica de médicos de família entusiastas. Quando médicos de família são capazes de trabalhar juntos, compartilhar objetivos comuns e ter uma ideia clara de que medicina de família é uma disciplina internacionalmente reconhecida, que pode ser importante em seu país, estão prontos para criar organizações efetivas.

Não é necessário ter um grande número de clínicos gerais para formar uma organização. O Colégio Real de Clínicos Gerais, por exemplo, foi criado, em 1952, por um comitê de apenas 16 membros.[15,17] Objetivamente, porém, deve haver um corpo de membros associados que possam, por meio de sua filiação, financiar uma nova organização. Isso geralmente significa pelo menos algumas centenas de membros. O Colégio Real de Clínicos Gerais atingiu uma nova fase quando o título de Membro Fundador foi oferecido a clínicos gerais em atividade plena, que satisfaziam critérios definidos, com 1.655 médicos participando nas primeiras 6 semanas.

Não é necessário que todos os elegíveis se tornem membros. Algumas organizações têm quase todos os médicos elegíveis de seu país como associados, enquanto outras têm apenas de um terço à metade de todos os médicos elegíveis como membros. Isso também depende do tipo de organização; por exemplo, em uma sociedade de especialidade com certificação para estágios de bolsistas e que também oferece recertificação, pode ser necessário que todos os membros sejam especialistas qualificados em medicina de família.

Quem pode se tornar membro de uma organização de medicina de família?

Uma questão importante é quem deve ser os membros e quem deve ser os líderes de uma organização de medicina de família. Tais organizações têm mais chance de ter impacto na clínica de família quando incluem e representam os médicos de família atuantes no país em questão.

Uma questão que costuma surgir na fase inicial da formação de uma organização se refere às credenciais necessárias para se tornar membro. A maioria dos novos colégios, associações ou sociedades inicia aceitando qualquer médico de família que esteja preparado para esse compromisso e pague a assinatura inicial. À medida que a

A Contribuição da Medicina de Família e Comunidade para os Sistemas de Saúde **163**

especialidade amadurece, padrões mais rigorosos costumam ser introduzidos, e a condição de membro pode ficar restrita a médicos de família certificados ou reconhecidos.

À medida que a atenção primária se torna cada vez mais multiprofissional, alguns colégios e associações de médicos de família podem aceitar enfermeiros da atenção primária e outros profissionais de saúde da atenção primária como membros. Uma das primeiras organizações a fazer isso é a da Hungria.[18] A Sociedade de Professores de Medicina de Família nos Estados Unidos aceita qualquer professor de medicina de família, incluindo enfermeiros, psicólogos e antropólogos.

Como formar uma organização de medicina de família

Como organizações de medicina de família começam? A liderança de organizações de clínica geral deve ser dos próprios médicos de família, para demonstrar independência profissional e também para criar uma estrutura de líderes em medicina de família que possa servir de modelo. Geralmente, a liderança das organizações de medicina de família é assumida por médicos de família carismáticos e orientados para o serviço com uma visão clara e um forte sentido de propósito. Essas pessoas geralmente tem a capacidade de fazer as coisas acontecerem localmente e um histórico de sucesso, podendo ou não ter carreiras acadêmicas consagradas. As características nucleares da liderança em organizações profissionais são visão, capacidade de falar e escrever bem, boas habilidades organizacionais e dedicação à causa.

Em alguns países, a organização profissional emergente pode precisar de envolvimento ou assistência do governo. O líder médico ou ministro da saúde da nação pode ser particularmente útil. Cada organização funcionará na cultura e no sistema político de seu país, mas é desejável, no longo prazo, que essas organizações se tornem completamente independentes do governo. Exemplo da criação do Colégio de Médicos de Família na Polônia e de como o seu desenvolvimento reforçou e melhorou a medicina de família e a atenção à saúde naquele país está no Quadro 5.11.

Uma questão a ser considerada é se a organização de medicina de família que surge deve ou não ser um órgão independente, ou se deve começar como um ramo de uma organização de outra especialidade. Cada opção tem vantagens e desvantagens. Por um lado, ser um ramo de uma organização de outra especialidade já consagrada tem a vantagem de um começo mais fácil, com imediato acesso a equipe de administradores, e funcionários das áreas de relações públicas e finanças. Isso geralmente significa evitar custos, como os que surgem com a preparação de sedes em prédios caros em uma capital. No entanto, às vezes essas organizações não se sentem tão independentes quanto gostariam.

Por outro lado, iniciar uma nova organização significa muito trabalho: preparar novos sistemas para tudo, geralmente alugando prédios, mais tarde levantando fundos para a compra de prédios e desafios para o financiamento de despesas de viagem e pessoal, particularmente nos primeiros anos. Nessa opção, entretanto, vantagens são autogoverno, independência real e, no longo prazo, chance de maior influência.

164 Michael Kidd

Onde uma organização profissional deve estar localizada?

Organizações profissionais estão geralmente situadas e trabalham em um único país.

Em países pequenos, pode ser útil combinar recursos e ter uma sociedade com abrangência de mais de um país – por exemplo, o Colégio Caribeano de Médicos de Família (www.caribgp.org).

A maioria das organizações de medicina de família considerou necessário instalar um escritório na capital de seu país. Porque o poder político tende a estar localizado na capital, e acesso a ministros de governo, servidores civis e líderes de outros grupos de especialistas propicia oportunidades para influenciar as políticas.

QUADRO 5.11 Reforço da medicina de família e dos cuidados de saúde na Polônia

Uma força-tarefa de médicos de família foi criada na Polônia, em 1991, com o objetivo de reforçar a medicina de família e melhorar a qualidade e a eficiência da atenção primária. O grupo, que estava situado na Escola de Saúde Pública, na Cracóvia, mas trabalhando para o Ministério da Saúde, revisou o perfil de trabalho e responsabilidades dos médicos de família em outros países e preparou um documento inicial sobre a responsabilidade de médicos de família na Polônia. Esse esboço foi disponibilizado para a revisão pelo público, e uma versão final foi apresentada ao Colégio de Médicos de Família e ao Ministério da Saúde para aprovação. O documento define áreas de competência de um médico de família em relação à prevenção, diagnóstico, tratamento e reabilitação, separando as responsabilidades de um médico de família daquelas de outros especialistas. O documento constitui a base oficial para a medicina de família e para a determinação do escopo de programas educacionais.

O Colégio de Médicos de Família foi criado na Polônia, em 1992, por 34 pessoas, incluindo membros do parlamento, administradores de atenção à saúde, acadêmicos, líderes comunitários e médicos atuantes. De acordo com seus estatutos, o Colégio aceita como novos membros apenas médicos com diploma em medicina de família. Foi desenvolvido um plano estratégico para criar departamentos e programas de residência em medicina de família e para reforçar a clínica de medicina de família.

O sucesso nos primeiros anos levou a novos avanços na medicina de família. O primeiro periódico educacional para médicos de família da Polônia, *Lekarz Rodzinny*, começou em 1996, como ferramenta para educação médica continuada e como um fórum para discussão e troca de experiências. Esse periódico é publicado mensalmente, tem mais de 6.000 assinantes e é amplamente lido por médicos de família.

Atualmente, mais de 5.000 médicos têm diploma em medicina de família e mais de 25% dos habitantes da Polônia são atendidos por médicos de família. Mais de 80% dos médicos de família treinados são membros do Colégio de Médicos de Família – uma organização com papel de liderança na implementação da medicina de família e na reforma do sistema de saúde.

A União Europeia aportou 14 milhões de dólares para apoiar a criação de nove departamentos universitários como unidades de treinamento regionais para médicos de família, bem como para disponibilizar treinamento inicial de professores consultores em medicina de família na Europa Ocidental. Três outros departamentos e 600 clínicas foram financiados por um empréstimo do Banco Mundial. Modernas clínicas de família começaram a funcionar no final de 1995, e no fim do primeiro ano estava claro que eram mais efetivas e eficientes que o modelo antigo. Estudos mostraram que tinham alto nível de aceitação pelos pacientes.

A medicina de família foi reconhecida como especialidade médica independente na Polônia em 1996, não apenas pelo governo, mas também pela universidade autônoma, que criou a disciplina de medicina de família para ser ensinada durante a educação médica básica.

Fonte: Windak, A. (comunicação pessoal).

FINANCIAMENTO DE SERVIÇOS DE ATENÇÃO PRIMÁRIA À SAÚDE E MÉDICOS DE FAMÍLIA

Pode-se assumir que implementação de políticas de saúde e iniciativas de saúde governamentais só terá sucesso quando os sistemas de saúde forem financiados para alcançar objetivos prioritários. Um objetivo prioritário da atenção primária à saúde é possibilitar acesso fácil para serviços básicos de saúde para todos, com o mínimo possível de barreiras financeiras. Várias opções de pagamento aos médicos podem existir em qualquer país ou sistema de saúde. Opções de pagamento incluem pagamento por serviços prestados, salários, pagamentos por capitação, capitação integrada e sistemas combinados de pagamento. Embora as vantagens e desvantagens de cada opção possam variar, dependendo de considerações particulares de um determinado país, algumas generalizações sobre os principais sistemas de pagamento podem ser feitas.

Pagamento por serviços prestados

Nos sistemas de pagamentos por serviços prestados, médicos recebem uma quantia de dinheiro por serviço ou atividade prestados.[19] Sistemas de pagamento por serviços prestados são organizados com tabelas de pagamentos que classificam atividades médicas conforme grau de precisão.[20] Com o uso desse sistema, a prática médica pode ser influenciada pelo ajuste seletivo da tabela de pagamentos, de modo que os médicos só recebem ou recebem relativamente mais por serviços considerados efetivos. Por exemplo, pagamentos por procedimentos de rastreamento ou serviços preventivos podem ser aumentados para estimular esses serviços.[21] Pagamento por serviços prestados possibilita que os médicos respondam de maneira flexível às necessidades percebidas nos pacientes e conectem o pagamento financeiro diretamente a essas atividades. Alguns sistemas de saúde que usam principalmente o sistema de pagamento por serviço prestado experimentaram crescimento importante de custos, resultante de incentivos irrestritos ao pagamento por qualquer serviço oferecido.

Um estudo recente concluiu que médicos recém-formados em British Columbia, Canadá, preferem modelos alternativos ao sistema de pagamento por serviços prestados. Esses modelos são considerados menos propensos a insatisfação com sistemas de cobrança, são associados a melhor qualidade de vida relacionada ao trabalho e melhor qualidade de atenção para os pacientes.[22]

Em sistemas de saúde financiados por pagamentos por serviços prestados, pacientes podem ou não estar registrados com médicos específicos da atenção primária. Além disso, pagamentos por serviços prestados podem significar pagamentos relativamente mais altos para procedimentos diagnósticos e clínicos, mas com reembolso relativamente menor para serviços "cognitivos", como aconselhamento e educação, que geralmente constituem uma característica das práticas dos médicos de família. Como consequência, o sistema de financiamento pode não reforçar as funções do médico de família para a prestação de atenção contínua, coordenada e integral.[23]

166 Michael Kidd

Apesar de vários problemas, o sistema de pagamentos por serviços prestados ainda é considerado e mantido como modelo de remuneração para muitos serviços médicos.[24]

Salário

Um sistema de salário paga aos médicos uma quantia em dinheiro, definida em contrato, por uma quantidade especificada de tempo de trabalho ou de pacientes atendidos. Médicos de família assalariados podem combinar muitas funções da atenção primária com outras atividades administrativas e de saúde pública.[25] Pacientes podem ou não estar inscritos com um único médico de família. Se o nível da remuneração for relativamente baixo, a moral pode ser afetada de maneira adversa. Além disso, em um sistema de salário fixo, médicos de família não recebem pagamento adicional ao excederem a carga de pacientes exigida. Isso pode afetar a eficiência e o funcionamento do sistema, particularmente se o médico puder ganhar mais no setor privado.[23]

Pagamento por capitação

Em um sistema de financiamento baseado na capitação, o profissional de saúde recebe uma quantia específica de dinheiro para disponibilizar atenção contínua para uma pessoa ou grupo de pessoas por determinado período, independentemente de se usar muito ou pouco os serviços.[21,28] Na atenção primária, o sistema depende de os pacientes estarem inscritos com um médico de família ou grupo de médicos de família geralmente escolhidos pelo paciente. O valor é estabelecido regularmente, em geral pago mensalmente e antes do período a ser coberto. Essa soma representa uma estimativa de quanto custará atender todas as necessidades de saúde do paciente naquele período de tempo.[26]

Há vários benefícios do sistema de pagamento por capitação para os médicos de família. Esse método de financiamento requer a inscrição de pacientes com um médico de família ou grupo específico. Assim, as inscrições de pacientes associados com sistemas de capitação dão aos médicos de família um papel central no atendimento de problemas comuns de saúde dos pacientes e na coordenação dos atendimentos secundários e terciários. Sistemas de capitação proporcionam um orçamento fixo para que médicos de família contratem pessoas e comprem equipamentos, eliminando a carga administrativa do envio de notas e rastreamento de pagamentos de cada serviço prestado. Sistemas de capitação estimulam o desenvolvimento de parcerias para compartilhamento do risco financeiro. No Reino Unido, onde os pagamentos por capitação são o principal componente da renda dos médicos de família, muito poucos médicos de família trabalham sozinhos em sua clínica.[27] É comum que grupos de médicos organizem uma cobertura de plantões para seus pacientes, reunindo-se em cooperativas ou trabalhando com serviços comerciais.[28]

A Contribuição da Medicina de Família e Comunidade para os Sistemas de Saúde **167**

Sistemas de pagamento por capitação fazem um pagamento fixo a médicos de família, independentemente de atenderem o paciente, não pagando a mais se oferecerem serviços mais caros. Isso pode desincentivar médicos de família que desejam expandir o escopo de sua clínica. Poucos sistemas confiam apenas em pagamentos por capitação para remuneração dos médicos de família, se é que isso ocorre.[23]

Em um estudo realizado em pessoas com hipertensão em Ontário, Canadá, encontraram-se diferenças em tratamento e taxas de controle, com os médicos no sistema de capitação tendo melhores taxas de tratamentos e de controle, em comparação com aqueles no modelo de salários ou de pagamento por serviços prestados.[29]

Capitação integrada

Em um sistema de capitação integrada, pagamentos feitos por serviços disponibilizados por diferentes profissionais ou em diferentes níveis de atenção são incorporados em uma quantia de dinheiro definida. Capitação integrada difere da capitação simples pela incorporação de pagamentos para cobertura de gastos adicionais específicos, como medicamentos, exames diagnósticos e algumas áreas de atendimentos secundários.[30] Atenção hospitalar pode ser incluída em um contrato de capitação integrada e prestada por um grupo maior, como as organizações de manutenção da saúde nos Estados Unidos*,[31] ou pode ser comprada diretamente por médicos de família. Capitação integrada facilita continuidade da atenção, coordenação interdisciplinar, serviços preventivos e atenção de pacientes com doenças crônicas, ao mesmo tempo em que permite contenção de custos.[23]

Na Bélgica, um estudo do Centro Federal de Estudos sobre Atenção à Saúde revelou que, em comparação com práticas financiadas pelo pagamento por serviços prestados, centros de saúde comunitários financiados com capitação integrada eram mais acessíveis, especialmente para grupos de pessoas socialmente mais vulneráveis. Não houve indicação de seleção de risco. Além disso, em termos de qualidade, o desempenho dos médicos de família no sistema de capitação era, no mínimo, igual ao desempenho no sistema de pagamentos por serviços prestados e, onde houve diferenças, a melhor qualidade estava no sistema de capitação: melhor desempenho na prescrição de antibióticos, melhores serviços preventivos, prescrição de medicamentos mais custo-efetivos.[67]

Capitação integrada depende de uma lista de pacientes inscritos com um médico de família. Exerce considerável pressão sobre médicos de família para reduzir o acesso do paciente a exames caros e a encaminhamentos para os setores secundário e terciário de saúde.[23] Esse sistema pode favorecer a seleção de pacientes com saúde de baixo risco e rejeição dos de alto risco. Continuidade de atenção e coordenação interdisciplinar podem ser melhoradas, pois há incentivos aos médicos para que lidem com doenças além das fronteiras da atenção primária.

---

* N. de R.T. Equivalem, grosso modo, às operadoras de planos privados de saúde, mais conhecidas como "planos de saúde", no Brasil.

Sistemas de pagamentos combinados

Cada sistema de pagamento pela atenção à saúde tem algumas desvantagens, de modo que mais países estão usando uma combinação de sistemas de pagamento (*ver* Quadro 5.12). Os sistemas compostos com frequência incluem um pagamento básico, geralmente capitação ou salário, com pagamentos ou subsídios adicionais de incentivo para estimular atividades clínicas selecionadas. Os pagamentos por meta podem ser usados como incentivos para a prestação de determinados tipos de serviços, como imunizações, ou consultas mais frequentes para pessoas com doenças crônicas, como diabetes. Pagamentos adicionais podem ser feitos para a remuneração de médicos de família ou clínicas de família que prestam serviços extras além do contrato normal ou fora das horas habituais de trabalho, como trabalhar á noite e em fins de semana, conduzir grupos de educação em saúde ou prestar serviços para os mais necessitados.

Pagamento por desempenho

Em alguns países, profissionais de saúde podem receber conforme seu desempenho. No Reino Unido, diferentes domínios do Estrutura de Qualidade e Resultados contribuíram para esse sistema de pagamento, sendo criados indicadores para avaliar nível de "desempenho" de médicos e clínicas. Avaliação mostrou que a qualidade de atenção, para as condições de saúde incluídas no programa, melhorou durante o primeiro ano a uma velocidade maior do que a tendência prévia à intervenção, retornando depois para taxas anteriores de melhora. Houve modestas reduções custo-efetivas em mortalidade e em internações hospitalares em alguns domínios. Diferenças de desempenho foram menores em áreas carentes em comparação com não carentes. Médicos e enfermeiros acreditam que a centralização no paciente de consultas e continuidade de atenção foi negativamente afetada por esse sistema de pagamento. Satisfação dos pacientes com a continuidade de atenção diminuiu, com pouca mudança em outros domínios da experiência do paciente. Melhoras observadas na qualidade de atenção para doenças crônicas foram modestas. Organizações de atenção à saúde devem ter cautela em relação aos benefícios de esquemas semelhantes.[68]

QUADRO 5.12 Iniciativa de Bamako[32]

Em algumas comunidades, os habitantes locais assumiram maior responsabilidade pela orientação e pelo financiamento do sistema de saúde. Por meio da Iniciativa de Bamako lançada em 1987, muitas nações africanas concluíram que uma combinação de pagamentos de usuários e fundos públicos poderia ser usada para melhorar a qualidade dos serviços na atenção primária. O seguimento revelou que, em alguns casos, a iniciativa gerou fundos adicionais e aumentou a qualidade e a utilização dos serviços, mesmo entre as pessoas muito pobres. No entanto, para alguns grupos, mesmo cobranças mínimas criaram obstáculos, exigindo novas soluções para garantir a igualdade. O World Health Report de 2010 da Organização Mundial de Saúde recomendou a redução dos pagamentos do próprio bolso como maneira ideal de garantir o acesso universal aos serviços de saúde.[33]

A Contribuição da Medicina de Família e Comunidade para os Sistemas de Saúde 169

Encontrando o melhor caminho

Não há método único ideal para remunerar médicos de família que estimule a prestação de cada faceta de atenção primária continuada e de alta qualidade. As vantagens e desvantagens de cada método de pagamento foram analisadas por um grupo de 57 delegados de 56 países,[34] que encontraram pouca literatura válida disponível, mas concluíram que um sistema misto de pagamento pode ser o mais efetivo.

Médicos de família podem ser mais bem financiados quando são apoiados como componentes de serviços integrais de atenção primária à saúde e por uma combinação de pagamento por capitação e salário, mais pagamentos por meta que estimulem serviços específicos. Equidade é alcançada quando sistemas de atenção primária são financiados de modo que toda a população tenha pronto acesso a serviços, com poucas barreiras financeiras para a atenção básica. O Quadro 5.13 lista estratégias de financiamento que podem melhorar a qualidade e a integralidade dos serviços de atenção primária.

QUADRO 5.13 Estratégias de financiamento para melhorar serviços de atenção primária à saúde

- Prover fundos suficientes para apoiar uma infraestrutura forte de atenção primária
- Minimizar barreiras financeiras para acesso das pessoas a serviços básicos de saúde
- Criar incentivos financeiros e de outros tipos para atrair médicos de família para regiões mais necessitadas
- Usar uma combinação de métodos de pagamento para apoiar e remunerar serviços de atenção primária de alta qualidade, integrais e equitativos
- Medir o desempenho e criar incentivos para serviços-alvo de saúde, como os preventivos

---

MELHORA DO ACESSO À ATENÇÃO PRIMÁRIA

O objetivo de se disponibilizar atenção equitativa de saúde para todos tem implicações para as políticas de pessoal em saúde e para o recrutamento e treinamento de médicos de família. Em geral, se profissionais de saúde puderem selecionar o local de seu trabalho, tendem a escolher ambientes com os quais estão familiarizados, onde têm familiares ou amigos ou onde têm boas oportunidades sociais, culturais, econômicas e educacionais. Preparo e recrutamento de médicos de família e de outros profissionais de saúde para atender os desfavorecidos – aqueles sem acesso a serviços básicos de saúde devido a barreiras financeiras, geográficas, étnicas, raciais ou de outros tipos – apresentam desafios especiais.

Condições de trabalho difíceis, incluindo pobreza, limitação de oportunidades educacionais e de emprego e elevadas taxas de crimes, frequentemente caracterizam comunidades rurais e urbanas desfavorecidas. Como os desfavorecidos com frequência são pobres, e a pobreza é um fator de risco para resultados ruins de saúde, essas pessoas geralmente sofrem de maneira desproporcional por aumentada morbidade e mortalidade prematura.

Grande parte da população mundial vive em áreas rurais, e as pessoas em comunidades rurais e remotas em todo o mundo têm saúde pior que as pessoas de regiões urbanas. Em geral, o estado de saúde de grupos com necessidades especiais, como mulheres, idosos ou indígenas, é pior em áreas rurais que nas regiões metropolitanas. Apesar disso, serviços rurais de saúde comandam proporcionalmente menos recursos e equipes do que serviços urbanos de saúde em quase qualquer país do mundo. A escassez mundial de profissionais de saúde em áreas rurais causa sobrecarga e isolamento daqueles que trabalham nas áreas rurais, aumentando ainda mais os problemas de recrutamento e retenção.

Como médicos de família são treinados para prestar serviços integrais de saúde e podem trabalhar como coordenadores e líderes na atenção primária, sua presença garante que seja disponibilizado um arranjo abrangente de serviços de saúde. Em regiões onde outros profissionais de saúde presta a maioria dos atendimentos de atenção primária, integração de médicos de família às equipes aumentará o escopo e a qualidade dos serviços de saúde localmente prestados. Há necessidade de incentivos e estratégias com foco no recrutamento de médicos de família e de outros profissionais de saúde para regiões mais carentes, a fim de atender ao objetivo de acesso universal de todas as pessoas à atenção primária.

Recrutamento de médicos de família para trabalhar em regiões carentes

Pode haver necessidade de programas de recrutamento dirigidos para identificar e preparar força de trabalho em saúde necessária em comunidades carentes. Estudantes de medicina que vêm de regiões carentes ou que passaram um tempo considerável de suas vidas morando ou trabalhando em regiões assim têm mais chances de acabar trabalhando nessas regiões. Como regiões com populações carentes podem não oferecer aos estudantes as mesmas oportunidades educacionais, pode haver necessidade de programas especiais para atrair os jovens dessas áreas para seguir carreira em profissões da saúde, preparando-os para os rigores da educação médica. Outra maneira de levar profissionais de saúde para trabalharem em regiões carentes é garantir que eles passem algum tempo treinando nessas áreas. Se estudantes e estagiários considerarem essas experiências como estimulantes e recompensadoras, eles têm mais chances de considerar essas regiões para seu futuro trabalho, particularmente quando são oferecidos incentivos.

A Rede de Treinamento em Equidade na Saúde (www.thenetcommunity. org) põe em contato escolas médicas que se esforçam para recrutar estudantes de medicina de regiões remotas e carentes, a fim de melhor responder às necessidades daquelas comunidades. Esse é um exemplo da ênfase crescente na necessidade de responsabilidade social daquelas instituições que respondem pela educação de médicos e de outros profissionais de saúde.[69]

Incentivos ou exigências para trabalho em regiões carentes

Incentivos financeiros e exigências educacionais ou de serviço são estratégias comuns para aumentar o número de profissionais de saúde em regiões carentes. Em alguns países, são impostas exigências a todos os estudantes de medicina de prestação de serviços a toda a população. Formados que são obrigados a completar um período de trabalho em regiões carentes, a menos que sejam adequadamente treinados e apoiados na função de generalistas, podem prestar atenção de baixa qualidade e ser propensos a deixar a região, assim que terminar seu período de serviço compulsório.

Uma estratégia para recrutamento de médicos de família para regiões carentes é aumentar valor de reembolso ou salário para a prestação de atendimento a essas comunidades. Em países onde médicos têm que fazer empréstimos para financiar seu treinamento, programas de repagamento de dívidas geralmente são usados para estimular o trabalho em regiões carentes. Esses programas geralmente são oferecidos proporcionalmente ao número de anos que os médicos trabalham em uma região carente. Quando profissionais de saúde começam a trabalhar nessas regiões, geralmente consideram o trabalho como recompensador e tendem a assumir compromissos de longo prazo. Essas estratégias financeiras e educacionais ou exigências de serviço são mais efetivas quando integradas com sistemas gerais de financiamento de serviços de saúde para populações pobres e vulneráveis.

Apoio ao trabalho de médicos de família em regiões carentes

Médicos de família que trabalham com populações rurais e remotas geralmente precisam de habilidades adicionais para poderem tratar pacientes em emergências cirúrgicas ou de outros tipos que ameacem a vida, ou para prestarem atendimentos culturalmente sensíveis para populações especiais. Esses profissionais podem exigir protocolos para consulta remota com especialistas, treinamento específico em idiomas e culturas ou uma compreensão das particularidades locais de administração de equipe. Sistemas eficientes de educação médica continuada e a distância são especificamente importantes para profissionais de saúde que trabalham em relativo isolamento. Quando médicos de família têm a oportunidade de adquirir e manter habilidades especiais e são expostos à realidade de clínica para populações carentes durante seu treinamento na especialidade, eles ficam mais bem preparados para satisfazer necessidades de saúde da comunidade, mais confiantes em suas habilidades e mais propensos a permanecer nas regiões carentes.

Associações e redes de profissionais de saúde que clinicam em regiões carentes proporcionam apoio adicional. Quando há recursos disponíveis, o transporte aéreo tem o potencial de reduzir o isolamento e acelerar a transferência de pacientes em situações de emergência nas regiões rurais. Ferramentas modernas de comunicação, como a *internet* e a telefonia por satélite, podem ser usadas para disponibi-

172 Michael Kidd

lizar consulta rápida e reduzir o isolamento de profissionais de saúde em regiões rurais de qualquer parte do mundo. Associações profissionais oferecem oportunidades para educação, formação de redes, resolução de problemas, reconhecimento e outros benefícios sociais importantes. O Quadro 5.14 lista algumas maneiras de atrair médicos de família para trabalhar em regiões carentes.

Nenhuma estratégia, isoladamente, é efetiva para satisfazer as necessidades de saúde de grupos de pessoas carentes. Estratégias múltiplas que envolvem sistema de saúde, financiamento, desenvolvimento de políticas e programas educacionais podem preparar, recrutar e apoiar os médicos de família para prestarem melhor atenção em regiões onde a atenção primária de alta qualidade é tão desesperadamente necessária.

Uma abordagem bem planejada e baseada em evidências é a única maneira de garantir acesso universal à atenção primária para todas as populações. Acesso a atenção centrada na pessoa e a prestação de serviços de saúde por um sistema de saúde bem definido, com foco principal no modelo de atenção primária disponibilizado por médicos de família treinados, é o caminho isoladamente mais apropriado para alcançar saúde para todos.[35]

QUADRO 5.14 Como estimular médicos de família para trabalharem em regiões com carência de atenção à saúde

- Promover políticas de saúde e mecanismos de financiamento que apoiem atenção primária e distribuição equitativa dos recursos de saúde
- Recrutar e selecionar estudantes de profissões da saúde de regiões carentes
- Garantir que treinamento médico inclua experiência na prestação de atenção à saúde para membros de populações carentes
- Disponibilizar médicos com as habilidades necessárias para clinicar em regiões carentes
- Exigir que todos os recém-formados assumam um período de serviço em regiões carentes
- Reforçar infraestrutura e redes de apoio
- Criar incentivos financeiros e de outros tipos para estimular e apoiar médicos de família que trabalhem em regiões carentes
- Trabalhar com comunidades locais em estratégias para aumentar recrutamento e retenção de médicos de família

---

APOIO À PESQUISA NA ATENÇÃO PRIMÁRIA

Pesquisa realizada no contexto da atenção primária é amplamente dividida nas cinco categorias listadas no Quadro 5.15.

QUADRO 5.15 Categorias de pesquisa em atenção primária[36]

1. *Pesquisa básica:* para desenvolver métodos de pesquisa na disciplina
2. *Pesquisa clínica:* para informar quem atua na clínica
3. *Pesquisa em serviços de saúde:* para melhorar oferta de serviços de saúde
4. *Pesquisa em sistemas de saúde:* para melhorar sistemas e políticas de saúde
5. *Pesquisa educacional:* para melhorar educação para médicos da atenção primária

A Contribuição da Medicina de Família e Comunidade para os Sistemas de Saúde **173**

Coerente com a amplitude da atenção primária à saúde, pesquisa relacionada abrange uma ampla gama de tópicos, incluindo a produção de evidências para orientar o tratamento de pessoas com doenças, e não apenas as doenças de forma isolada.[37]

Exemplos de pesquisas que podem ser mais bem realizadas em ambientes de atenção primária incluem:

- epidemiologia e história natural de problemas comuns em atenção primária
- efetividade de diagnóstico e tratamento de problemas de saúde em atenção primária
- métodos para melhorar o processo de atenção primária, incluindo desenvolvimento de equipes
- métodos para melhorar a integração da atenção primária da comunidade com os níveis secundários e terciários
- a relevância da medicina baseada em evidências e de diretrizes de tratamento para pacientes vistos na atenção primária com múltiplos problemas, ou para pessoas vistas em diferentes cenários de atenção
- métodos para integrar serviços preventivos com a atenção continuada orientada para a doença
- redução de erros e aumento da segurança do paciente na atenção primária
- determinantes da satisfação de médico e paciente na atenção primária
- métodos para melhorar a educação e a pesquisa em ambientes de atenção primária.

Há uma necessidade particular da pesquisa de efetividade – uma avaliação continuada sobre como se pode, ou quando se deve traduzir resultados de pesquisas de saúde para a clínica. Também há uma necessidade de pesquisas que definam o processo e as atividades da clínica de atenção primária,[38] para ajudar a compreender como melhor aplicar o conhecimento clínico de outros ambientes à clínica na comunidade, para guiar futuras pesquisas sobre atenção ao paciente e para informar formuladores de políticas e educadores.

Há cinco décadas, a maior parte da pesquisa médica era conduzida em hospitais ou centros clínicos acadêmicos, com um modelo reducionista, biomédico para proporcionar avanços técnicos nos atendimentos dos pacientes. Isso mudou nas últimas duas décadas, e uma quantidade substancial de pesquisas em atenção primária está sendo conduzida em ambientes de atenção primária. É importante levantar questões para pesquisa em diversos ambientes fora do hospital, pois populações, padrões de doenças e sistemas de atenção diferem não apenas entre os países, mas também entre várias regiões do mesmo país. O foco na pesquisa biomédica e sua aplicação em ambientes hospitalares faz muitas questões de importância para medicina de família e atenção primária mais ampla não serem feitas, nem respondidas, privando a disciplina da sólida pesquisa necessária para melhorar a prática clínica e ganhar credibilidade acadêmica.[39] Um novo domínio para desafios em pesquisa na medicina de família e atenção primária é a abordagem da multimorbidade e a questão de como fazer uma mudança de paradigma da atenção "orientada para o problema" para a atenção "orientada para o objetivo".[70]

Muitas questões importantes de pesquisa só podem ser respondidas por médicos em ambientes clínicos na comunidade.[40] Por exemplo, um estudo de uma intervenção para abuso de álcool mostrou que aconselhamento breve pelo médico da atenção primária é efetivo na redução da taxa de problemas com a bebida por até um ano após a intervenção.[41] Outro estudo mostrou efetividade do ácido acetilsalicílico e falta de efetividade da vitamina E para a redução da morbidade coronariana em pessoas atendidas em clínicas de atenção primária.[42]

Para aumentar a relevância da pesquisa para a clínica com foco na comunidade, médicos de família devem ser envolvidos na definição de objetivos, questões e métodos dessa pesquisa. Por exemplo, muito do interesse no problema de erros médicos tem-se concentrado em erros que ocorrem em hospitais.[43] Esse problema deve ser avaliado também na clínica comunitária com a colaboração de médicos da comunidade.[44]

Um benefício importante da pesquisa na atenção primária é que ela oferece um espaço para colaboração com especialistas de outras áreas. Essa colaboração aumenta a riqueza intelectual da medicina de família nas áreas de clínica e pesquisa. Isso, por sua vez, promove a medicina de família como área acadêmica e clínica importante na medicina. Ser parte disso é fundamental para o recrutamento de excelentes estudantes de pesquisa e membros da equipe acadêmica. Por fim, e talvez mais importante, atividades de pesquisa ajudam a estabelecer um papel acadêmico e um pensamento crítico entre médicos de família, podendo levar a melhoras na sua qualidade clínica.

Desafios para pesquisa em medicina de família

Pesquisa em medicina de família aproveita a força de uma variedade de populações de pacientes, problemas e ambientes disponíveis que podem servir como laboratórios naturais. Ainda assim, a falta de pesquisadores experientes em clínica de família limita quantidade, escopo e qualidade da pesquisa que pode ser conduzida. Médicos de família e outros profissionais de saúde com interesse e experiência em atenção primária geralmente são pouco representados nos grupos de desenvolvimento e de revisão de bolsas, o que provavelmente restringe quantidade e qualidade de projetos de pesquisa em atenção primária. Da mesma forma, médicos de família consideram difícil investir tempo e dinheiro requeridos para se candidatarem a financiamentos de projetos de pesquisa.[45,46] Assim, apesar de reconhecimento da necessidade de pesquisa em atenção primária,[47,48] financiamento governamental e de entidades filantrópicas continua sendo insuficiente, em especial para a infraestrutura necessária, como equipamentos e equipe de pesquisa.

Estratégias para aumentar pesquisa em medicina de família

Construção de uma estrutura sólida de pesquisa comparável à de outras especialidades médicas exige contribuições de ocupados médicos de família individuais.

A Contribuição da Medicina de Família e Comunidade para os Sistemas de Saúde **175**

Isso também exige realocação de recursos financeiros, tempo e recursos em instituições acadêmicas, e apoio de agências de financiamento nacionais e de outros tipos, para garantir que uma porção significativa da pesquisa clínica e de saúde de cada nação se concentre nos problemas de saúde que a maioria das pessoas apresenta com maior frequência.[49]

Uma renovação de compromisso com o papel da pesquisa será necessário em muitos países, mesmo naqueles com departamentos acadêmicos de medicina de família bem desenvolvidos e sociedades profissionais ativas. Para alcançar esse objetivo, médicos de família e suas organizações acadêmicas talvez precisem mover-se em várias frentes simultaneamente.

Será necessário que médicos de família em ambientes comunitários e acadêmicos dediquem tempo e esforços significativos para planejar e conduzir projetos relevantes de pesquisa e se candidatem a financiamentos. Quando obtiverem sucesso na captação de recursos, pesquisadores da medicina de família provavelmente serão convidados para participar em grupos de revisão de bolsas e, assim, começarão a mudar o ponto de vista geralmente reducionista desses grupos. Os esforços de pesquisa de médicos de família e clínicas de grupo também podem ser reforçados por meio de apoio, incentivos e bolsas de organizações acadêmicas e clínicas.

Médicos de família individuais, departamentos acadêmicos e sociedades profissionais podem trabalhar para aumentar a percepção de agências doadoras governamentais e filantrópicas sobre a importância de financiar pesquisa em atenção primária. A maioria das agências doadoras provavelmente apoia pesquisa para doenças específicas, e solicitações individuais geralmente são feitas para fundações que financiam pesquisa sobre uma doença ou grupo de doenças específicas, como câncer, em vez de apoiar pesquisa em atenção integral que cuida de um paciente ao longo de muitos anos. Agências e doadores precisam ser convencidos da importância de financiar infraestrutura básica para pesquisa em atenção primária, bem como pesquisa em doenças específicas.

Para amadurecer como especialidade, medicina de família precisa de pesquisadores experientes. Em muitos países, líderes da nova disciplina não têm treinamento ou habilidades formais em pesquisa, estão ocupados estabelecendo treinamento vocacional e programas para estudantes de medicina e lidam com diversos problemas educacionais, políticos, administrativos e financeiros, que impedem uma ênfase em pesquisa. A maior parte dos departamentos acadêmicos de medicina de família, porém, tem um número muito pequeno de pesquisadores experientes. Uma quantidade crescente de organizações de medicina de família está começando a oferecer programas de treinamento em pesquisa em atenção primária. Alguns departamentos universitários de medicina de família estão se esforçando para envolver estudantes em atividades de pesquisa e encorajá-los a entrar na disciplina.

Uma solução para a falta de tutoria disponível é criar relações próximas com pesquisadores experientes de outras disciplinas, que podem orientar novos pesquisadores da medicina de família. Além de tutoria, há outras razões para colaboração com pesquisadores em diferentes campos de estudo, incluindo outras especialidades médicas, enfermagem, farmacologia, engenharia e antropologia, apenas para citar alguns. O diálogo entre disciplinas propicia ao médico de família pesquisador experiência em diferentes tópicos e metodologias, ao mesmo tempo em que ajuda outros pesquisadores a compreender a importância da atenção primária. Essa colaboração também pode ajudar os médicos de família a aprender como ajustar suas solicitações de financiamento aos interesses das agências de financiamento. Também é possível receber financiamento pela participação em projetos de pesquisa originários de outros campos.

Medicina de família clínica e redes de atenção primária oferecem formas importantes de apoio à pesquisa baseada na clínica.[45,50–52,65] Redes efetivas podem aumentar a produtividade dos esforços de pesquisa.[50,53,54] Redes de pesquisa baseada na clínica podem estimular interesse em pesquisa entre médicos da comunidade, tornando possível a participação de médicos de família em todas as fases de desenvolvimento e execução dos projetos.

Essas redes podem servir como um ponto focal para atividades de pesquisa, patrocinando encontros e oficinas e formando uma ponte entre instituições acadêmicas e a comunidade. Praticamente, todas as redes bem-sucedidas são parcerias entre instituições acadêmicas e grupos de médicos da comunidade. Geralmente se situam em instituições acadêmicas e incluem um médico de família docente que é pago para disponibilizar seu tempo, apoio e experiência.

Pesquisa em atenção primária pode ser realizada por meio de colaboração internacional. Em muitos países, organizações de médicos de família enfrentam desafios de recursos limitados ao tentarem identificar e abordar necessidades específicas de pesquisa. O potencial para uma fértil colaboração internacional, à medida que pesquisadores da atenção primária compartilham questões, métodos e novas informações para clínica, continua a crescer.[53,55,56]

A Organização Mundial de Médicos de Família (WONCA) realizou um encontro em Kingston, Canadá, com líderes de pesquisa em atenção primária do mundo todo. Isso gerou nove recomendações para promoção da pesquisa em atenção primária (ver Quadro 5.16).[57]

Pesquisadores podem colaborar por meio de grupos como a WONCA, o Grupo Norte-Americano de Pesquisa em Atenção Primária e a Rede Europeia de Pesquisa em Clínica Geral. Esses grupos de pesquisadores da atenção primária compartilham ideias e experiências de organização e métodos para apoiarem e estimularem uns aos outros na união de prática e pesquisa, para melhorar a atenção do paciente (ver Quadro 5.17).

A Contribuição da Medicina de Família e Comunidade para os Sistemas de Saúde **177**

QUADRO 5.16 Como promover pesquisa na atenção primária (recomendações da conferência da Organização Mundial de Médicos de Família, em Kingston)[57]

A Organização Mundial de Médicos de Família (WONCA) deve

1. Desenvolver uma estratégia para mostrar avanços de pesquisas em medicina de família para formuladores de políticas, autoridades de saúde (seguradoras) e líderes acadêmicos
2. Buscar o desenvolvimento, em todos os seus países-membros, de práticas-sentinela para fornecer relatos de vigilância sobre males e doenças com maior impacto na saúde dos pacientes e no bem-estar da comunidade
3. Organizar um centro coordenador para conhecimento especializado, treinamento e tutoria em pesquisa
4. Estimular o desenvolvimento de institutos nacionais de pesquisa e departamentos universitários de Medicina de Família com uma missão de pesquisa.
5. Organizar um grupo de profissionais qualificados para dar aconselhamento para o desenvolvimento de redes de pesquisa baseada na prática ao redor do mundo.
6. Promover periódicos de pesquisa, conferências e *sites* de *internet* para a disseminação internacional dos achados de pesquisas
7. Facilitar financiamento de pesquisas colaborativas internacionais
8. Organizar padrões éticos internacionais para cooperação internacional em pesquisas e desenvolver um processo internacional de revisão ética
9. Abordar, em quaisquer recomendações de pesquisa em medicina de família, as necessidades específicas e as implicações para os países em desenvolvimento

---

QUADRO 5.17 Maneiras de promover pesquisa em atenção primária

- Promover compromisso com pesquisa na atenção primária entre:
  - médicos de família
  - sociedades profissionais
  - instituições acadêmicas
  - governo
  - agências filantrópicas
  - público
- Desenvolver projetos de pesquisa
- Melhorar metodologias de pesquisa
- Treinar mais pesquisadores em atenção primária
- Solicitar uma maior base de doadores e outros financiadores para projetos de pesquisa em atenção primária
- Desenvolver e participar de redes de pesquisa em atenção primária

---

MELHORA DE QUALIDADE DA ATENÇÃO E DE RESULTADOS

Há grandes variações nos padrões e resultados de práticas médicas nos países e entre eles, e muitas oportunidades para melhorar qualidade, eficiência e efetividade da prestação de atenção à saúde. Se medicina de família quiser realizar seu potencial para satisfazer as necessidades de pacientes e comunidades, disponibilizar melhor qualidade de atenção possível é de importância fundamental. A complexidade e o escopo da clínica de família, bem como sua interface com muitos outros aspectos do sistema de saúde, tornam esse objetivo particularmente desafiador.

178 Michael Kidd

Objetivos e definições

Qualidade em atenção à saúde abrange muitas características complexas e inter-relacionadas (*ver* Tab. 5.2) e também pode ser vista a partir de diversas perspectivas. Pacientes, profissionais de saúde, pesquisadores, educadores, dirigentes de saúde pública, agências de financiamento do sistema de saúde, políticos e outros podem, de maneira legítima, considerar aspectos diferentes da atenção à saúde como os mais importantes. No final, é a totalidade de uma experiência em atenção à saúde que influencia a percepção do paciente sobre qualidade. Um incidente negativo, como um comportamento rude de um membro da equipe, pode substancialmente reduzir a percepção de uma pessoa sobre a qualidade de toda a experiência.

A qualidade em atenção à saúde pode aplicar-se a estruturas, processos ou resultados da atenção. Estrutura inclui pessoal, instalações, equipamento, organização e arranjos de cobertura. Processos incluem atividades envolvidas na disponibilização ou recebimento da atenção, bem como atributos como prontidão e continuidade. Resultados podem incluir dados de morbidade e mortalidade, bem como qualidade de vida e satisfação do paciente.

TABELA 5.2 Dimensões de qualidade em atenção à saúde[58,59]

Dimensão	Características
Equidade	Serviços oferecidos a todos que deles necessitam
Acessibilidade	Garantia de pronto acesso aos serviços
Aceitabilidade	Atenção preenche as expectativas daqueles que usam os serviços
Adequação	Atendimento necessário é prestado; atendimento desnecessário ou prejudicial é evitado
Integralidade	Prestação da atenção cobre todos os aspectos relacionados a doenças de prevenção até reabilitação; aspectos psicossociais da atenção são considerados
Efetividade/ Eficiência	Atenção produz mudanças positivas no estado de saúde ou qualidade de vida do paciente; atenção de alta qualidade é prestada ao menor custo possível
Segurança	Prevenção ou redução para limites aceitáveis de dano real ou potencial pela administração de atenção à saúde ou pelo ambiente onde os atendimentos são realizados

Alcançar atenção à saúde de alta qualidade não é um esforço único; exige atenção continuada. Resposta a desenvolvimentos e informações novas em medicina significa esforços incansáveis para garantir que médicos de família disponibilizem serviços de alta qualidade baseados na melhor evidência atualmente disponível para a clínica. O Grupo de Trabalho sobre Qualidade em Medicina de Família da WONCA (Quadro 5.18) define atenção à saúde de alta qualidade como: "os melhores resultados de saúde que sejam possíveis, considerando recursos disponíveis, e que sejam compatíveis com valores e preferências dos pacientes."

A Contribuição da Medicina de Família e Comunidade para os Sistemas de Saúde **179**

Perspectivas profissionais da qualidade

Para os profissionais de atenção à saúde, a qualidade de atenção tem geralmente se concentrado na prestação de atenção competente, efetiva e segura que contribua para a saúde e o bem-estar.

QUADRO 5.18 Missão do Grupo de Trabalho sobre Qualidade da Organização Mundial de Médicos de Família[60]

A missão do Grupo de Trabalho sobre Qualidade da Organização Mundial de Médicos de Família é apoiar médicos de família do mundo todo em seus esforços para revisar sistematicamente e melhorar continuamente a qualidade da atenção oferecida.

Esta missão se baseia nos seguintes princípios:

- Para melhorar a qualidade de atenção, médicos de família esforçam-se por melhor estrutura, processos e resultados da atenção à saúde, consistentes com valores e preferências dos pacientes, compatíveis com conhecimento profissional de atenção adequada e efetiva, e considerando recursos disponíveis.
- Esforços para qualidade devem promover responsabilidade e refletir uma parceria entre pacientes e profissionais de saúde.
- Esforços para qualidade devem ser explícitos, sistemáticos, rotineiros na clínica diária, aspecto integral da educação médica básica e continuada, compatíveis com o papel e o ambiente especiais do médico de família e aplicados de maneira positiva, e não punitiva.

Desempenho clínico pode ser avaliado, medindo-se a extensão em que os serviços oferecidos são coerentes com o estado atual de conhecimento e se são prestados no tempo adequado.

Uma abordagem é medir qualidade em relação a padrões para boa prática. Diretrizes clínicas baseadas em evidências, geralmente desenvolvidas em um processo de consenso de grupo, fazem uma compilação de achados de múltiplas fontes e resumem as melhores recomendações para lidar com problemas de ocorrência frequente. Sua utilidade aumenta com flexibilidade (possibilitando que sejam modificadas conforme circunstâncias locais), concisão, sistemas de lembretes e atividades educacionais que apoiem a implementação.[61]

Médicos de família também reconhecem e valorizam aspectos humanísticos e qualitativos de atenção aos pacientes, estabelecendo relações terapêuticas, tendo respeito e empatia, abordando medos do paciente e compartilhando tomada de decisões com pacientes e família. Administradores e financiadores do sistema de saúde geralmente enfatizam aspectos importantes da qualidade, como eficiência, logística, disponibilidade de suprimentos, registro acurado de dados e custo-efetividade. Dirigentes de saúde pública geralmente concentram-se em indicadores e resultados mensuráveis, como alcance de taxas específicas de imunização ou redução de taxas de mortalidade específicas por idade. Acadêmicos e administradores do sistema de saúde veem educação e pesquisa como ferramentas para medir e melhorar a qualidade.

Indicadores tradicionais de qualidade comumente abordam a acurácia do processo diagnóstico e a adequação da terapia para diagnósticos específicos. Embora sejam considerações críticas, elas fornecem uma reflexão incompleta sobre a complexidade, riqueza e profundidade das interações médico-paciente. Assim, há esforços para suplementar indicadores convencionais com abordagens mais focadas nos problemas dos pacientes, seu estado funcional de saúde, sua capacidade de realizar atividades da vida diária e sua qualidade de vida relacionada à saúde, incluindo estimativas da expectativa de anos de vida com boa saúde. Esses indicadores melhoram a capacidade de medir a saúde global de uma população, julgar a eficácia de intervenções e fazer comparações entre populações.

Satisfação do paciente

As pessoas costumam avaliar qualidade com base na satisfação de suas expectativas na interação com profissionais de saúde. Pesquisas sobre expectativa e satisfação do paciente são ferramentas muito úteis para monitorar e melhorar qualidade em clínica de família.[62]

Satisfação do paciente pode ser medida e regularmente reavaliada, como o tempo de espera para uma consulta, a confiança na competência do médico e de outros profissionais da equipe de atenção primária que o atende, a percepção de ser compreendido e respeitado, e a avaliação das habilidades de comunicação de seu médico e a cordialidade e boa vontade da equipe do consultório. Várias ferramentas de pesquisa do paciente estão disponíveis e oferecem meios para incorporar na prática clínica a oportunidade de monitorar e melhorar a satisfação do paciente (aafp. mydocsurvey.com).

Avaliação de qualidade em sistemas de saúde

Qualidade da atenção à saúde pode ser influenciada em várias dimensões e por muitos componentes do sistema de saúde. Na dimensão do profissional de saúde individual, qualidade é determinada por interações entre o paciente e o médico. Na dimensão da clínica, qualidade é afetada por interações do paciente com seu médico de família, recepcionistas, equipe clínica, enfermeiros e serviços auxiliares. Na dimensão local, grupos de médicos, conjunto de clínicas e a disponibilidade de recursos e instalações terão impacto na qualidade. Na dimensão regional e nacional, políticas de atenção à saúde, financiamento, alocação de recursos, coleta de informações e padrões de educação e certificação podem influenciar qualidade e estruturas de atenção em todo o sistema de saúde. Informações produzidas em cada dimensão do sistema de saúde podem ser usadas para avaliar aspectos diferentes da qualidade (*ver* Tab. 5.3).

A Contribuição da Medicina de Família e Comunidade para os Sistemas de Saúde **181**

TABELA 5.3 Fontes de dados para avaliar a qualidade dos cuidados de saúde

Nível de cuidados	Exemplos de fontes de dados
Médico de família individual	Pesquisas de satisfação de pacientes Revisão de prontuários médicos
Clínicas de família e outros centros de saúde da comunidade	Pesquisas agregadas de satisfação de pacientes Auditorias de grupos de registros médicos
Sistema local de saúde	Registros hospitalares Dados de farmácias Dados locais de saúde pública (p. ex., certidões de nascimento e óbito) Dados financeiros
Regionais ou nacionais	Taxas de morbidade/mortalidade em todo o sistema de saúde Despesas

Planejamento para melhorar a qualidade da medicina de família

Considerando o amplo escopo da clínica de família, expectativas crescentes sobre atenção à saúde, recursos limitados e rápidos desenvolvimentos em informação médica, conseguir melhor qualidade apresenta desafios especiais para médicos de família. Além disso, como médicos de família geralmente trabalham em equipes de atenção à saúde, são necessários esforços sistemáticos em equipe para melhorar a qualidade de atenção.

Cada dimensão do sistema de saúde oferece oportunidades para melhorar a qualidade da atenção. Na dimensão do médico de família individual, suas capacidades, interesses, treinamento, certificação e participação em educação continuada influenciam competência e qualidade. Embora cada médico seja responsável por manter habilidades profissionais e conhecer suas limitações, exigências para certificação profissional e incentivos para desempenho de qualidade influenciarão sua motivação.

Na dimensão da clínica, qualidade pode melhorar quando equipes trabalham coletivamente por objetivos em comum. Nessa situação, grupos clínicos pequenos ou redes clínicas podem selecionar áreas específicas para melhora da qualidade, como aumento das taxas de imunização ou melhora no controle da pressão arterial. Cada vez mais, médicos e outros profissionais de saúde juntam seus esforços para desenvolver redes clínicas formais ou informais, para examinar de forma crítica os estudos médicos atuais e para desenvolver diretrizes baseadas em evidências para atenção de alta qualidade.

Na dimensão nacional, governo ou associações profissionais podem exigir revisão regular e certificação de médicos e suas clínicas. Esses padrões geralmente incluem exigências de treinamento, exames, educação continuada e auditorias clínicas. Muitos países descobriram que investimentos para melhorar qualidade resultam em melhores resultados de saúde, reduzem custos e aumentam efetividade.

182 Michael Kidd

Esforços para a melhora da qualidade também ocorrem na dimensão internacional.

O Grupo de Trabalho sobre Qualidade em Clínica de Família (EquiP) inclui mais de 30 países que se encontram regularmente para a realização de projetos colaborativos para a melhora da qualidade. Esses grupos trabalham juntos para o desenvolvimento de diretrizes internacionais e padrões de desempenho. Todavia, diretrizes universais exigem adaptação e consideração de recursos e de fatores culturais para a implementação bem-sucedida em nível local.

O processo de melhora da qualidade

A melhora da qualidade de atenção à saúde, independentemente do nível de atenção, envolve equipes de pessoas que colaboram para alcançar objetivos em comum. O processo de planejamento geralmente começa com uma análise da situação atual. Por exemplo, um pequeno grupo pode encontrar-se para analisar e identificar pontos fortes e fracos do grupo, suas oportunidades e ameaças (SWOT*). Uma análise SWOT ou procedimento semelhante possibilita ao grupo identificar e celebrar pontos fortes, e considerar quaisquer fraquezas identificadas como oportunidades para crescimento e desenvolvimento futuro.

Após a consideração das oportunidades potenciais, o grupo pode selecionar uma prioridade para melhora da qualidade. Isso possibilita que o grupo concentre seus esforços, considere necessidades de financiamento e outros recursos, e antecipe potenciais problemas. A seleção de um problema específico, que seja factível considerando recursos disponíveis, aumenta as chances de sucesso. O envolvimento de pessoas-chave que participarão nos esforços de melhora da qualidade aumenta sua motivação para participar em ações e análises subsequentes. De maneira ideal, os que irão implementar e os que serão afetados pelas mudanças devem ser consultados para conseguir sua opinião e compromisso em participar, e para estabelecer objetivos realistas.

Há muitas áreas potenciais para melhora em uma clínica típica de família, mas não se pode lidar com todas de uma só vez. É mais prático iniciar selecionando-se uma importante área problema para melhora, coletando-se informações basais, implementando-se mudanças e avaliando-se o impacto. Após o término de um projeto inicial bem-sucedido de melhora da qualidade, a equipe clínica geralmente fica entusiasmada para participar em projetos subsequentes.

Em geral, grupos consideram o ciclo de qualidade escalonada como um modelo útil para esforços de melhora. Há muitas variações possíveis para esse ciclo, e as etapas não precisam ser completadas na ordem listada no Quadro 5.19.

---

* N. de R.T. Sigla em inglês que utiliza a primeira letra de *strenghts* (forças), *weaknesses* (fraquezas), *opportunities* (oportunidades), *threats* (ameaças). Análise SWOT é utilizada geralmente em planejamento estratégico, às vezes traduzida como "análise FOFA".

Ensinando a melhorar a qualidade

Embora a maioria dos profissionais de saúde compreenda a importância de melhora da qualidade em atenção à saúde, muitos têm menos conhecimento sobre como iniciar e administrar melhora sistemática da qualidade.

QUADRO 5.19 Como melhorar a qualidade da atenção à saúde

- Selecionar um tópico ou problema para melhora da qualidade
- Formar uma equipe para abordar o tópico
- Coletar dados basais
- Refletir sobre as práticas clínicas atuais
- Planejar mudanças
- Mudar processos de trabalho
- Coletar dados para medir o impacto das mudanças
- Refletir sobre resultados
- Ajustar mais ainda o processo, se necessário
- Medir novamente o impacto das mudanças

Habilidades para a melhora da qualidade podem ser introduzidas precocemente no currículo da escola médica, adicionalmente desenvolvidas por treinamento vocacional e reforçadas por meio de educação médica continuada por toda a vida. Educação pode propiciar aos residentes atitudes, conhecimento e habilidades para avaliar criticamente a literatura médica e participar em pesquisas, a fim de gerar conhecimento quando a literatura não fornecer respostas. Quando integradas à continuidade da educação em medicina de família, habilidades para melhora da qualidade podem ser desenvolvidas em todos os níveis de treinamento.

Estudantes podem ser introduzidos aos conceitos e ferramentas para melhora da qualidade na escola médica. O currículo deve incluir uma introdução aos vários aspectos da qualidade, métodos de mensuração e etapas necessárias para completar o projeto. Técnicas de aprendizado baseado em problemas podem ser usadas para a participação de pequenos grupos de estudantes no desenvolvimento de um projeto de melhora da qualidade. Revisões de caso possibilitarão que os estudantes compreendam os processos e potenciais armadilhas associadas com esforços de melhora. Pequenos grupos de estudantes podem receber a tarefa de avaliar aspectos da qualidade e realizar projetos.

Treinamento na especialidade oferece oportunidades para injetar, nos residentes, atitudes, conhecimentos e habilidades para a melhora duradoura da qualidade. O currículo pode introduzir os estagiários aos fundamentos da qualidade, enquanto a experiência clínica fornecerá amplo material para projetos. Embora os fundamentos de melhora da qualidade possam ser introduzidos em sala de aula, a aplicação do conhecimento e das habilidades aos problemas clínicos possibilita que os estagiários experimentem a complexidade e a satisfação de um projeto real, sendo provável que isso instile confiança e entusiasmo para a futura participação em esforços de melhora da qualidade (*ver* Quadro 5.20). Nem todos os projetos de melhora da qualidade são bem-sucedidos e algumas vezes equipes perdem o entusiasmo. A orientação de tutores experientes pode guiar jovens alunos para projetos com mais chances de resultar em melhora substancial da qualidade.

184 Michael Kidd

QUADRO 5.20 Alunos estagiários de medicina de família melhorando a qualidade de cuidados na África do Sul[60]

Universidade Medunsa, na África do Sul, oferece oportunidades para que médicos de clínicas e hospitais do governo ou de clínicas privadas completem treinamento na especialidade de medicina de família por meio de ensino a distância. Participantes completam 12 tarefas de aprendizado relacionadas à sua prática clínica, uma dissertação de mestrado e um exame final. Uma das tarefas de aprendizado é completar um projeto de melhora da qualidade. Espera-se que os estagiários encontrem e ponderem as evidências clínicas para medir, analisar, refletir sobre e mudar uma prática específica. Com esse projeto, um estagiário e sua equipe local de saúde identificaram um problema de altas taxas de mortalidade durante finais de semana e plantões noturnos em um hospital rural da comunidade. Com desenvolvimento de novos arranjos de sobreaviso e de relatório, mortalidade foi reduzida em quase 20% em um período de 4 meses. O estagiário não apenas aprendeu lições importantes sobre melhora da qualidade, como também contribuiu para melhoras na atenção dos pacientes.

Educação médica continuada

Embora treinamento em qualidade possa começar na escola médica e ser mais desenvolvido durante o treinamento na especialidade de medicina de família, apoio e treinamento profissional continuado possibilitam que médicos de família mantenham atenção de alta qualidade por toda a sua vida profissional. Educação continuada é mais útil para os médicos em atividade quando utiliza os princípios do aprendizado autodirigido para adultos, baseia-se na experiência, se relaciona com a prática corrente e propicia oportunidades para discussão e reflexão com grupos de colegas.

Como muitos médicos não receberam treinamento formal em melhora da qualidade, uma compreensão de conceitos e habilidades também é importante. Esses médicos se beneficiarão de instrução dirigida que aborde os seguintes conhecimentos e habilidades:

- dimensões da qualidade em atenção à saúde
- o processo de melhora da qualidade e como selecionar e completar um projeto
- como selecionar grupos-alvo que se beneficiarão das ações de melhora da qualidade
- avaliação de processo, estruturas e resultados da medicina de família e sua relação com os sistemas sociais e de saúde
- avaliação de custos, benefícios e efetividade dos métodos de melhora da qualidade
- compreensão das variações de desempenho em processos e sistemas
- compreensão de como desenvolver conhecimento novo e localmente útil por meio de pesquisas.

Quando médicos de família aprendem a aplicar essas habilidades em suas práticas e recebem *feedback* e apoio de colegas, eles são capazes de conduzir e participar de iniciativas continuadas de qualidade em vários ambientes clínicos.

Como ajudar médicos de família a melhorar a qualidade

Embora seja importante o ensino de princípios e processos de melhora da qualidade, conhecimento e habilidades não são suficientes para garantir que esforços de qualidade sejam rotineiramente incluídos na clínica de família. Recursos, incentivos e sistemas de apoio podem auxiliar os esforços para tornar o alcance de atenção de alta qualidade para os pacientes uma prioridade na medicina de família. Algumas estratégias úteis estão listadas no Quadro 5.21.

QUADRO 5.21 Estratégias para apoiar esforços de melhora da qualidade

- Envolver líderes, partes interessadas e participantes na compreensão e apoio a esforços para melhora da qualidade
- Conseguir compromisso com a qualidade em nível local, regional e nacional
- Alocar recursos financeiros e humanos para melhora da qualidade como parte rotineira de serviços clínicos
- Criar incentivos para avaliar e melhorar a qualidade
- Considerar o contexto social, econômico e cultural para selecionar prioridades realistas
- Criar padrões e reforçar regulamentações para identificar e melhorar serviços abaixo desses padrões
- Considerar certificação, recertificação ou acreditação para garantir que médicos de família desenvolvam e mantenham habilidades adequadas
- Criar redes de melhora da qualidade ou delas participar

Essa breve introdução é feita como ponto de partida para os interessados na melhora da qualidade da atenção à saúde por meio da medicina de família. Várias organizações internacionais e nacionais, muitas como membros da WONCA, estão se conectando para criar consórcio para compartilhar achados e estratégias. Em particular, os recursos *Jornada para a Qualidade dos Médicos de Família*[60] e *Ferramentas e Métodos para Melhora da Qualidade* compilados pelo EquiP[63] oferecem muitos instrumentos que podem ser adaptados para uso local.

Esforços continuados para melhora da qualidade da medicina de família aumentarão a efetividade dos médicos de família na melhora da saúde de seus pacientes e de suas comunidades.

AVANÇANDO

Medicina de família tem mais chances de melhorar o desempenho do sistema de saúde quando considera cuidadosamente as condições locais. Países em transição política enfrentam desafios à medida que buscam um consenso sobre a direção que deve ser seguida pela atenção à saúde. Países com grandes débitos financeiros podem não ter recursos suficientes para as mudanças necessárias. Países que tentam reformar seus sistemas de saúde podem encontrar dificuldades na mobilização de grupos de médicos privados para apoio aos objetivos sociais mais amplos de equidade e acesso a serviços básicos para os pobres e outros grupos de pessoas vulneráveis. Medicina de família evoluirá de modo diversificado nesses ambientes diferentes.

186 Michael Kidd

Os futuros papéis dos médicos de família devem ser considerados no contexto mais amplo de melhoras no sistema de saúde. Contribuições de médicos de família serão reforçadas quando estiverem integradas em sistemas efetivos de atenção primária à saúde. Assim, planejar o desenvolvimento ou a expansão da medicina de família inclui desenvolver uma visão, colaborar com as principais partes interessadas, determinar objetivos de curto e de longo prazo e melhorar a disponibilização de serviços de saúde. Quando os planejadores admitem que sistemas de saúde devem ser criados com base em valores de equidade, qualidade, relevância e custo-efetividade, esses valores guiarão o desenvolvimento dos programas.

Esforços colaborativos entre cidadãos, comunidades, líderes de sistemas de saúde, profissionais de saúde, acadêmicos e autoridades do governo têm potencial considerável para criar as condições necessárias para mudanças, especialmente quando esses grupos estabelecem parcerias sustentáveis. É a implementação de programas colaborativos intersetoriais em nível local que apresenta os maiores desafios e a que se mostra mais promissora para melhoras significativas em sistemas de saúde,[64] atenção primária à saúde e medicina de família. O Quadro 5.22 lista alguns dos elementos essenciais a serem considerados no planejamento de um programa de medicina de família.

QUADRO 5.22 Elementos do planejamento de um programa de medicina de família

- Delinear o perfil ideal e as competências esperadas de médicos de família
- Conseguir apoio das principais partes interessadas
- Determinar planos para educação, acreditação e certificação
- Desenvolver programas específicos de treinamento
- Determinar necessidades de curto e de longo prazo
- Colaborar com as partes interessadas, incluindo outros profissionais de saúde
- Desenvolver modelos de clínica integrada
- Definir orçamento e obter recursos financeiros
- Avaliar custos, benefícios e áreas a serem melhoradas
- Descrever planos de carreira e oportunidades profissionais para médicos de família

---

Este manual oferece uma bússola, um mapa e as orientações para auxiliar na eterna jornada para a melhora de sistemas de saúde. Mesmo quando bem planejadas, jornadas costumam ser cheias de voltas e reviravoltas. Um manual não pode preparar viajantes para todas as condições. Leitores que continuam a jornada de melhora de sistemas de saúde com a medicina de família são convidados a compartilhar ideias, *feedbacks*, relatos de progresso e atualizações com a WONCA. Suas contribuições serão revisadas, compiladas e usadas para ajudar futuros viajantes.

Para que medicina de família sirva como espinha dorsal de um sistema de atenção primária equitativa, de alta qualidade e integral, muitas questões complexas e inter-relacionadas devem ser consideradas. Há evidências claras de que medicina de família tem o potencial para ajudar sistemas de saúde a disponibilizarem atenção integral à saúde, de alta qualidade e acessível para todos. A capacidade de médicos de família para realizar esse potencial dependerá de decisões, recursos e capacidades dos sistemas de saúde onde eles trabalham.

Este manual visa oferecer aos tomadores de decisão no sistema de saúde o conhecimento e as ferramentas relevantes para facilitar o processo de melhora dos sistemas de saúde, a fim de melhor satisfazer as necessidades de saúde de todas as pessoas do mundo.

REFERÊNCIAS

1. Strumpf E, Levesque JF, Coyle N, et al. Innovative and diverse strategies toward primary health care reform: lessons learned from the Canadian experience. *Journal of the American Board of Family Medicine.* 2012; 25(Suppl. 1): S27–33.

2. Phillips RL. International learning on increasing the value and effectiveness of primary care (I LIVE PC). *Journal of the American Board of Family Medicine.* 2012; 25(Suppl 1): S2–5.

3. Qidwai W, Khoja TAM, Inem V, et al. Strategies to improve status of family physicians: a perspective from an international collaboration. *Middle East Journal of Family Medicine.* 2008; 6(6); 12–19.

4. Qidwai W, Samani ZAA, Huda SA. Perceptions about family physicians: results of a patient survey in Karachi, Pakistan. *Journal of Liaquat University of Medicine and Health Sciences.* 2004; 3(2): 74–8.

5. Roland, Guthrie B, Thome DC. Primary medical care in the United Kingdom. *Journal of the American Board of Family Medicine.* 2012; 25(supp 1): S6–S11.

6. Qidwai W, Beasley JW, Francisco JGC, et al. The present status and future role of family doctors: a perspective from International Federation of Primary Care Research Networks. *Primary Health Care Research and Development.* 2008; 9: 172–82.

7. Heath I. Boundaries: complementarity and cooperation. The pivotal role of the general practitioner in relation to primary and secondary care. In: Scott Brown S (ed). *Physician Funding and Health Care Systems: an international perspective.* London: Royal College of General Practitioners, 1999.

8. Haight KR. Family medicine in the undergraduate curriculum: differing views on where from here? *Canadian Family Physician.* 1987; 33: 2792–4. www.chanrobles.com/legal-4nhia.htm

9. Goodyear-Smith F, Gauld R, Cumming J, et al. International learning on increasing the value and effectiveness of primary care (I LIVE PC) in New Zealand. *Journal of the American Board of Family Medicine.* 2012; 25(Suppl. 1): S39–44.

10. Nicholson C, Jackson CL, Marley JE, et al. The Australian experiment: how primary health care organizations supported the evolution of a primary health care system. *Journal of the American Board of Family Medicine.* 2012; 25(Suppl. 1): S18–26.

11. Pedersen KM, Andersen JS, Sondergaard J. General practice and primary health care in Denmark. *Journal of the American Board of Family Medicine.* 2012; 25(Suppl. 1): S34–8.

12. Van Weel C, Schers H, Timmermans A. Health care in the Netherlands. *Journal of the American Board of Family Medicine.* 2012; 25(Suppl. 1): S12–17.

13. Roland M, Guthrie B, Thome DC. Primary medical care in the United Kingdom. *Journal of the American Board of Family Medicine.* 2012; 25(Suppl. 1): S6–11.

14. Pereira Gray DJ. History of the Royal College of General Practitioners -the first 40 years.

15. *British Journal of General Practice.* 1992; 42: 29–35.

16. Royal College of General Practitioners. *Fellowship by Assessment.* London: Royal College of General Practitioners 1995 (Occasional Paper 50, 2nd ed.).

17. Fry J, Lord Hunt of Fawley, Pinsent RJFH. *A History of the Royal College of General Practitioners: the first 25 years.* Lancaster: MTP, 1983.

18. Steele RJF. *Can Educational Methods Developed for Training General Practitioners in the UK be Taught to Doctors and Nurses Working in Primary Health Care in Hungary?* Exeter: University of Exeter, 2000 (MPhil thesis).

19. Rice T. Physicians' payment policies: impacts and implications. *Annual Review of Public Health.* 1997; 18: 549–65.

20. Safran D, Tarlov A, Rogers W. Primary care performance in fee-for-service and prepaid health care systems – results from the medial outcomes study. *Journal of the American Medical Association.* 1994; 271(20): 1579–86.

21. Vayda E. Physicians in health care management 5: Payment of physicians and organisation of medical services. *Canadian Medical Association Journal.* 1994; 150(10): 1583–7.

22. Brcic V, McGregor MJ, Kaczorowski J, et al. Practice and payment preferences of newly practicing family physicians in British Columbia. *Canadian Family Physician.* 2012; 58(5): e275–81.

23. Brown JS (ed). *Physician Funding and Health Care Systems: an international perspective.* London: The Royal College of General Practitioners, 1999.

24. Ginsburg PB. Fee-for-service will remain a feature of major payment reforms, requiring more changes in medicare physician payment. *Health Affairs (Millwood).* 2012; 31(9): 1977–83.

25. World Health Organization Regional Office for Europe. *European Health Care Reforms. Analysis of current strategies.* Copenhagen: World Health Organization Regional Office for Europe, 1996 (document ICP/CARE 94 01/CN01).

26. Berwick DM. Quality of health care. Part 5: Payment by capitation and the quality of care.

27. The *New England Journal of Medicine.* 1996; 335(16): 1227–30.

28. Groenewegen P, van der Zee J, van Haafden R. *Remunerating General Practitioners in Western Europe.* Aldershot: Avebury, 1991.

29. Abel-Smith B. *An Introduction to Health Policy, Planning and Financing.* New York: Longman Group, 1994.

30. Tu K, Cauch-Dudek K, Chen Z. Comparison of primary care physician payment models in the management of hypertension. *Canadian Family Physician.* 2009; 55(7): 719–27.

31. Donaldson C, Gerard K. Paying general practitioners: shedding light on the review of health services. *Journal of the Royal College of General Practitioners.* 1989; 39(320): 114–17.

32. Stearns SC, Wolfe BL, Kindig D. Physician responses to fee-for-service and capitation pay- ment. *Inquiry.* 1992; 229(4): 416–25.

33. McPake B, Hanson K, Mills A. Community financing of health care in Africa: an evaluation of the Bamako Initiative. *Social Science and Medicine.* 1993; 36(11): 1383–95.

34. World Health Organization. *World Health Report 2010 – Health systems financing: the path to universal coverage.* Disponível em: www.who.int/whr/2010/en/index.html

35. World Health Organization. *Physician Funding and Health Care Systems – international perspective.* Geneva: World Health Organization, 1999.

36. Qidwai W, Ashfaq T, Khoja TAM, et al. Access to person-centered care: a perspective on status, barriers, opportunities and challenges from the Eastern Mediterranean Region. *Middle East Journal of Family Medicine.* 2012; 10(6): 4–13.

37. Beasley JW, Starfield B, van Weel C, et al. Global health and primary care research. *Journal of the American Board of Family Medicine.* 2007; 20(6): 518–26.

38. Van Weel C, Knottnerus JA. Evidence-based interventions and comprehensive treatment. *Lancet.* 1999; 353: 916–18.

39. The DOPC Writing Group. Conducting the direct observation of primary care study. *Journal of Family Practice.* 2001; 50: 345–52.

40. Stange KC, Miller WL, McWhinney I. Developing the knowledge base of family practice. *Family Medicine.* 2001; 33: 286–97.

41. Ceitlin J. Primary care research in Latin America, Portugal and Spain. *Family Practice.* 1991; 8: 161–7.

42. Fleming MF, Balousek SL, Grossberg PM, et al. Brief physician advice for problem alcohol drinkers: a randomized controlled trial in community primary care practices. *Journal of the American Medical Association.* 1997; 277: 1039–45.

43. Collaborative Group of the Primary Prevention Project (PPP). Low-dose aspirin and vita- min E in people at cardiovascular risk: a randomized trial in general practice. *Lancet.* 2001; 357: 89–95.

44. Kohn LT, Corrigan JM, Donaldson MS (eds). *To Err is Human: building a safer health system.* Washington DC: Institute of Medicine and National Academy Press, 2000.

45. Makeham MAB, Kidd MR, Saltman DC, et al. The incidence of errors reported in general practice. *Medical Journal of Australia.* 2006; 185(2): 95–8.

46. Beasley JW. Practice-based research in the United States. *Primary Health Care Research and Development.* 2000; 1: 135–7.

47. Stange KC. Primary care research: barriers and opportunities. *Journal of Family Practice.* 1996; 42: 196–8.

48. Donaldson MS, Yordy KD, Lohr KN, et al. (eds). Primary care: America's health in a new era. Washington DC: Institute of Medicine, National Academy Press, 1996.

49. Mant D. *R&D in Primary Care: national working group report.* Wetherby: NHS Executive 1997.

50. Nutting PA, Green LA. Practice-based research networks: reuniting practice and research about the problems most of the people have most of the time. *Journal of Family Practice.* 1994; 38: 335–6.

51. Nutting PA, Beasley JW, Werner JJ. Asking and answering questions in practice: practice- based research networks build the science base of family practice. *Journal of the American Medical Association*. 1999; 28(8): 686–8.

52. Van Weel C, Smith H, Beasley JW. Family practice research networks: experiences from

53. 3 countries. *Journal of Family Practice*. 2000; 49: 938–943.

54. Thomas P, Griffith F, Kai J, et al. Networks for research in primary health care. *British Medical Journal*. 2001; 322: 588–90.

55. Meyers D. Introduction from the Agency for Healthcare Research and Quality. *Journal of the American Board of Family Medicine*. 2012; 25(supp 1): S1.

56. American Academy of Family Physicians. *Practice-based Research Networks in the 21st Century: the pearls of research*. Washington DC: MFP, 1998.

57. Beasley JW. Lessons from the International Primary Care Network. *Journal of the American Board of Family Practice*. 1993; 6: 419–420.

58. Global Forum for Health Research. The 10/90 Report on Health Research. World Health Organization: Geneva, 1999.

59. Van Weel C, Rosser WW. Improving health care globally: a critical review of the necessity of family medicine research and recommendations to build research capacity. *Annals of Family Medicine*. 2004; 2(Suppl. 2): S5–16.

60. Australian Institute of Health and Welfare. Definitions of safety and quality of health care 2012. Disponível em: www.aihw.gov.au/sqhc-definitions

61. Woodward CA. *Strategies for Assisting Health Workers to Modify and Improve Skills – devel- oping quality health care: a process of change*. Geneva: World Health Organization 2000 (Issues in Health Services Delivery Discussion Paper No.1, Improving provider skills; document WHO/EIP/OSD/OO.1).

62. Makela M, Booth B, Roberts R, eds. Family doctors' journey to quality. Helsinki: Stakes National Research and Development Centre for Welfare and Health, 2001.

63. Davis D, O'Brien MAT, Freemantle N, et al. Impact of formal continuing medical education. Do conferences, workshops, rounds and other traditional continuing education activities change physician behavior or health outcomes? *Journal of the American Medical Association*. 1999; 282: 867–74.

64. Qidwai W, Dhanani RH, Khan FM. Implications for the practice of a Patient Expectation and Satisfaction Survey, at a teaching hospital in Karachi, Pakistan. *Journal of the Pakistan Medical Association*. 2003; 53(3): 122–5.

65. Alles V, Makela M, Persson L, et al. *Tools and Methods for Quality Improvement in General Practice*. Helsinki: Stakes, 1998.

66. Kahssay HM. Health Centres – the future of health depends on them. *World Health Forum*. 1998; 19: 341–60.

67. Beasley JW, Hahn DL, Wiesen P, et al. The cost of primary care research. *Journal of Family Practice*. 2000; 49: 985–9.

68. Rhyne R, Bogue R, Kukulka G, et al. *Community-oriented Primary Care: health care for the 21st century*. Washington: American Association for Public Health, 1998.

69. KCE. *Comparison of Cost and Quality of Two Financing Systems for Primary Health Care in Belgium*. KCE Report 85A. Disponível em: kce.fgov.be/sites/default/files/page_documents/ d20081027349_0.pdf

70. Gillam S J, Siriwardena AN, Steel N. Pay-for-performance in the United Kingdom: impact of the Quality and Outcomes Framework – A Systematic Review. *Annals of Family Medicine*. 2012; 10(5): 461–8.

71. Consenso Global relativo à Responsabilidade Social das Escolas Médicas, 2010. Disponível em: www.healthsocialaccountability.org

72. De Maeseneer J, Boeckxstaens P. James MacKenzie Lecture 2011: multimorbidity, goal-oriented care, and equity. *British Journal of General Practice*. 2012; 62: e522–4.

6

Medicina de família em países de renda média inferior e superior[*]

O caminho para a cobertura universal de saúde chama a atenção para as diversas barreiras, no acesso aos serviços de saúde, ligadas à escassez significativa de recursos, à fragmentação dos sistemas de saúde e à falta de centralização na pessoa. No mundo todo, estima-se que mais de um bilhão de pessoas não conseguem acesso a serviços básicos de saúde. Em muitos países de renda baixa e média, serviços de saúde podem ter custo muito elevado para a população (barreira de possibilidade) ou estar muito distantes (barreira de acessibilidade) ou ter poucos recursos humanos, com longas horas de espera (barreira de disponibilidade) ou não estar de acordo com as preferências culturais e de gênero das pessoas (barreira de aceitabilidade). A maneira como as pessoas percebem suas necessidades de atenção à saúde, além da dimensão biológica de suas preocupações, costuma ser somente uma preocupação marginal para os prestadores de serviços de saúde. Mesmo quando as pessoas têm acesso aos serviços, esses são muitas vezes de baixa qualidade e, em alguns casos, até prejudiciais. Além disso, serviços tendem a ser fragmentados, curativos, prestados em hospitais e orientados para a doença, tudo isso reduzindo ainda mais o acesso a serviços integrais e de qualidade.

Esses problemas são antigos e disseminados em muitos países e necessitam de uma solução abrangente e coerente. Para melhorar resultados de saúde e sociais, sistemas de saúde devem "colocar as pessoas em primeiro lugar". Devem responder às necessidades e expectativas das pessoas. Atenção à saúde deve concentrar-se na pessoa como um todo, ajustando sua resposta às especificidades de comunidade local, família e contexto do curso de vida individual dessa pessoa. Para se tornarem mais relevantes, serviços também têm que fazer mais para satisfazer as necessidades de toda a população, ao mesmo tempo que aborda as necessidades específicas de alguns subgrupos da população.

Desde a Declaração de Alma-Ata, em 1978, atenção primária à saúde tem sido reconhecida como um dos componentes-chave de um sistema de saúde efetivo e uma estratégia fundamental para alcançar saúde para todos. Sistemas de saúde

---

[*] Direitos autorais do Capítulo 6 pertencem à Organização Mundial de Saúde (OMS). Todos os direitos reservados. A OMS deu ao editor a permissão para a reprodução deste capítulo. Os autores do Capítulo 6 são membros da equipe da OMS. Apenas os autores são responsáveis pelos pontos de vista expressos nesta publicação e eles não representam necessariamente os pontos de vista, decisões ou políticas da OMS.

194 Michael Kidd

baseados em uma forte orientação para atenção primária à saúde apresenta resultados melhores e mais equitativos, são mais eficientes, têm atenção à saúde de menor custo e podem conseguir maior satisfação do usuário do que os sistemas de saúde com uma fraca orientação para atenção primária à saúde. Experiências em países mais desenvolvidos e menos desenvolvidos têm igualmente demonstrado que atenção primária à saúde pode ser adaptada e interpretada para se adequar a uma grande variedade de contextos políticos, sociais e culturais.[1]

Há consenso crescente, no mundo todo, sobre as áreas em que sistemas de saúde devem ser transformados. O Relatório sobre a Saúde no Mundo 2008 da Organização Mundial de Saúde (OMS) sugere quatro conjuntos de direções políticas que reorientarão sistemas de saúde para um enfoque de atenção primária à saúde. Junto ao movimento em direção à cobertura universal, saúde em todas as políticas e governança mais inclusiva, a OMS recomenda a reorganização dos serviços de saúde ao redor das necessidades e expectativas das pessoas.[2] Em 2009, a Assembleia Mundial de Saúde adotou uma resolução sobre atenção primária à saúde, exortando aos países que

> colocassem as pessoas no centro da atenção à saúde, adotando ... modelos de oferta concentrados nos níveis locais e distritais que prestem serviços de atenção primária integral à saúde, incluindo promoção da saúde, prevenção de doenças, atendimentos curativos e cuidados paliativos, que estejam integrados com outros níveis de atenção e coordenados de acordo com as necessidades.[3]

Mais recentemente, no ano de 2011, a Resolução WHA64.9* da Assembleia Mundial de Saúde afirmou que cobertura universal de saúde não pode ser conseguida sem abordar as barreiras para a oferta de serviços de alta qualidade e centrados nas pessoas nos países.[4]

As características fundamentais da medicina de família e seus atributos derivados possibilitam que médicos de família contribuam de maneira substancial para o objetivo de cobertura universal de saúde mediante serviços de atenção primária orientados para família e comunidade. Isso ocorre porque os atributos essenciais da clínica de família estão completamente alinhados com a centralização nas pessoas e incluem atributos como generalismo; atenção integral, coordenada e contínua; trabalho colaborativo; e orientação para família e comunidade, entre outros.

É nesse contexto que a OMS está contribuindo para esse manual com um capítulo especial dedicado à medicina de família em países de renda média inferior e superior, aproveitando as experiências do Brasil, da China, da Região do Mediterrâneo Oriental e da Tailândia. Espera-se que as lições aprendidas nesses países ajudem a definir necessidade e possibilidade de introduzir medicina de família mesmo em cenários de recursos médios e baixos. Cada estudo de caso apresentado aborda informações gerais sobre o país e seus principais desafios para o sistema de saúde; uma explicação

---

* N. de R.T.: WHA é a sigla de World Health Assembly, traduzido acima como Asembleia Mundial de Saúde.

A Contribuição da Medicina de Família e Comunidade para os Sistemas de Saúde **195**

sobre as reformas realizadas na atenção primária do país, incluindo uma análise de tendências, principais condutores das mudanças e caminho escolhido para o prosseguimento; principais lições aprendidas ao longo do processo de implementação, incluindo obstáculos e facilitadores; e os principais resultados e impactos das reformas.

A ampla gama de países apresentados demonstra que a medicina de família, ou suas adaptações locais, pode melhorar a satisfação da população, bem como os resultados de saúde clínicos e da população em países de renda média e com poucos recursos, especialmente quando faz parte de reformas mais amplas do setor. Exemplos importantes disso podem ser vistos no Brasil, na China, na Tailândia e em alguns países da Região do Mediterrâneo Oriental, mesmo que as modalidades específicas de medicina de família e modelos de atenção orientada para a família sejam diferentes nesses países. O grau de sucesso da medicina de família, ou de suas adaptações locais, em países de renda média inferior é menos claro, dado o número limitado de países estudados que pertencem a essa faixa de renda.

O caso do Brasil é um claro testemunho do papel fundamental das equipes de atenção à família baseadas na comunidade na reforma da atenção primária à saúde. O Sistema Nacional de Saúde* do Brasil se baseia no acesso universal e abrangente, monitorado pela comunidade e organizado com uma base descentralizada, administrada em linha e regionalizada. A Política Nacional de Atenção Básica** foi lançada em 2006, com base nos sucessos anteriores, na década de 1990, do programa de agentes de saúde da comunidade e do programa de saúde da família. O programa visa criar um sistema inclusivo ao redor da estratégia de saúde da família. São centrais nesse modelo as equipes multidisciplinares que trabalham de maneira coordenada para disponibilizar efetivamente os serviços de que as pessoas realmente necessitam. Os médicos de família têm um papel muito importante dentro dessa equipe e são apoiados pelos agentes de saúde da comunidade. Apesar dos desafios continuados, como o número limitado de agentes de saúde da família qualificados, a reforma é considerada um grande sucesso, com um impacto claro e positivo sobre os principais indicadores de saúde e socioeconômicos.

Na China, o antigo sistema de atenção primária à saúde baseada na comunidade, fundamentado no conceito do "médico de pés descalços", foi substituído por um sistema de atenção à saúde centrado no hospital, após a Revolução Cultural e as reformas econômicas de 1978. Tentativas anteriores para introdução da especialização em clínica geral e medicina de família tiveram algum sucesso, mas pouco se desenvolveram devido ao baixo reconhecimento e à falta de financiamento. Foi apenas com a reforma do sistema de saúde, em 2006, que o objetivo de serviços primários de saúde universais e a difusão da clínica geral criaram raízes na China. Fatores críticos para esse sucesso foram introdução de um sistema de seguro-saúde universal, grandes investimentos no treinamento de médicos de família e defesa

---

* N. de R.T.: A denominação oficial é Sistema Único de Saúde – SUS.
** N. de R.T.: Nome oficial usado pelo Ministério da Saúde.

feita por especialistas, acadêmicos e agentes de saúde do povo. O modelo chinês é ativamente implementado em muitas regiões, com médicos de atenção primária como guardiões da saúde da população, um sistema hierárquico para referências e investimentos em instalações de atenção primária à saúde. Acesso e equidade da atenção primária à saúde melhoraram depois disso.

Fortalecimento dos sistemas de saúde nos países da Região do Mediterrâneo Oriental é baseada nos e orientado pelos valores e princípios da atenção primária à saúde, com a adoção da clínica de família como a abordagem para a oferta de serviços básicos de saúde. O estabelecimento do modelo está em um estágio relativamente inicial de desenvolvimento. Na maioria dos países, o modelo completo de clínica de família não existe, e em muitos deles apenas alguns componentes estão sendo implementados. Exemplos bem-sucedidos podem ser encontrados por toda a região, com programas de saúde da família contribuindo para grandes melhoras nos indicadores de saúde. Na Jordânia, a Agência das Nações Unidas de Assistência aos Refugiados da Palestina (UNRWA*) teve sucesso no estabelecimento de um programa de atenção de família baseado na comunidade de natureza integral. No Irã, a base do Sistema de Rede de Atenção Primária à Saúde é a equipe da clínica de família; a rede é construída ao redor de casas de saúde responsáveis por uma população claramente definida, uma rede de agentes de saúde da comunidade e um sistema de informação em saúde simples e efetivo. No Egito, o Modelo de Saúde da Família foi adotado como uma parte integral da reforma no setor de saúde.

O sistema de saúde da Tailândia, com origem na década de 1880, era tradicionalmente ancorado na medicina hospitalar. Assim, quando o conceito de medicina de família foi introduzido, na década de 1980, foi imediatamente relacionado com um médico trabalhando no hospital e sem uma especialização específica. Quando o estímulo para cobertura universal de saúde ganhou o cenário político, na década de 1990, a reforma da atenção primária se tornou necessária e urgente – foi nesse contexto que medicina de família e atenção baseada na comunidade finalmente ganharam espaço na cultura médica centrada no hospital da Tailândia. Uma estratégia que se mostrou importante para facilitar as reformas foi a da "demonstração" e "difusão". A ideia por trás dos "centros de demonstração em saúde" foi desenvolver e demonstrar o conceito da clínica de família em algumas regiões selecionadas para estimular o interesse e a demanda por atenção primária à saúde. Quando a política de cobertura universal foi adotada, alguns anos mais tarde, a clínica de família como ponto fundamental para o desenvolvimento do setor de saúde já havia comprovado seu valor, sendo adotada como um modelo testado de atenção.

Todos esses estudos de casos claramente reforçam os conceitos fundamentais da medicina de família defendidos pela Organização Mundial de Médicos de Família (WONCA): uma abordagem integral e atenção individual no contexto da família e da comunidade. Em quase todos os países estudados, esses conceitos

---

* N. de R.T.: Sigla em inglês de United Nations Relief and Work Agency for Palestinian Refugees.

foram incorporados nas reformas do setor de saúde ligadas ao objetivo geral de cobertura universal de saúde.

Quando esses conceitos são genuinamente a base de uma nova forma de prestar atendimentos, a medicina de família tem um real valor a demonstrar em um modelo de atenção orientada para a família e a comunidade.

Várias lições importantes surgem desses estudos de casos: primeiro, as reformas orientadas para a atenção à família não são de fácil implementação, e todos os países estudados passaram por uma fase inicial difícil antes que a clínica de família criasse suas raízes. Foi somente quando o objetivo das políticas de saúde foi definido como cobertura universal e a operacionalização da cobertura universal incluiu a reforma da atenção primária à saúde que a abordagem multidisciplinar da atenção à família progrediu. Mas a interpretação e a adaptação local da clínica de família variam consideravelmente entre esses países. Em muitos desses países, clínica de família não é necessariamente praticada por médicos especializados em clínica de família e isso ainda é uma deficiência importante das reformas realizadas.

Segundo, medicina de família como uma especialização médica pode maximizar sua contribuição para os modelos de atenção à família e comunidade quando médicos de família fazem parte de uma equipe multidisciplinar. No entanto, investimentos em treinamento para médicos de família e enfermeiros, bem como para pessoal de apoio, devem coincidir com o desejo político de implementar as reformas. Mais importante ainda, devem ser sustentados num longo período de tempo, para garantir uma força de trabalho de alta qualidade, treinada dentro dos valores de atenção primária à saúde e cobertura universal.

Terceiro, projetos-piloto de abordagem de atenção à família podem ser uma maneira efetiva de introduzir a atenção primária à saúde nas comunidades. Na Tailândia e em vários países da Região do Mediterrâneo Oriental, esses projetos serviram para testar a abordagem e avaliar suas repercussões, assim como para popularizar o conceito e demonstrar às comunidades seus benefícios e melhoras que podem trazer.

Quarto, medicina de família, em um modelo de atenção orientado para a família e a comunidade, precisa estabelecer forte coordenação com outros níveis de atenção especializada, para garantir continuidade de atenção entre os diferentes níveis e cenários. Mesmo nos casos bem-sucedidos de rápida expansão da atenção primária à saúde, essa coordenação se mostrou muito difícil de ser implementada na maioria dos estudos de caso analisados.

Por fim, aprendemos com esses estudos de casos exemplares que o núcleo da atenção primária à saúde e da cobertura universal, de fato, é realmente a comunidade. Sem envolvimento da comunidade na implementação das equipes de atenção à família como a base para a atenção primária à saúde, cobertura universal não pode ser alcançada. Independentemente do cenário, seja no Brasil, na China, na Região do Mediterrâneo Oriental ou na Tailândia, vemos frequentemente que envolvimento da comunidade não é mais opcional ao se planejarem as estratégias de atenção à saúde.

O SISTEMA ÚNICO DE SAÚDE DO BRASIL: CUIDADOS DE ATENÇÃO PRIMÁRIA À SAÚDE EM AÇÃO

O Brasil é uma república federativa formada por três categorias de unidades federais com autonomia administrativa: a federação, os estados e os municípios. O país tem uma área total de 8.511.996 km², cinco macrorregiões (Norte, Nordeste, Sudeste, Sul e Centro-Oeste), 26 estados, um distrito federal e 5.565 municípios. Com uma população total de 190.755.799 (censo de 2010 do Instituto Brasileiro de Geografia e Estatística),[5] é o quinto país mais populoso do mundo. A população está distribuída de maneira desigual, concentrada no Sudeste (42%) e no Nordeste (28%).

O Brasil é a sexta maior economia do mundo. O gasto total com saúde, em 2010, foi de cerca de 161 bilhões de dólares, ou o equivalente a 8,4% do Produto Interno Bruto. Desse gasto, 45% foram usados em saúde pública (76 bilhões de dólares) e 55% foram gastos no setor privado (85 bilhões de dólares) na forma de despesas pagas do próprio bolso, seguros de saúde e medicamentos.[4] A expectativa de vida média é de 73,4 anos e a taxa de mortalidade infantil é de 15,6 por 1.000 nascidos vivos.[5]

O Sistema Nacional de Saúde do Brasil é fruto da Constituição de 1988, a qual consolidou progresso social significativo, após um longo período de ditadura militar. É um sistema de saúde baseado no acesso universal e abrangente, monitorado pela comunidade e organizado com base descentralizada, administrada em linha e regionalizada, no qual a oferta de serviços de saúde é primariamente uma responsabilidade municipal, mas é financiada em um modelo tripartido.

Antes da reforma de saúde que resultou na instituição do Sistema Único de Saúde definido no Ato No. 8.080 de 1990,[6] os cuidados de saúde eram financiados pelo Instituto Nacional de Seguridade Social e eram limitados a trabalhadores com emprego formal. Os brasileiros que não podiam pagar pelos serviços de saúde dependiam da caridade dispensada por hospitais de caridade ligados à Igreja ou determinadas unidades em clínicas de saúde com foco em doenças transmissíveis ou em doenças maternas e infantis.

O desenvolvimento dos cuidados de atenção primária à saúde no Brasil

A partir de uma perspectiva histórica, os cuidados de atenção primária à saúde no Brasil começaram na década de 1920, com centros de educação em saúde que se concentravam na prevenção de doenças.[7] O modelo de Serviço de Saúde Pública Especial, o qual combinava abordagens preventivas e terapêuticas apenas para doenças transmissíveis, era prevalente na década de 1940. Na década de 1960, foram estabelecidas clínicas de saúde estatais, que incorporavam o tratamento médico em programas preventivos, embora mais uma vez esse modelo se aplicasse apenas a programas verticais para doenças transmissíveis e doenças materno-infantis. A rede de clínicas de saúde foi expandida na década de 1970, com base em um modelo simplificado e em cuidados de atenção primária à saúde seletivos.

A Contribuição da Medicina de Família e Comunidade para os Sistemas de Saúde **199**

Em algumas cidades brasileiras, foram desenvolvidos os modelos de cuidados de atenção primária à saúde ligados a programas de residência médica, como em Porto Alegre com o Centro de Saúde Murialdo, o Vitória de Santo Antão em Pernambuco, o Serviço Médico Abrangente na Universidade do Estado do Rio de Janeiro, Petrópolis, Vitória, Natal, Cotia, Pelotas, Sete Lagoas e Joinvile. Essas iniciativas, porém, não tiveram ímpeto para serem institucionalizadas como políticas públicas, mesmo em suas próprias regiões.

Um processo de descentralização dos cuidados de saúde começou na década de 1980, quando os municípios tomaram para si a responsabilidade pelos centros de saúde. Paralelamente a esse processo, outros experimentos baseados na municipalidade foram conduzidos, por exemplo, na Faculdade de Medicina da Universidade de São Paulo, onde os ginecologistas, pediatras e outros clínicos seguiram uma abordagem programática para a saúde da criança, a saúde das mulheres e a saúde dos adultos. Com o Programa Médicos de Família inspirado em Cuba, um clínico geral e um auxiliar de enfermagem ficavam responsáveis por cerca de 250 famílias.

Na década de 1990, os municípios ofereciam os cuidados de saúde conforme as diretrizes da Constituição Federal em relação à descentralização das atividades de saúde. Os centros de saúde se disseminaram por todo o país, mas sofreram com a infraestrutura inadequada, baixa taxa de resolução de casos e um nível mínimo de intervenção em saúde e oferta de serviços baseados em cuidados de atenção primária à saúde seletivos com foco nas intervenções geralmente encontradas nos países mais pobres, como o monitoramento do crescimento, a reidratação oral, a amamentação e a imunização. Devido à má sinalização dos pontos de entrada preferidos para o Sistema Único de Saúde e a falta de acesso universal, boa parte da população usava serviços ambulatoriais especializados em hospitais e salas de emergência como fonte de serviços médicos de rotina.[8]

Um ímpeto importante para o estabelecimento do Programa de Saúde da Família, na década de 1990, foi o sucesso do Programa de Agentes Comunitários de Saúde. Esse foi originalmente um programa emergencial para redução da mortalidade infantil no estado do Ceará.

Tendo em vista a cobertura médica e de saúde extremamente baixa em regiões onde o Programa de Agentes Comunitários de Saúde foi inicialmente implementado, alguns serviços médicos foram incorporados para aumentar o escopo das intervenções de saúde de forma quantitativa e qualitativa. O resultado foi o Programa de Saúde da Família, a substituição proposta para todos os modelos existentes em todo o país e o ponto de entrada preferencial para o Sistema Único de Saúde.

Consolidação da Estratégia de Saúde da Família

Em 2006, esse programa foi relançado como Política Nacional de Cuidados de atenção primária à saúde, cujo objetivo é "consolidar e apresentar a Estratégia de Saúde da Família como principal modelo de cuidados de atenção primária à saúde e o ponto central das redes de cuidados de saúde no Sistema Único de Saúde."[9]

A saúde da família compreende promoção e proteção de saúde, diagnóstico, prevenção de complicações, tratamento, recuperação e manutenção da boa saúde. Ela é o ponto preferido de contato entre o sistema de saúde e seus usuários, sendo informada pelos princípios de universalidade, acessibilidade e coordenação, inter-relações e continuidade, integração, responsabilidade, humanidade, equidade e participação da comunidade.[9] Esse conjunto de princípios e diretrizes reflete o desejo do Brasil de construir um sistema de cuidados de atenção primária à saúde abrangentes que seja amplo e inclusivo, em contraste com um sistema de cuidados de atenção primária à saúde seletivos com pacotes básicos para "pessoas pobres".

A instituição de uma forma de financiamento *per capita* para a saúde da família – o Fundo de Cuidados Básicos – permitiu que esse modelo se expandisse rapidamente, com muito mais municípios participando da estratégia. Além disso, foram disponibilizados incentivos especiais para oferecer serviços médicos a comunidades de descendentes de escravos (quilombolas), assentamentos rurais, populações indígenas e todos os municípios do Brasil com Índice de Desenvolvimento Humano baixo.

A saúde da família tem três características importantes que a diferenciam dos sistemas de cuidados de atenção primária à saúde em outros países:

1. Equipes multidisciplinares responsáveis por regiões geográficas e suas populações, com a tarefa de identificar problemas operacionais, organizacionais ou sociais de maneira adequada.
2. A presença de agentes comunitários de saúde.
3. A inclusão da saúde oral no sistema público de saúde.

A complexidade da tripla carga de doenças em um país em desenvolvimento torna imperativo que as equipes multidisciplinares trabalhem de maneira coordenada para a oferta efetiva dos serviços que as pessoas realmente necessitam. As equipes de saúde da família devem ser multidisciplinares e devem conter, no mínimo, um clínico geral, um enfermeiro, um auxiliar clínico ou técnico de enfermagem e agentes comunitários de saúde. A equipe também pode incluir profissionais de saúde oral, como um cirurgião-dentista, um assistente dentário e/ou um técnico em saúde oral.

Cada equipe de saúde da família é responsável idealmente por 3.000 a 4.000 pessoas, conforme o perfil socioeconômico da população, ou menos pessoas onde a população tem maior vulnerabilidade social. A relação máxima entre os agentes comunitários de saúde e a população deve estar entre 1:750.[9] Unidades centrais de apoio à família, formadas por profissionais com experiência em várias áreas, foram estabelecidas, em 2008, para trabalharem junto de forma mais integrada. Elas devem apoiar as equipes de saúde da família na rede de cuidados de saúde, aumentando o alcance e a capacidade de resolução de casos de cada equipe.[10]

As equipes têm a seguinte missão:

- fazer parte do processo de zoneamento e mapeamento da região da intervenção de saúde, identificando grupos, famílias e indivíduos de risco ou em situação de vulnerabilidade;
- manter registros atualizados sobre as famílias e os indivíduos e usar esses dados para o monitoramento da saúde de rotina;
- oferecer cuidados de saúde para a população sob sua responsabilidade, primariamente em instalações de saúde, mas também, quando necessário, em domicílio e em outros locais da comunidade, adotando assim uma abordagem abrangente por meio de atividades para a promoção, proteção e restauração da saúde e prevenção de complicações;
- garantir acesso ao tratamento quando e onde for necessário;
- realizar atividades programáticas, coletivas e de vigilância em saúde;
- realizar a busca ativa de casos e a notificação de doenças e complicações de notificação compulsória, além de outros problemas e situações de importância local;
- ser responsável por sua população definida, garantindo a coordenação dos cuidados, mesmo quando isso exigir o tratamento em outros locais do sistema de saúde;
- prover cuidados de família e tratamento coletivamente e em grupos comunitários, considerando as intervenções que têm impacto na saúde e nos processos de doença de indivíduos, famílias, grupos e de toda a comunidade;
- realizar reuniões de equipes para discutir, planejar e avaliar em conjunto as ações executadas pelas equipes com base nos dados disponíveis;
- monitorar e avaliar rotineiramente as atividades continuadas, visando adaptar os processos de trabalho;
- garantir a qualidade dos registros de atividades nos sistemas de informação de cuidados básicos;
- realizar atividades educativas de saúde com a população definida;
- identificar parcerias e recursos na comunidade que poderiam reforçar atividades de monitoramento intersetoriais e da comunidade.

A missão dos médicos membros das equipes é:

- prover cuidados de saúde às pessoas sob sua responsabilidade;
- realizar consultas clínicas, realizar intervenções cirúrgicas de pequeno porte, participar de atividades de grupo em instalações básicas de saúde e, quando indicado ou necessário, em domicílio e/ou em outros locais da comunidade, como escolas;
- realizar atividades programáticas e prover tratamento conforme a necessidade;

- quando necessário, encaminhar pacientes para outros locais, considerando o fluxo local de pacientes, e continuando a exercer a responsabilidade por meio da supervisão do plano de tratamento do paciente;
- em consultoria com outras instalações de saúde, recomendar que um paciente seja internado ou tratado em casa, permanecendo sempre responsável pela supervisão do tratamento do paciente.

O modelo do Brasil, assim, combina aspectos clínicos com intervenções de saúde pública e oferece cuidados baseados na proteção e promoção da saúde, participação da comunidade por meio de educação e promoção da saúde, cuidados abrangentes e contínuos, coordenação com o sistema de saúde local, educação continuada para os profissionais de saúde e salários competitivos para os profissionais e estímulo à participação da comunidade.[11]

A Saúde da Família é atualmente uma política pública no Brasil e é importante na agenda dos administradores do Sistema Único de Saúde. Há 33.420 equipes de saúde da família cobrindo 55% da população, 256.847 agentes comunitários de saúde cobrindo 65% da população, 20.113 equipes de saúde oral e 1.250 unidades centrais de apoio à família operando em todo o país.[12]

Resultados obtidos

Os resultados positivos observados em vários estudos de saúde da família levam em consideração diversos fatores, como avaliações de pacientes, administradores e profissionais de saúde,[13-15] escolha das intervenções de saúde oferecidas, acesso e uso dos serviços de saúde,[16-20] redução da mortalidade infantil,[21-23] redução no número de internações hospitalares para problemas tratáveis no nível de cuidados primários,[24-28] e melhora nos indicadores socioeconômicos da população.[6]

Mortalidade infantil

Um estudo realizado no período de 1990-2002 indicou que um aumento de 10% na cobertura da Saúde da Família reduziu a mortalidade infantil em 4,6%, tendo um impacto maior durante esse período que a melhora do acesso à água potável (2,9%) e o aumento no número de leitos hospitalares (1,3%). O único fator que teve um impacto mais significativo sobre a mortalidade infantil foi o nível de educação entre as mães.[21]

Morbidade hospitalar

Entre 1999 e 2006, as taxas de admissão hospitalar por problemas tratáveis no nível de atenção primária caíram 20%, duas vezes mais rápido que as internações por outros problemas. Para três categorias de problemas crônicos tratáveis, a redução na taxa de internação entre as mulheres, nos municípios que expandiram a cobertura de Saúde da Família, se traduziu em economia de 120 milhões de reais.[27]

A Contribuição da Medicina de Família e Comunidade para os Sistemas de Saúde **203**

Em um estudo sobre taxas de internações hospitalares por problemas tratáveis no nível da atenção primária em adultos com mais de 20 anos de idade, foram analisados mais de 60 milhões de hospitalizações entre 1999 e 2007. Essas taxas de internações caíram 5% ao ano e, após o controle para fatores como renda *per capita*, água tratada, analfabetismo, planos de saúde, consultas médicas por cabeça, mortalidade prematura e idade, a cobertura da Saúde da Família nos municípios foi o fator preditivo mais significativo na redução das taxas de internação para problemas tratáveis no nível de cuidados primários em adultos, junto com a falta ou números menores de leitos hospitalares privados.[25]

Um estudo realizado no município de Belo Horizonte, imediatamente após o estabelecimento de mais de 500 equipes de saúde da família, encontrou a redução de 26,4% nas taxas de internação hospitalar por problemas tratáveis no nível de atenção primária ao longo de 4 anos. A taxa foi maior em mulheres de baixa renda, e a presença do mesmo médico em uma equipe ao longo de um período de tempo maior se correlacionou com a redução de 11 internações hospitalares por 10.000 mulheres ao ano.[28]

Redução de desigualdades

Dados da Pesquisa Nacional por Amostras de Domicílios de 2008[30] mostram que muitos dos membros mais vulneráveis da população foram incluídos no Sistema Único de Saúde. O sistema registrou 62% das famílias sem renda alguma ou com renda de até um salário mínimo com equipes de saúde da família, e 63,8% das famílias com um dos genitores tendo até 1 ano de educação formal tinham sido tratados por equipes de saúde da família.

Para determinados indicadores socioeconômicos, um estudo recente observa que a introdução das equipes de saúde da família nas regiões pobres do Brasil já se correlaciona com um aumento de empregos em adultos, redução na fertilidade com maiores intervalos entre as gestações e taxas maiores de frequência escolar entre adolescentes.[29]

Conforme uma análise baseada na população, conduzida em 2008, a partir de estudos históricos de White et al. (1961)[31] e Green et al. (2001),[32] a qual tentou avaliar o acesso e o uso de serviços no Brasil, a taxa de cuidados domiciliares para idosos foi maior do que aquela indicada em estudos de populações norte-americanas e britânicas.[33] Um estudo realizado em 2006 indicou que a Saúde da Família obteve melhores resultados que o modelo tradicional de cuidados de saúde para idosos, incluindo melhor acesso, maior capacidade da equipe multidisciplinar para satisfazer as demandas, melhor oferta de consultorias médicas, provisão de medicamentos e envolvimento com grupos de idosos sofrendo de problemas crônicos e melhor acesso a cuidados domiciliares, inclusive para pessoas com incapacidades motoras funcionais.[19]

Satisfação da população

Uma pesquisa realizada pelo Instituto de Pesquisa Econômica Aplicada em 2011[34] avaliou a percepção pública dos serviços oferecidos pelo Sistema Único de Saúde e pelos planos de saúde privados, e mostrou que o tratamento pelas equipes de saúde da família era o serviço de saúde mais altamente valorizado pelos entrevistados em todas as regiões, com um escore de satisfação "muito boa" ou "boa" de quase o dobro do registrado pelos usuários de centros de saúde convencionais. A proporção de usuários das equipes de saúde da família insatisfeitos foi de seis vezes menor do que a proporção dos insatisfeitos com serviços de emergência e instalações de saúde convencionais.

Alguns estudos comparativos da qualidade dos cuidados oferecidos pelas equipes de saúde da família com a qualidade de outros modelos de cuidados primários, como clínicas médicas de adultos, ginecologistas e pediatras, mostraram melhores resultados em termos de indicadores de cuidados de atenção primária à saúde. Harzheim et al.[18] verificaram que as crianças associadas com equipes de saúde da família tinham melhores chances de receber cuidados primários de alta qualidade do que crianças associadas com instalações básicas convencionais, e que o cuidado primário de alta qualidade está associado com maior satisfação e melhor saúde, conforme percebido pelos provedores de cuidados. Esse estudo comparou a qualidade dos cuidados oferecidos pelos médicos que trabalham em equipes de saúde da família com a qualidade dos cuidados proporcionados por pediatras que trabalham em unidades básicas de saúde.

No município de Curitiba, as equipes de saúde da família que incluem médicos de família estão mais adaptadas ao paradigma de cuidados de atenção primária à saúde do que as instalações convencionais, como clínicas médicas de adultos, pediatras e ginecologistas.[35]

A provisão de serviços de saúde dental e oral por meio de equipes de saúde dental e oral integradas à Saúde da Família resultou em aumento de 49% no número de dentistas que trabalham no Sistema Único de Saúde. Entre 2003 e 2008, 17,5 milhões de brasileiros consultaram um dentista, e o impacto foi maior em famílias com renda de até dois salários mínimos. Em 7 anos, desde a extensão do programa para englobar equipes de saúde dental e oral em 2003, o índice de cáries dentárias em crianças de 12 anos caiu 26%, colocando o Brasil no grupo de países com baixa prevalência de cáries dentárias.[36]

Em uma análise de agentes comunitários de saúde e seu impacto positivo para alcançar os Millennium Development Goals, a experiência do Brasil com os agentes comunitários de saúde alcançou o maior escore em uma comparação de oito países em três regiões.[37]

Tem havido progresso significativo na regulamentação da profissão de agentes comunitários de saúde, por exemplo, elevando seu nível médio de treinamento e colocando sua atividade em um patamar menos precário. Em 2001, 72,4% dos

A Contribuição da Medicina de Família e Comunidade para os Sistemas de Saúde **205**

agentes comunitários de saúde tinham uma situação de insegurança profissional em comparação com 31,8% em 2008; no mesmo período, o número de agentes comunitários de saúde aumentou 34,7%. O desafio para a próxima década é reforçar o papel dos agentes comunitários de saúde, capacitando-os para "estabelecerem relações com base na solidariedade e confiança, construírem redes de apoio e fortalecerem a organização e o envolvimento de indivíduos e comunidades em iniciativas coletivas para melhorar sua saúde e bem-estar, especialmente dos grupos sociais vulneráveis", o que é uma das recomendações da Comissão Nacional para Determinantes Sociais de Saúde.[38]

Em 2010, o declínio na taxa de mortalidade entre crianças com menos de 5 anos no Brasil foi reconhecido como um dos maiores já registrados no mundo e esse resultado foi atribuído em grande parte à Estratégia de Saúde da Família.[39] Em uma publicação recente, o Programa Saúde da Família do Brasil foi considerado como provavelmente o experimento mais impressionante no mundo todo em termos de rápida expansão de um sistema de saúde primária abrangente e custo-efetiva. Os autores também sugerem que "mesmo os países mais ricos poderiam aprender algo com a maneira na qual o Programa de Saúde da Família teve impacto nas doenças crônicas, a demanda por serviços de saúde de nível terciário e a promoção da saúde".[40]

Desafios

Financiamento

O desafio é quebrar a lógica de financiamento conforme o suprimento e investir com base nas necessidades da população designada para cada equipe de saúde da família no país. Isso significa reforçar o sistema de cuidados de atenção primária à saúde e garantir que novos recursos para o Sistema Único de Saúde, os quais são fundamentais para obter um nível abrangente de cuidados, sejam investidos de acordo com as necessidades identificadas no contexto dos cuidados de atenção primária à saúde/saúde da família.

Nos 10 anos entre 2002 e 2012, o gasto com cuidados básicos aumentou 84,07%. O investimento no Plano Nacional para Construção e reformas do Sistema Único de Saúde, envolvendo as equipes de saúde da família, foi fornecido no Programa de Aceleração do Crescimento, permitindo a construção de 8.694 unidades básicas de saúde até 2015.

O futuro desafio na área de financiamento dos cuidados de atenção primária à saúde tem a ver com a efetividade de alocações para o Sistema Único de Saúde.

Novos recursos federais, estaduais e municipais para o Sistema Único de Saúde devem ser alocados com base nas necessidades da população sob a responsabilidade das equipes de saúde da família, permitindo assim que a Saúde da Família se torne a base de todo o sistema de saúde.

Administração

Um dos processos mais complexos na construção de sistemas de saúde é a inter-relação entre os diferentes serviços que oferecem tratamento. A integração e a coordenação da rede de cuidados de atenção primária à saúde exigem a administração das estruturas para permitir que a Saúde da Família coordene o tratamento dentro da rede. É imperativa a profissionalização da administração em nível municipal para organizar os sistemas de saúde geridos pela Saúde da Família e também para instalar os administradores em unidades básicas de saúde que sejam capazes de implementar mecanismos de garantia para que a população sob responsabilidade das equipes aproveite os quatro atributos centrais dos cuidados de atenção primária à saúde: acesso ao primeiro contato, abordagem abrangente, continuidade de cuidados ao longo do tempo e coordenação com a rede de tratamento mais ampla.

A administração dos cuidados de atenção primária à saúde deve orientar-se em um projeto baseado na população com os seguintes componentes:

- registro de toda a população em um banco de dados eletrônico
- infraestrutura física com instalações adequadas
- recursos humanos adequados
- diretrizes clínicas que considerem a classificação de risco e vulnerabilidade
- acesso regulado pela população para consultorias com especialistas, exames, instalações diagnósticas e leitos hospitalares com base nas necessidades da população registrada na atenção primária
- mecanismos para garantir que a atenção primária se torne o centro de comunicação da rede, incluindo o uso de sistemas de comunicação eletrônicos, prontuários eletrônicos e listas de espera inteligentes que incluam classificação de risco e vulnerabilidade. Esses mecanismos devem ser estabelecidos dentro do próprio sistema de cuidados de atenção primária à saúde, quando os pacientes são atendidos por diferentes membros da equipe e quando a informação é gerada em diferentes locais ou com outros especialistas.

Em relação ao desafio da administração, deve-se reforçar que 80% dos municípios brasileiros têm uma população de menos de 20.000 pessoas. Para esses municípios, há necessidade de assistência técnica pelas autoridades de saúde estatais e suas estruturas regionais para administrar o influxo de pacientes para a rede de serviços intermunicipais.

Nos municípios maiores, a abordagem seletiva de oferta de serviços de saúde para os pobres deve ser abandonada e os serviços de cuidados de atenção primária à saúde devem ser estendidos para toda a população. Todos devem ter acesso a excelentes serviços de cuidados de atenção primária à saúde, independentemente da capacidade de pagamento de cada paciente por meio de planos de saúde privados,

A Contribuição da Medicina de Família e Comunidade para os Sistemas de Saúde **207**

sendo que os recursos públicos para cuidados de atenção primária à saúde devem ser responsáveis por não mais do que 45% do gasto em saúde pública no Brasil.

Treinamento profissional conforme as necessidades da população

O trabalho em equipe é necessário para abordar a complexidade dos problemas de saúde primários. Isso exige familiaridade com os determinantes sociais da saúde e os riscos e a vulnerabilidade de famílias ou indivíduos com uma visão para o desenvolvimento de intervenções dirigidas. A experiência e as práticas derivadas do treinamento dado em hospitais e clínicas ambulatoriais especializadas devem ser transformadas em programas para especialistas em cuidados de atenção primária à saúde e educação continuada em serviço.

O problema mais comumente citado pelos administradores é a falta de médicos de família e de comunidade com treinamento técnico e experiência em quantidade suficiente para garantir a base do programa de Saúde da Família sendo atualmente implementado. Ao optar por um modelo de cuidados de atenção primária à saúde, com base na saúde da família, o Brasil não seguiu o passo paralelo de redesenhar seus programas de treinamento médico especializado para permitir que os médicos exercessem essa função. A formação de médicos clínicos e de família não se tornou compulsória apenas devido a não haver especialistas suficientes nessa área em todo o país. Entre os 204.563 médicos especialistas atualmente trabalhando no país, apenas 1,3% são médicos de família ou de comunidade.[41] A escassez de especialistas em cuidados de atenção primária à saúde não diminuiu sua importância; pelo contrário, pode-se dizer que a presença de médicos de família e/ou equipe de enfermagem especializada em saúde da família e cuidados de atenção primária à saúde reforça a presença e a extensão dos principais componentes dos cuidados de atenção primária à saúde.[35,42,43]

O desafio de definir se os médicos de família são especialistas em cuidados de atenção primária à saúde deve ser abordado em conjunto com outros critérios políticos de cuidados de atenção primária à saúde no sistema de saúde.

Embora nos últimos anos o número de vagas para a residência em medicina de família e comunidade tenha aumentado em todo o país, na maioria dos casos esses postos permanecem vagos. Onde as vagas são preenchidas, isso ocorre porque a imagem da medicina de família foi reforçada por meio de incentivos, como pagamentos diferenciados e programas de treinamento em serviço naqueles municípios onde as residências médicas estão localizadas, e pela colocação direta dos residentes de medicina de família e comunidade em serviços municipais e pelo aumento progressivo de sua remuneração à medida que avança seu treinamento. As unidades básicas de saúde e as equipes de saúde da família devem ser usadas como ferramentas para treinar e qualificar os profissionais de saúde em hospitais de ensino cuja excelência clínica confere a condição social necessária para persuadir outros a escolher os cuidados de atenção primária à saúde como um campo de atividade em saúde que valha a pena.

Melhora da imagem social e política dos cuidados de atenção primária à saúde

Cuidados de atenção primária à saúde fortes podem ajudar a sociedade a definir suas necessidades e direitos, agindo como um veículo para os conceitos de aumento da força e capital social. Os cidadãos satisfeitos com os serviços recebidos defenderão o modelo público e aprovarão o financiamento necessário para continuar buscando uma política de maior inclusão social, por meio do Sistema Único de Saúde movido pela saúde da família.

PROMOÇÃO DE SERVIÇOS PRIMÁRIOS UNIVERSAIS DE SAÚDE NA CHINA POR MEIO DE REFORMAS NA CLÍNICA GERAL

Em 2010, a população total da China continental era de 1,341 bilhão (669,78 milhões de residentes urbanos e 671,13 milhões de residentes rurais),[44] com um produto interno bruto *per capita* de 4.614,15 dólares.[45] A diferença de renda entre moradores de áreas urbanas e rurais era muito grande, sendo a renda disponível média dos primeiros de 2.939,85 dólares e a renda dos últimos de apenas 910, 62 dólares.[44] A população com 65 anos ou mais era responsável por 8,9% da população total.[44,46]

Em 2011, a expectativa média de vida ao nascer alcançava 74,83 anos. A taxa de mortalidade materna era de 30/100.000 e a taxa de mortalidade até os 5 anos era de 16,4 por 1.000 nascidos vivos. A despesa total nacional em saúde era de 306 bilhões de dólares, sendo a despesa governamental em saúde de 87,52 bilhões de dólares (28,6%), a despesa em saúde social de 110,11 bilhões de dólares (35,9%) e a despesa pessoal em saúde de 108,86 bilhões de dólares (35,5%). As despesas totais em saúde eram responsáveis por 5,01% do produto interno bruto.[47] Apesar de conquistas e avanços significativos, ainda existem grandes desafios na área da saúde, que incluem financiamento insuficiente, rápido envelhecimento da população e baixa eficiência na utilização dos recursos de saúde, sistemas precários de proteção e segurança da saúde pública e falta de profissionais de saúde qualificados.

O desenvolvimento da clínica geral

Do final da década de 1960 até a década de 1980, foi amplamente criada a rede de atenção à saúde em três camadas condado, -cidade-vila, e o sistema de atenção médica cooperativada cobria mais de 90% dos moradores de áreas rurais. Os "médicos de pés descalços" prestavam serviços de saúde diários para prevenção e tratamento de doenças e planejamento familiar, com uma média de dois médicos para 1.000 pessoas. Isso foi reconhecido como um bom modelo de atenção primária à saúde nos países em desenvolvimento. No nível seguinte, estavam os centros

A Contribuição da Medicina de Família e Comunidade para os Sistemas de Saúde **209**

de saúde das cidades, cada um deles funcionando fundamentalmente como clínicas ambulatoriais para cerca de 10.000-30.000 pessoas. Apenas os pacientes mais gravemente enfermos eram encaminhados para o terceiro e último nível, os hospitais do condado, cada um deles atendendo entre 200.000 e 600.000 pessoas e contando com médicos experientes com graduação de 5 anos em escolas médicas.

Reformas econômicas iniciadas em 1978 levaram a uma transformação fundamental do sistema de saúde nas áreas urbanas e rurais. O fim da coletivização da agricultura resultou em uma diminuição da vontade, por parte das populações rurais, de sustentar o sistema de bem-estar coletivo, do qual a atenção à saúde fazia parte. Em 1984, pesquisas mostraram que apenas 40-45% da população rural estavam cobertos por um sistema médico cooperativado organizado, em comparação com 80-90% em 1979. Junto com a redução ou cessação do suporte financeiro do governo, as instalações de atenção primária à saúde em áreas urbanas foram privatizadas e finalmente atrofiaram, com capacidade de serviço significativamente enfraquecida nas áreas urbanas e rurais devido ao envelhecimento da força de trabalho e à renovação dos profissionais. Em contraste, grandes hospitais souberam compensar sua renda reduzida de fontes governamentais, aumentando a quantidade e a gama de serviços clínicos prestados, e expandindo assim muito rapidamente, o que resultou em alocação muito desequilibrada dos recursos de saúde entre áreas urbanas e rurais, bem como entre instalações de atenção primária à saúde e grandes hospitais. Além disso, cobertura limitada do seguro médico induziu moradores a buscar serviços médicos em grandes hospitais, em vez de em instalações de atenção primária à saúde, porque o sistema de "médico de família como porta de entrada" não havia sido criado. Tudo isso levou ao rápido crescimento de despesas médicas, baixa equidade em serviços de saúde e acesso restrito a serviços médicos. Além disso, o combate à ameaça de doenças infecciosas e as taxas rapidamente crescentes de doenças crônicas não transmissíveis[48] como doenças cardiovasculares, câncer, diabetes e doenças respiratórias crônicas, bem como a redução da mortalidadematerna, neonatal e infantil eram as principais tarefas para a saúde pública.[49] Após muitas consultorias e debates em nível nacional, conseguiu-se um consenso para reforçar a disciplina de clínica geral e reformatar o sistema de atenção primária à saúde nas áreas urbanas e rurais.

A disciplina de clínica geral na China

Clínica geral foi introduzida na China em 1988. A Associação Nacional de Clínica Geral foi formada em 1992, indicando que a clínica geral foi oficialmente reconhecida como uma disciplina médica na Associação Médica Chinesa. Como uma primeira etapa para promover a clínica geral na China, a Universidade Médica da Capital iniciou os primeiros cursos de clínica geral e criou uma aula-piloto para alunos de medicina em 1992. Todavia, ficou nesse nível de estudo-piloto. A clínica geral foi pouco reconhecida pela sociedade e seu desenvolvimento foi bastante lento.

210 Michael Kidd

Em 1999, o Ministério da Saúde trouxe a disciplina de clínica geral para a disciplina de medicina clínica ocidental, junto com disciplinas ocidentais como medicina interna, cirurgia e pediatria. No entanto, seu desenvolvimento continuou muito lento, devido ao conhecimento inadequado de sua importância. Até 2007, entre 485 escolas médicas em todo o país,[50] apenas 28 haviam criado cursos obrigatórios de clínica geral e apenas quatro tinham treinamento em pós-graduação. Em 2010, o governo implementou um novo plano para a criação gradual de uma série de programas educacionais na escola médica, na pós-graduação e por meio de treinamento em serviço para clínicos gerais.

O aumento da capacidade dos clínicos gerais

Em 1997, o governo da China lançou um plano estratégico nacional, visando reformar os sistemas de saúde e incentivar os serviços comunitários de saúde em regiões urbanas.[51] Um dos objetivos era acelerar o desenvolvimento da clínica geral e treinar clínicos gerais, o que facilitava o desenvolvimento sincrônico da clínica geral e dos serviços comunitários de saúde.

Em 1999 e 2006, o governo central publicou instruções sobre o desenvolvimento de serviços comunitários de saúde em regiões urbanas com políticas e ações de apoio.[52,53] As políticas-chave eram:

- incluir clínica geral no sistema de exames e avaliação clínica profissional e de qualificação técnica[54]
- providenciar treinamento de pós-graduação e treinamento padronizado de clínicos gerais[55,56]
- oferecer graduação e educação continuada em clínica geral[57]
- criar o sistema de qualificação para clínicos gerais[58] e o sistema de administração de registros de qualificações técnicas[59]
- desenvolver políticas relacionadas com atração e retenção de profissionais de saúde comunitários.[60]

Como consequência da implementação dessas políticas, conseguiu-se rápido desenvolvimento da clínica geral.

Embora clínica geral e serviços comunitários de saúde tenham se desenvolvido em muitos locais do país, a equipe de clínica geral ainda não estava madura, devido a investimento financeiro insuficiente do governo, a políticas de apoio inadequadas e a falta de educação e treinamento local suficientes para a clínica geral. As principais causas para essa situação incluem falta de conhecimento sobre a importância do clínico geral, remuneração e *status* social desfavoráveis dos clínicos gerais e a falta de reconhecimento social das perspectivas de carreira dos clínicos gerais. Uma pesquisa de 2007[61] mostrou que apenas 19 de 32 províncias registraram a prática dos clínicos gerais, houve apenas 6.321 registros. Embora treinamento

A Contribuição da Medicina de Família e Comunidade para os Sistemas de Saúde **211**

pós-graduado de clínicos gerais tenha sido realizado em todas as províncias, houve pouco efeito prático, como se tratasse de cumprir uma mera formalidade, ou foi um treinamento superficial, na maioria dos casos. Apenas quatro províncias realizaram programas de treinamento padronizado em clínica geral para alunos de graduação, com um total de 368 profissionais de saúde treinados. Houve uma diferença significativa entre as regiões oriental e ocidental, bem como entre áreas urbanas e rurais, em termos de desenvolvimento de clínicos gerais. O principal desafio foi a falta de professores qualificados.

Em 2009, foi lançada uma nova reforma da saúde pelo governo central, baseada nos princípios de "liderança do governo" e "bem-estar público".[50] A principal função dos profissionais de atenção primária era a de "porta de entrada" por meio da transformação do modelo de serviço e da melhora continuada de capacidade de serviço, prestando serviços de saúde ativamente para os pacientes em casa, conforme a necessidade. Além disso, exigiu-se que os hospitais criassem um departamento de clínica geral se estivessem listados como base de treinamento para clínicos gerais. E ainda, foram lançados o "projeto de treinamento gratuito de profissionais médicos orientado para áreas rurais" e o "projeto de recrutamento de clínicos gerais em hospitais municipais". Várias estratégias incluindo treinamento em serviço e treinamento padronizado para clínicos gerais foram adotadas para treinar profissionais da atenção primária. O modelo de equipes interdisciplinares, colaborando entre si e assinando contratos de serviços com pacientes, foi implementado ao mesmo tempo em que os serviços eram prestados. O mecanismo de longo prazo para estabelecer sistemas hierárquicos de referência, médicos de atenção primária como porta de entrada e sistemas de referência e contrarreferência foi ativamente explorado em muitas regiões.[62]

O Conselho Estatal lançou instruções sobre a criação do Sistema de Clínicos Gerais em 2011,[63] providenciando a estrutura geral para sistema de treinamento, modelo de trabalho e sistema de incentivo de clínicos gerais.

A construção de instalações de atenção primária

Para reformular o sistema de atenção primária à saúde, o governo da China decidiu intensificar a construção de instalações de atenção primária em 1997. No entanto,, a construção andou muito devagar, devido a investimento insuficiente do governo. Em alguns lugares, como a cidade de SuQian, o governo vendeu todos os hospitais da cidade, mas não investiu em atenção primária à saúde. Em 2006, o governo central mudou essa trajetória, aderindo ao "bem-estar público" e à orientação governamental, com uma exigência de aumentar os investimentos para criar instalações de atenção primária, por meio da construção de novos centros ou da transformação de hospitais de rua ou de instalações privadas. Cada vizinhança deveria ter pelo menos um centro de saúde comunitário. Desde 2009, o governo central investiu 6,15 bilhões de dólares no total para apoiar a constru-

212 Michael Kidd

ção de 1.877 hospitais de comarcas, 5.169 hospitais municipais, 2.382 centros de saúde comunitários e 11.000 clínicas de povoados.

Até agora, os serviços de atenção primária à saúde têm sido prestados nas áreas urbanas e rurais. Os serviços incluem prevenção, diagnóstico e tratamento de doenças frequentes, encaminhamento, reabilitação e gerenciamento de doenças crônicas. Entretanto, o sistema de medicamentos básicos implementado em instalações de atenção primária mantidas pelo governo desde 2009 permitiu apenas cerca de 500 tipos de medicamentos básicos, o que prejudicou o desenvolvimento da clínica geral e do serviço de atenção primária, por não considerar as reais demandas dos pacientes e, assim, os pacientes perderam a confiança em seus médicos. Além disso, durante todo o processo de reforma, a China enfrentou desafios como baixa qualificação dos profissionais de atenção primária, resultados ruins do treinamento e conhecimento insuficiente da importância da clínica geral.

Lições aprendidas

Fatores que contribuíram

Em outubro de 2006, o governo central comprometeu-se a que todos os cidadãos tivessem serviços de atenção primária economicamente acessíveis[50] e isso foi reafirmado na nova reforma da saúde em 2009. Forte comprometimento político de governos em todos os níveis é fundamental para alcançar o objetivo de serviços de atenção primária à saúde universais e para promover reforma e desenvolvimento da clínica geral na China.

O programa nacional de serviços básicos de saúde pública lançado em julho de 2009[64] estipulou um total de 41 serviços básicos de saúde pública em 11 categorias.[65] O programa simplifica responsabilidades do clínico geral para adequar-se aos objetivos do Serviço Nacional de Saúde, que promove investimentos governamentais em todos os níveis em reforma e desenvolvimento da clínica geral.

Até o fim de 2011, o número de moradores de áreas urbanas e rurais que participavam nos três esquemas de seguro básico de saúde chegou a mais de 1,3 bilhão, constituindo uma cobertura de mais de 95%[66] condizente com o que o governo chinês se comprometeu, a construir um sistema de seguro básico de saúde para todas as pessoas. Um aumento da proporção de subsídio e uma redução nas deduções para consultas em serviços de atenção primária estimularam os pacientes a utilizar esses serviços.[67] Isso promoveu muito o uso da atenção primária à saúde e o desenvolvimento da clínica geral.

Por fim, especialistas, acadêmicos e profissionais de saúde desempenharam papéis fundamentais para convencer o público e os políticos, usando experiências bem-sucedidas de outros países e oferecendo boas opções, considerando as condições da China para desenvolver e implementar planos e políticas nacionais.

Mitos e barreiras

Havia uma compreensão errada da clínica geral pela sociedade, pois muitas pessoas acreditavam que ela era diferente da medicina de família, resultando em graus variados de desenvolvimento, o que prejudicou seu real desenvolvimento. O "clínico geral" foi traduzido como "médico geral" em chinês. Contudo, as pessoas pensaram no "geral" no contexto da cultura tradicional e das características da língua chinesa, o que significava que o médico tinha proficiência em todas as disciplinas clínicas. Esse conceito errado levou a um viés social da clínica geral: pacientes e especialistas tinham reservas contra os clínicos gerais e mesmo os profissionais da atenção primária não tinham compreensão profunda da clínica geral.

Além disso, a capacidade das equipes de atenção primária à saúde para prestarem os serviços médicos era inadequada e não combinava com as necessidades da população. Mais ainda, geralmente não havia Divisão de Clínica Geral nos locais de treinamento para medicina de família, havendo uma grande escassez de professores qualificados. Esses fatores impediram um desenvolvimento mais harmonioso da clínica geral na China.

Resultados e impacto

Até o fim de 2010, 63 das 128 escolas médicas haviam criado departamentos de clínica geral e ofereciam cursos relevantes. Havia 75 escolas médicas realizando cursos de pós-graduação para estudantes em grau de mestrado. O sistema de educação para clínica geral estava apoiado em bases mais firmes. Até o fim de 2011, 15 províncias realizavam treinamento padronizado "5+3" e todas as províncias ofereciam treinamento para transferência de emprego. De maneira gradual, o treinamento em clínica geral tornou-se padronizado.

No fim de 2011, o número de médicos da atenção primária alcançou 0,42 por 1.000 moradores, representando um aumento de 0,08 em comparação com 2005. Embora o número nas áreas urbanas fosse muito menor que em áreas rurais, pois áreas rurais têm densidade populacional muito menor e necessidade de mais clínicos gerais, o número nas áreas urbanas aumentou três vezes em comparação com 2005, basicamente alcançando o objetivo de "dois a três médicos de atenção primária à saúde para cada 10.000 moradores" (ver Tab. 6.1). O número total de instalações de atenção primária à saúde alcançou 733.004 em todo o país, com 37.295 hospitais municipais e 7.861 centros de saúde comunitários,[68] basicamente realizando os objetivos de "pelo menos cada vizinhança tendo um centro de saúde comunitário"[69] e "cada cidade, um hospital" (ver Tab. 6.1).[70]

> O número de pacientes ambulatoriais que foi a consulta em unidades de atenção primária à saúde foi responsável por 51,1% do total que foi a consulta em instalações médicas de todos os níveis em todo o país,[69] constituindo um aumento de 18% em comparação com 33,1% em 2005.[71] O número de pacientes atendidos em várias cate-

214 Michael Kidd

gorias incluiu 16 milhões de gestantes, 81 milhões de crianças até a idade de 6 anos e 110 milhões de idosos. O efeito inicial sobre o gerenciamento de doenças crônicas se tornou evidente à medida que melhoraram as taxas de controle de hipertensão e diabetes.[72] Os serviços de atenção primária à saúde na China estão tendo papel cada vez mais importante para todo o sistema de saúde.

TABELA 6.1 Número de unidades de atenção primária à saúde, médicos e consultas ambulatoriais em unidades de atenção primária à saúde em 2005 e 2011[68,71]

Variáveis	Áreas	2005	2011
Número de médicos em unidades de atenção primária à saúde (por 1.000 habitantes)	Rurais (excluindo médicos de aldeias)	0,54	0,62
	Urbanas	0,07	0,23
	Total	0,34	0,42
Número de unidades de saúde primária	Rurais	624.116	700.144
	Urbanas	17.128	32.860
	Total	641.244	733.004
Número de consultas ambulatoriais em unidades de cuidados de atenção primária à saúde (em dezenas de milhares)	Rurais	191.335	265.856
	Urbanas	12.220	54.654
	Total	203.555	320.510

Acesso a e equidade de serviços de atenção primária foram melhorados por aumento substancial na cobertura da rede de serviços de saúde de três camadas em áreas rurais e em instalações de saúde comunitárias urbanas, e efetivação do seguro universal para atenção à saúde em nível básico.

China definiu objetivos estratégicos para um Sistema Nacional de Saúde racional em 2020, incluindo criação de um sistema hierarquizado de referência, médicos da atenção primária como porta de entrada e definição de um sistema de médicos de família. Um modelo padronizado de treinamento de clínicos gerais será criado e clínicos gerais serão reconhecidos como prestadores de serviços de atenção primária para moradores de áreas urbanas e rurais. Haverá dois ou três clínicos gerais qualificados para cada 10.000 habitantes em ambientes urbanos e rurais, e clínicos gerais prestarão serviços de saúde adequados para satisfazer as necessidades básicas das pessoas.

China ainda enfrenta uma enorme tarefa na tentativa de proporcionar serviços médicos e de bem-estar adequados para satisfazer as necessidades básicas da imensa população espalhada sobre uma vasta região. Ao fazer isso, o foco deve estar na melhora da oferta de serviços de saúde e na garantia de médicos de família e clínicos gerais qualificados e registrados.

A Contribuição da Medicina de Família e Comunidade para os Sistemas de Saúde **215**

PROGRESSO DA CLÍNICA DE FAMÍLIA E PERSPECTIVAS EM PAÍSES DO MEDITERRÂNEO ORIENTAL

Muitos países da Região do Mediterrâneo Oriental estão enfrentando desafios, no sistema de saúde, que incluem iniquidades em saúde, aumento da exposição a riscos para a saúde, aumento dos custos de atenção à saúde e níveis inaceitavelmente baixos de acesso a atenção à saúde de qualidade.[73] Apesar da construção de extensas redes modernas de infraestrutura em saúde, aumento da força de trabalho habilitada e amplo uso de tecnologias médicas nas últimas décadas, os ganhos não foram compartilhados de maneira igual em todas as regiões. Além disso, o recente movimento sociopolítico por mudanças que ocorre em vários países da região, popularmente conhecido como "Primavera Árabe", provavelmente influencie a saúde da população. Entre os vários desafios que os países da região enfrentam está a necessidade de que os governos desenvolvam uma visão clara sobre reforma da saúde e construam um sistema de saúde sustentável e uma estratégia de financiamento que garanta acesso equitativo a serviços básicos de saúde.

Fortalecimento dos sistemas de saúde na Região do Mediterrâneo Oriental se baseia e é guiada por valores e princípios da atenção primária à saúde,,[74] pelas quatro áreas de reforma descritas no Relatório sobre a Saúde Mundial 2008[75] e pela Declaração de Qatar sobre Atenção Primária à Saúde, que foi adotada por todos os países da Região do Mediterrâneo Oriental em uma conferência internacional realizada em Doha em 2008. Subjacente a esses documentos de orientação e declarações está a adoção da clínica de família como principal abordagem para a oferta de serviços básicos de saúde, progredindo em direção a uma cobertura universal de saúde.

Clínica de família, algumas vezes chamada de medicina de família na Região do Mediterrâneo Oriental, é a especialidade dedicada a atenção integral à saúde para pessoas de todas as idades. É um componente da atenção primária, que disponibiliza atenção continuada e integral à saúde para indivíduos e famílias de todas as idades, gêneros, doenças e partes do corpo.[76] Baseia-se em conhecer o paciente no contexto da família e da comunidade, enfatizando a prevenção de doenças e a promoção da saúde.

A seguir, é apresentada uma breve visão geral dos programas de clínica de família em países da Região do Mediterrâneo Oriental, o estado atual dos programas de clínica de família, incluindo desafios e oportunidades e lições aprendidas sobre a instituição da clínica de família como principal abordagem para a disponibilização de serviços de atenção primária à saúde na Região do Mediterrâneo Oriental.

Compromisso com a clínica de família em países da Região do Mediterrâneo Oriental

A Região do Mediterrâneo Oriental abrange 23 países, do Marrocos ao Paquistão, cobrindo uma população de 630 milhões de pessoas. O compromissodos países da região com a adoção da clínica de família é variável e pode ser considerado em três subgrupos de países da Região do Mediterrâneo Oriental.

216 Michael Kidd

- Os seis Países do Conselho de Cooperação do Golfo ricos em petróleo (Barein, Kuweit, Omã, Catar, Arábia Saudita, Emirados Árabes Unidos) expressaram altos níveis de compromisso em adotar clínica de família e estão em processo de implementação de diferentes componentes como abordagem fundamental para a oferta de serviços de atenção primária à saúde . Contudo, esses países enfrentam dificuldades relacionadas à capacidade e dependem do conhecimento e experiência, especialmente de países economicamente desenvolvidos, para moldar seus programas nacionais de clínica de família.
- Entre os 10 países de renda média na região (Egito, Irã, Iraque, Jordânia, Líbano, Líbia, Marrocos, Palestina, Síria, Tunísia), a maioria expressou compromisso com clínica de família; porém, implementação é desigual e há significativas dificuldades de capacitação relacionadas a recursos humanos, financiamento e aspectos organizacionais dos programas de clínica de família. Países que demonstraram comprometimento em nível governamental incluem Irã, Iraque, Barein, Egito e Jordânia. As seções subsequentes fornecem uma atualização sobre progresso feito e dificuldades encontradas.
- Há comprometimento e capacidade insuficientes para disseminar programas de clínica de família nos sete países de renda baixa na Região do Mediterrâneo Oriental (Afeganistão, Djibuti, Paquistão, Somália, Sudão do Sul, Sudão, Iêmen), muitos dos quais também são menos desenvolvidos e são responsáveis, em conjunto, por mais de 50% da população da região. Sudão desponta como um país que tem demonstrado visão e compromisso com a criação de um programa de clínica de família no Estado de Gezira. Outro desafio nesses países é determinar se o modelo globalmente reconhecido de clínica de família centrada em um médico de família será realista, ou se modelos alternativos para clínica de família devem ser considerados nesses locais.
- Por fim, muitos países da Região do Mediterrâneo Oriental continuam em estado de conflito e emergência prolongados. Isso aumenta a pressão sobre sistemas de saúde já sobrecarregados. Criar e fortalecer programas de clínica de família são ainda mais difíceis nessas situações, em comparação com circunstâncias normais.

Análise da situação de clínica de família na Região do Mediterrâneo Oriental: clínica de família – elementos essenciais

Foi feita uma rápida avaliação da situação dos programas de clínica de família em países selecionados da Região do Mediterrâneo Oriental. Isso se baseou em dois conjuntos de critérios.

A Contribuição da Medicina de Família e Comunidade para os Sistemas de Saúde **217**

O primeiro relacionado à abordagem ampla e mais estratégica da clínica de família em países e incluiu:

- políticas e compromisso nacionais
- percepção da comunidade
- criação e aumento gradual de programas de pós-graduação e do treinamento em serviço
- existência de acreditação em clínica de família
- esquemas de financiamento para programas de clínica de família.

O segundo conjunto de critérios, relacionado aos aspectos operacionais de programas de clínica de família, concentrados em:

- implementação de um pacote básico de serviços de saúde, lista de medicamentos básicos, lista de equipamentos padronizados e existência de diretrizes e protocolos clínicos
- existência de sistemas de referência funcionantes
- extensão de registro da população e adoção de pastas da família
- sistema de informação de saúde orientado para apoiar programas de clínica de família.

Os países que forneceram informações foram Barein, Egito, República Islâmica do Irã (aqui chamada de Irã), Iraque, Jordânia, Sudão, Tunísia e United Nations Relief and Agência de Assistência aos Refugiados Palestinos (UNWRA), que é a Agência das Nações Unidas que presta serviços para 5 milhões de refugiados palestinos que vivem na Jordânia, Líbano, Síria, Cisjordânia e Gaza.

Aspectos estratégicos de programas de clínica de família

Política nacional e compromisso político com clínica de família

Entre os países revisados, Barein, Irã e Egito incorporaram clínica de família como principal abordagem para a disponibilização de atenção primária à saúde. No Irã, clínica de família foi incluída em vários planos de desenvolvimento de 5 anos com início em 1995, tendo sido expandida para todas as províncias em 2012.[77] A política nacional para clínica de família no Barein é apoiada por uma missão estratégica, diretrizes e por estratégias bem desenvolvidas. No Egito, clínica de família é o princípio básico que dá sustentação à política nacional para a melhora da disponibilização de atenção à saúde.

Entre os fatores que estimularam esses países a se comprometerem com a criação de programas de clínica de família estão mudanças epidemiológicas e demográficas nos perfis dos países da Região do Mediterrâneo Oriental, criando demandas por serviços que ofereçam continuidade de atenção. Nesses países, há ênfase crescente em disponibilizar um pacote de serviços que satisfaça aspectos de promoção e prevenção da atenção. Evidências crescentes de vários países da região, desenvolvidos e em desenvolvimento, demonstraram o sucesso da abordagem da clínica de família, e os países levaram em conta a mensagem do Relatório sobre a Saúde Mundial 2008, que coloca o paciente no centro da atenção.

A inclusão da clínica de família em uma política nacional ou documento estratégico não necessariamente implica compromisso inequívoco com sua adoção e subsequente implementação. Embora não seja parte de sua política nacional de saúde ou modelo estratégico, Iraque, Jordânia e Sudão demonstraram compromisso crescente com a clínica de família. O comprometimento de Barein e Irã se traduziu na inclusão da clínica de família em planos nacionais e na alocação de recursos para sua implementação. Egito se comprometeu com clínica de família desde 1999, apoiado por um projeto de reforma do setor de saúde financiado por múltiplos doadores. Esse comprometimento nem sempre se traduziu na alocação de fundos adequados de fontes nacionais. Embora um modelo para o desenvolvimento da medicina de família tenha sido aprovado em 2008 na Tunísia, o programa de clínica de família ainda não está funcionando.

Percepção da comunidade e aceitação de programas de clínica de família

Considerando os diferentes níveis de desenvolvimento, a percepção e a aceitação de programas de clínica de família variam entre os países. Há uma maior participação da comunidade no Barein, Irã e Estado de Gezira no Sudão. No Irã, representantes da comunidade (*Shura*) têm um papel importante no planejamento desses serviços e as famílias podem registrar-se com qualquer dos médicos de família reconhecidos na sua região de residência. No Egito, o Ministério da Saúde e População desenvolveu e implementou uma estratégia de *marketing* para melhorar a percepção da comunidade em relação à clínica de família. No Iraque, na Jordânia e na Tunísia, esforços adicionais são necessários para elevar o nível de conhecimento e melhor definir os papéis das comunidades.

Programas de treinamento para médicos de família e clínicos

A duração do programa de treinamento para clínica de família no Irã é de 6 anos. Também há um programa de educação médica continuada para médicos de família, com intervalos de 5 anos entre os relicenciamentos, representando um passo importante para a manutenção dos padrões de atendimentos prestados por médicos de família.

Muitos médicos dos países árabes fazem o Conselho Árabe em Medicina de Família, que é um programa de 4 anos. Outros desenvolveram seus próprios programas nacionais – por exemplo, o Conselho Egípcio de Bolsas é oferecido em 3 anos. No Barein, quase 230 médicos de família se graduaram até o ano de 2012 e

A Contribuição da Medicina de Família e Comunidade para os Sistemas de Saúde **219**

também há treinamento regular em serviço para médicos de família que trabalham em serviços de saúde. Jordânia tem um programa de pós-graduação bem desenvolvido em medicina de família. Em Gezira, Sudão, a Universidade de Tecnologia e Ciências Médicas oferece um diploma de 1 ano em medicina de família. Tunísia desenvolveu cursos de pós-graduação e treinamento continuado em serviço para clínica de família, e criou currículo específico para medicina de família.

Apesar da existência desses e de outros programas de treinamento em medicina de família na Região do Mediterrâneo Oriental, seu escopo permanece limitado e os números de graduados produzidos estão muito abaixo de necessidades dos programas nacionais. Fatores subjacentes incluem uma falta de coordenação efetiva entre ministérios da saúde e instituições de ensino superior, capacidade institucional limitada para proporcionar treinamento em larga escala de médicos de família e para converter o quadro de clínicos gerais existentes em médicos de família, por meio de programas personalizados, e a incapacidade de firmar medicina de família como uma carreira atrativa para os recém-formados da escola médica.[78,79] Também há uma falta de uniformidade no currículo e na duração dos programas de treinamento em clínica de família na região.

Acreditação dos programas de prática de família

Há muitos sistemas para acreditação de programas de clínica de família, descritos como programas de acreditação em atenção primária à saúde em alguns países. O programa de clínica de família no Barein foi acreditado por alguns anos pela *Accreditation Canada*. Jordânia tem um programa semelhante para unidades de atenção primária à saúde acreditado por seu próprio Conselho de Acreditação em Atenção à Saúde. Programas de acreditação no Irã e no Egito existem, mas devem ser reforçados e institucionalizados, pois muitas das exigências são apenas parcialmente satisfeitas, e funcionam sob a autoridade administrativa dos respectivos ministérios da saúde, não tendo a independência necessária a esses programas. Iraque, Jordânia, Sudão e Tunísia estão desenvolvendo programas de acreditação.

Financiamento dos programas de clínica de família

Programas de clínica de família geralmente são financiados da mesma forma que o setor de saúde. No Barein, o programa de clínica de família é totalmente financiado por verbas do setor público e a população expatriada depende de seguros privados para ter acesso a serviços semelhantes. Da mesma forma, no Irã, o setor público é em grande parte responsável pelo financiamento dos programas de clínica de família. No Sudão, o programa do Estado de Gezira é financiado conjuntamente pelo Ministério de Saúde do estado, por uma agência de seguros e por outros parceiros. A estratégia nacional para o setor de saúde 2012-2016 do Sudão propõe aumentar a clínica de família mediante financiamento com recursos nacionais e apoio de parceiros.[80] No Egito, o Fundo de Saúde da Família, financiado por contribuintes, era a maior fonte de financiamento para o programa de clínica de família, mas desde sua abolição a sustentabilidade do programa tem sido questionada, devido à sua baixa receita e à falta de financiamento de recursos nacionais. O governo da Tunísia não alocou fundos especiais para seu programa de clínica de família.

Há experiência limitada na Região do Mediterrâneo Oriental com compra estratégica de serviços e com adoção de diferentes métodos de pagamento. No Egito, o Fundo de Saúde da Família introduziu mecanismos para a compra de serviços de saúde de unidades de saúde públicas ou privadas com base em métodos de capitação, que satisfaçam padrões de qualidade pré-definidos para os serviços. No Irã, o Ministério de Bem-Estar Social compra os serviços de médicos de família para a prestação de um pacote pré-definido de serviços por meio de um contrato anual.

Componentes da prática de família: aspectos operacionais

Pacote de Serviços de Saúde Essenciais, Lista de Medicamentos Essenciais, protocolos de tratamento e tecnologia essencial

A maioria dos países incluídos nesta revisão tem um pacote de serviços básicos ou essenciais de saúde. O maior desafio é a inclusão da promoção da saúde e de intervenções preventivas e a implementação do próprio Pacote de Serviços Básicos de Saúde. Barein desenvolveu e introduziu o Pacote de Serviços Básicos de Saúde e a Lista de Medicamentos Essenciais, e protocolos para doenças crônicas comuns estão disponíveis em todas as unidades de saúde. No Irã, foi desenvolvido um pacote de serviços para cada nível de atenção, abrangendo ações preventivas, rastreamento, serviços diagnósticos, encaminhamentos e serviços de reabilitação. A Lista de Medicamentos Essenciais está acessível em todas as unidades de saúde, bem como protocolos de tratamento para as doenças mais prevalentes, e diretrizes e equipamentos essenciais estão alinhados com o pacote de serviços disponibilizados. No Egito, o Pacote de Serviços Essenciais de Saúde inclui serviços de saúde preventivos e curativos direcionados para toda a população, embora o programa tenha sido implementado com ênfase especial nos pobres. Protocolos de tratamento estão totalmente desenvolvidos e equipamentos, mobiliário e instalações padronizados foram desenvolvidos para melhorar as unidades de saúde. No Iraque, o Pacote de Serviços Essenciais de Saúde e a Lista de Medicamentos Essenciais têm sido desenvolvidos desde 2009, mas não foram totalmente implementados. Os protocolos de tratamento, no Iraque, só estão disponíveis para aqueles problemas que são cobertos em programas verticais, como doenças que envolvem diarreia, diabetes e hipertensão. O Pacote de Serviços Essenciais de Saúde e a Lista de Medicamentos Essenciais estão disponíveis no Sudão, mas foram implementados apenas no estado de Gezira, e os protocolos de tratamento estão desenvolvidos apenas para algumas doenças prevalentes. Jordânia desenvolveu um Pacote de Serviços Essenciais de Saúde e uma

A Contribuição da Medicina de Família e Comunidade para os Sistemas de Saúde **221**

Lista de Medicamentos Essenciais, mas não os implementou, e protocolos de tratamento estão disponíveis para algumas doenças relacionadas a programas verticais. Tunísia não implementou ainda um Pacote de Serviços Essenciais de Saúde, mas foram definidos os termos de referência para médicos de família.

Padronização profissional

Considerando a capacidade limitada de programas de treinamento em clínica de família na região, contratação de médicos de família s, enfermeiros de clínica de família e outros profissionais de saúde qualificados para trabalhar nas unidades é o desafio mais importante. Apesar das proporções aceitáveis de profissionais de saúde por habitantes em muitos países, esses profissionais são, em grande parte, enfermeiros e clínicos gerais que não estão qualificados como médicos de família. Barein pode estar entre os poucos países da região em que dois terços dos médicos da atenção primária nos centros de saúde do governo são médicos de família treinados, e a maioria desses é do próprio Barein. No Egito, há padrões e descrições de cargo para médicos de família, mas há uma escassez de médicos de família treinados. No Iraque, o número de médicos qualificados é limitado e há uma falta de descrição clara de trabalho para médicos de família associada a ausência de paramédicos treinados em medicina de família. Jordânia desenvolveu normas para médicos de família, mas ainda não foram implementadas. A padronização profissional ainda não foi criada no Sudão e na Tunísia.

Sistema de referência

A falta de um sistema de referência bem funcionante, que dê apoio aos programas de clínica de família, é um problema enfrentado por muitos países. Com exceção do Barein, onde o sistema de referência está funcionando, Irã, Egito, Jordânia e Sudão estão lutando para torná-lo funcional. No Irã, a fragilidade do sistema de referência é menor da "casa de saúde", a unidade de saúde mais periférica em ambientes rurais e que disponibiliza serviços de atenção primária à saúde para uma população pré-definida de 1.500 pessoas por agentes de saúde comunitários treinados, para os centros de saúde rurais, do que dos centros de saúde rurais para os hospitais. No Sudão e na Tunísia, o sistema de referência ainda não foi adequadamente projetado.

Registro da população da área de cobertura e desenvolvimento de pastas da família

Quatro elementos são importantes: (1) a população coberta na vizinhança da unidade de saúde; (2) registro de todos os membros da família na unidade de saúde com a opção de selecionar um médico de família em sua área de residência; (3) definição da lista do médico de família (o número de famílias designadas para cada médico de família); e (4) a existência e o uso de um sistema de registros em pasta da família para garantir a continuidade da atenção. Essas funções podem ser realizadas manualmente pela equipe, ser semiautomatizadas ou registradas eletronicamente. Barein, Egito e Irã são os únicos países que estão mais ou menos implementando todos os elementos. No Irã, mulheres voluntárias da saúde funcionam como uma ponte entre as famílias e as unidades de saúde para acompanhamento de qualquer falta de registro. No Egito, a maioria das unidades de saúde registra sua população coberta e as pastas da família existem, mas são implementados apenas parcialmente. Na área-piloto do estado de Gezira, no Sudão, a população coberta por unidade é definida e está registrada em um banco de dados eletrônico. As pastas da família foram criadas e seu uso e preenchimento é responsabilidade do médico de família.

Sistema de informação em clínica de família

O sistema de informação em saúde, na maioria dos países, não costuma funcionar como apoio a um sólido programa de clínica de família. Mais uma vez, ele é funcional e automatizado no Barein. No Irã e no Egito, os principais indicadores de saúde relacionados com a área de cobertura definida têm de ser relatados regularmente ao nível superior com base em diretrizes e ferramentas definidas do sistema de informação em saúde. O sistema de informação em saúde para o programa de clínica de família no Egito exige maiores reforços. Na Jordânia, as principais informações são coletadas e relatadas manualmente pelas unidades de saúde.

Estudos de casos sobre clínica de família na Região do Mediterrâneo Oriental

A próxima seção apresenta três estudos de casos que fornecem *insights* sobre o desenvolvimento de programas de clínica de família em três contextos diferentes. Isso destaca muitos desafios encontrados, bem como conquistas em reconfigurar programas existentes de atenção primária à saúde em programas de clínica de família.

Criação de um programa de clínica de família em campos de refugiados da Agência de Assistência aos Refugiados Palestinos (UNRWA) na Jordânia[81]

A UNRWA, criada em 1949, presta serviços de saúde e sociais para 5 milhões de refugiados palestinos que vivem em campos da Jordânia, Líbano, Síria, Cisjordânia e Faixa de Gaza. Em 2010, um estudo realizado pela OMS nos campos de Nuzha e Baqa na Jordânia, com uma população de 200.000 palestinos, revelou que a atenção primária à saúde disponibilizada nesses dois campos focavam em saúde materna e infantil, incluindo atenção pré-natal e pós-natal, planejamento familiar, imunização, monitoramento do crescimento, estímulo à amamentação, reidratação oral, suplementação alimentar e suplementação de ferro, bem como planejamento familiar e prevenção de doenças transmissíveis, conforme procedimentos e padrões definidos. Subsequentemente, a UNRWA tentou integrar o

A Contribuição da Medicina de Família e Comunidade para os Sistemas de Saúde **223**

gerenciamento de doenças não transmissíveis, introduzir um programa de rastreamento para a detecção de diabetes e hipertensão em adultos e evitar a deficiência de micronutrientes. Centros de saúde localizados nas regiões dos campos introduziram um sistema de consultas domiciliares para clientes de alto risco. Atendimento clínico ambulatorial, atendimento dentário, reabilitação de pessoas com incapacidade física, serviços de laboratório e radiologia e provisão de produtos médicos foram reforçados para oferecer um pacote mais amplo de serviços nesses campos. Todos os refugiados palestinos registrados, independentemente de sua renda, condição social ou gênero, foram considerados elegíveis para receber os serviços de saúde da UNRWA. Foram mantidos arquivos de "famílias saudáveis" nos centros de saúde, contendo a história de cada membro da família, o que garante que os programas da UNRWA sejam focados nas famílias.

O departamento de saúde da UNRWA também adotou o modelo de ação integrada baseado na comunidade como uma abordagem inversa (iniciando com detalhes e evoluindo para princípios mais gerais) para o desenvolvimento socioeconômico. Visa reduzir pobreza, melhorar saúde e condições ambientais, e alcançar uma melhor qualidade de vida por meio do envolvimento ativo da comunidade. Foi criadoum comitê de saúde do campo, incluindo representantes do centro de saúde, membros da comunidade, administração do campo, líderes locais e polícia, para garantir que os membros da comunidade estejam envolvidos no planejamento, monitoramento e avaliação dos serviços de atenção primária à saúde. Monitoramento da implementação dos serviços de atenção primária à saúde é realizado por uma avaliação sistemática baseada em indicadores mensuráveis por meio de visitas regulares aos campos.

O programa contribuiu para aumentar a cobertura de imunização entre lactentes para 99,3%, partos assistidos por profissionais de saúde habilitados para 100%, taxa de prevalência de contracepção para 53% e acesso à água potável para 99,3%. A taxa de mortalidade infantil foi reduzida para 22,6 por 1.000 nascidos vivos e a taxa de mortalidade materna para 22,4 por 100.000 nascidos vivos.

Clínica de família no Irã: compromisso político e ação intersetorial como chave para o sucesso[82]

Durante as últimas duas décadas, o Irã obteve melhoras significativas nos indicadores de saúde, principalmente pela criação de um Sistema de Redes de Atenção Primária à Saúde. Entretanto, a necessidade de criar concomitantemente clínica de família e programas de seguro-saúde universais como parte da reforma do setor de saúde é reconhecida há algum tempo. O programa de clínica de família visa melhorar a continuidade de atenção, especialmente para doenças não transmissíveis, de forma a reduzir os encaminhamentos para níveis mais altos de atenção, e melhora e sustenta a qualidade dos serviços de atenções primária.

224 Michael Kidd

Programas de clínica de família estão inseridos no modelo de atenção primária à saúde. Equipes de clínica de família são o primeiro contato no nível da atenção primária e cobrem uma população bem definida. As equipes também estão envolvidas em funções de saúde pública, incluindo rastreamento, vigilância, promoção da saúde, educação em saúde e medidas preventivas. Mais de 5.500 médicos e 2.500 parteiras e enfermeiros prestam serviços de atenção primária à saúde para quase 23 milhões de moradores de zonas rurais. Atenção primária à saúde em áreas rurais funciona de maneira mais eficiente com maiores taxas de cobertura do que os serviços disponibilizados em zonas urbanas.

O Sistema de Rede de Atenção Primária à Saúde no Irã tem três componentes principais:

1. casas de saúde estabelecidas em um vilarejo, onde um grupo de vilarejos próximos, com uma população definida, pode ser atendido;
2. agentes comunitários de saúde (*Behvarz*) locais (um homem e uma mulher), que são treinados ao longo de 2 anos para a prestação de atenção primária à saúde e são recrutados pelo governo para servirem na mesma comunidade;
3. sistemas simples e efetivos de informação em saúde.

Casas de saúde atendem aproximadamente 1.500 pessoas que vivem no vilarejo principal e nos vilarejos próximos, a não mais de uma hora de distância, caminhando. Os *behvarzes* se comprometem a ficar no mesmo vilarejo por pelo menos 4 anos após a "graduação" e, então, tornam-se elegíveis para continuar sua educação como técnicos de saúde nas universidades do país. Casas de saúde prestam serviços de atenção primária à saúde para sua população coberta definida, acompanham ativamente faltosos, coletam dados de saúde e produzem relatórios mensais para as unidades de saúde mais próximas operadas por equipes de clínica de família. Os *behvarzes* são parte da equipe de clínica de família em zonas rurais. Introdução desse sistema ajudou a melhorar muito os indicadores nacionais de saúde em um curto período de 10 anos.

O atual plano nacional de 5 anos para o desenvolvimento econômico, social e cultural obriga os Ministérios de Saúde e Educação Médica, de Cooperativas, do Trabalho, e de Bem-Estar Social a estenderem os serviços, oferecendo seguro-saúde universal e médicos de família em zonas urbanas. O trabalho necessário para a expansão dos programas a zonas urbanas e para a criação de um sistema eletrônico de informação em saúde está sendo feito e sua implementação já começou em todas as províncias. Estão sendo considerados devidamente os recursos humanos, financiamento e mecanismos de pagamento, capacitação e sistemas de informação em saúde, mas nesse estágio inicial estão sendo enfrentadas várias dificuldades de implementação para cada um desses componentes.

Modelo de Saúde da Família: programa de reforma do setor de saúde do Egito[83]

O objetivo do Programa de Reforma do Setor de Saúde é duplo: primeiro, introduzir um pacote essencial de qualidade de serviços de atenção primária à saúde, contribuir para a criação de um sistema de serviços descentralizado e em nível distrital, e melhorar a disponibilidade e o uso dos serviços de saúde; segundo, introduzir reformas institucionais baseadas no conceito de divisão entre comprador e prestador, reforçando as funções regulatórias do Ministério de Saúde e População. Egito adotou o Modelo de Saúde da Família como principal estratégia para a promoção de serviços de atenção primária à saúde no país. O Ministério enfatizou cinco intervenções-chave durante a implementação do Programa de Reforma do Setor de Saúde e do Modelo de Saúde da Família: equipamentos e projeto arquitetônico das unidades; pacote básico de benefícios; capacitação de pessoal e treinamento continuado; qualidade e acreditação; e estabelecimento de um Fundo de Saúde da Família.

Foram melhoradas 2.078 unidades de atenção primária à saúde para funcionarem como Unidades de Saúde da Família. As melhoras incluíram infraestrutura física, desenvolvimento de pastas de saúde de famílias e atualização de manuais operacionais de saúde da família. Além disso, prestadores de serviços de saúde no nível de atenção primária à saúde foram extensivamente treinados para assumir seu novo papel como prestadores de atenção primária à saúde da família. O plano atual é acreditar as unidades de atenção primária à saúde melhoradas.[84]

Um estudo que comparou a satisfação do usuário entre Unidades de Saúde da Família acreditadas e não acreditadas foi realizado em 2005 e mostrou altos níveis de satisfação nas unidades acreditadas, devido a atitudes positivas de médicos de família e enfermeiros da comunidade, limpeza e brevidade nas listas de espera.

O Fundo de Saúde da Família foi criado em 2001 para atuar como um comprador de serviços de atenção à saúde para a população do Egito. Foi planejado para ser um órgão financeiramente independente, criado como uma unidade de seguro para separar a prestação dos serviços do financiamento. O papel do Fundo de Saúde da Família era comprar serviços curativos e preventivos de atenção primária à saúde , para serem estendidos futuramente cuidadosa atenção secundária por meio da contratação de prestadores de serviços de saúde nos setores governamental e não governamental, preparando o terreno para competição e melhora de acesso e eficiência.

Com o fechamento do Programa de Reforma do Setor de Saúde em 2005, ficou difícil sustentar a qualidade dos serviços de saúde. Falta de motivação dos pacientes para usarem os serviços da clínica de família, frágeis sistemas de referência , uma elevada taxa de renovação entre médicos de família e mecanismos inadequados de financiamento do sistema de saúde estão entre os maiores desafios para a sustentabilidade do programa de clínica de família no Egito.

226 Michael Kidd

Sistema de saúde distrital integrado com base na abordagem da clínica de família: uma iniciativa do Escritório Regional do Mediterrâneo Oriental

Em 2011, o Escritório Regional do Mediterrâneo Oriental da OMS lançou uma iniciativa chamada "Sistema de Saúde Distrital Integrado com base na Abordagem da Clínica de Família". A iniciativa foi lançada em quatro distritos do Iraque e em um distrito da Jordânia em 2011, e a fase de sua avaliação foi completada.

O projeto propõe as seguintes intervenções para o criação de um modelo de clínica de família:

* mapeamento das unidades de saúde disponíveis em nível distrital
* desenvolvimento de um Pacote de Serviços Essenciais e uma Lista de Medicamentos Essenciais
* modalidades de financiamento, incluindo métodos de pagamento, para melhorar o acesso em nível distrital
* arranjos de parcerias público-privadas contratuais e não contratuais
* descentralização da administração dos serviços de saúde
* melhora do monitoramento e da avaliação do sistema de saúde
* capacitação da força de trabalho e administraç de recursos humanos
* sistema de gerenciamento financeiro, administrativo, logístico e de manutenção
* melhora dos sistemas de informação para coleta, processamento, análise e uso de informações para planejamento e administração dos serviços de saúde
* propriedade comunitária no desenvolvimento da saúde local
* colaboração intersetorial sustentada.[85]

Conclusões e lições aprendidas

O estabelecimento da clínica de família nos países da Região do Mediterrâneo Oriental está em nível relativamente inicial de desenvolvimento. Na maioria dos países, o modelo completo de clínicaa de família não existe, e em muitos apenas alguns componentes estão sendo implementados. Apesar desses problemas, um início razoável foi feito e isso necessita ser sustentado ao longo da próxima década. Programas de clínica de família, quando bem implementados, constituem um componente essencial para se alcançar a cobertura universal de saúde em países da Região do Mediterrâneo Oriental.

As lições aprendidas com esses programas não são exclusivas, mas, em vez disso, reforçam as lições aprendidas em outras regiões do mundo e são aqui resumidas.

O compromisso político continuado é fundamental para ter uma visão, desenvolver estratégias e implementar programas de clínica de família. Compromisso político deve traduzir-se na provisão de recursos financeiros, bem como no apoio organizacional aos implementadores do programa.

Não há modelo perfeito de clínica de família, e cada país deve desenvolver o modelo que melhor se adapte a suas necessidades e disponibilidade de recursos.

Ainda assim, cada modelo de clínica de família, sofisticado ou não, deve aderir aos elementos fundamentais de clínica de família, que incluem, entre outros, centralização no paciente, continuidade de atenção, orientação na pessoa como um todo e promoção de equidade, qualidade e segurança.

Desenvolver uma força de trabalho qualificada e bem treinada de médicos de família, apoiados por equipes de clínica de família bem treinadas, é fundamental para o sucesso de qualquer programa de clínica de família. Isso exige criação e aumento gradual de programas de treinamento com base na competência de longo prazo, bem como de curto prazo, especialmente para converter os clínicos gerais existentes em médicos de família.

Programas de clínica de família terão sucesso apenas quando ganharem a aceitação e a participação ativa da comunidade. Isso é fundamental, uma vez que as comunidades apenas se registrarão e utilizarão as unidades de clínica de família se estiverem envolvidas em seu planejamento, apreciarem a qualidade dos serviços oferecidos e confiarem na funcionalidade do sistema de referência para problemas mais graves.

Realização de programas-piloto de clínica de família pode oferecer oportunidades para adaptar e refinar um modelo de clínica de família que melhor se ajuste ao contexto. Isso pode ajudar a minimizar erros custosos antes de desenvolver política de aumento gradual.

Há boas razões para explorar a implementação do modelo de clínica de família por unidades do setor privado, para o que há limitada experiência nessa região. A contratação de prestadores privados, que satisfaçam critérios de elegibilidade para oferecerem um pacote essencial de serviços com financiamento público baseados em um método de pagamento especificado, exige um novo conjunto de habilidades e capacidades para o prestador e para o comprador.

Há necessidade de mais pesquisas e, igualmente importante, documentação de boa qualidade entre os países da Região do Mediterrâneo Oriental para compartilhar e disseminar experiências positivas e negativas sobre todos os aspectos dos programas de clínica de família.

ORIENTAÇÃO PARA MEDICINA DE FAMÍLIA E COMUNIDADE COMO UMA NOVA ABORDAGEM DE ATENÇÃO PRIMÁRIA DE QUALIDADE NA TAILÂNDIA

Na Tailândia, a medicina hospitalar foi introduzida em 1888.[86] Um padrão foi estabelecido com subsequente influência da Rockefeller Foundation,[87] o que resultou na introdução de tecnologia e na proliferação de especialidades baseadas em hospital.[88]

Em menos de quatro gerações, a medicina de base hospitalar se tornou a norma, conferindo elevada condição social e prestígio a seus profissionais. Enquanto a medicina de base hospitalar florescia, a clínica de família, conforme definida pela WONCA,[89] estava quase ausente, desconhecida na prática e no nível acadêmico. O termo "clínica geral" tem sido usado de maneira restritiva na Tailândia, indicando um não especialista de base hospitalar ou um médico que ainda não é um especialista.

Para maximizar as competências de médicos individuais de base hospitalar, a clínica geral foi reconhecida como uma especialidade desde 1969, exigindo 3 anos adicionais de pós-graduação com uma forte orientação biomédica e uma visão de um clínico geral como um "superespecialista". Isso nunca foi muito atrativo, e apenas uma minoria dos médicos é especialista em clínica geral. Os médicos geralmente continuam a ser médicos de base hospitalar, mas muitos também oferecem atendimentos ambulatoriais fora do ambiente hospitalar, em suas clínicas privadas, após o expediente. Eles fazem isso principalmente como especialistas com base em suas reputações hospitalares.

Há insatisfação com a atenção à saúde prestada, vindo de diferentes lados, cada um com argumentos distintos para tentar reorientar o sistema para a clínica de família. Isso inclui o argumento da boa atenção, sustentando que a boa atenção deve estar próxima à população, e focando na responsividade e na centralização no paciente, funcionando como ponte entre a lógica científica ocidental e a cultura e nosologia do paciente, ao mesmo tempo que provê coordenação entre diversos profissionais e defende direitos dos pacientes de maneira contínua e integrada; e o argumento da sustentabilidade, enfatizando medicalização, explosão de custos e iatrogênese.[90]

Uma pesquisa em 1931 mostrou os problemas e propôs o treinamento de médicos em formação para trabalharem em centros de saúde.[91] No entanto, foi tomada a decisão de produzir "sanitaristas juniores" responsáveis pelo controle de doenças transmissíveis e atividades sanitárias preventivas, trabalhando nos centros de saúde em nível subdistrital. Desde então, os sanitaristas juniores se tornaram a principal força de trabalho nos centros de saúde. Os hospitais distritais estão sob a autoridade administrativa e técnica do Diretor Provincial de Saúde, enquanto os centros de saúde estão sob a autoridade administrativa e técnica do Diretor Distrital de Saúde. Não há integração administrativa entre o hospital distrital e os centros de saúde do distrito.[92]

No setor privado, clínicas privadas prestam atendimentos ambulatoriais curativos e hospitais privados prestam serviços curativos para pacientes internados e ambulatoriais. Não há coordenação entre unidades públicas e privadas, nem mecanismos de referência.[93] Farmácias privadas estão disponíveis em cada distrito. O setor de saúde tradicional permanece presente, com diferentes tipos de métodos. Para resolver os problemas de fragmentação e comercialização da atenção à saúde, há necessidade de integração dos sistemas de atenção à saúde no nível distrital.[94]

Em 2010, a expectativa de vida dos tailandeses ao nascer era de 74,1 anos, a taxa de mortalidade materna era de 48 por 100.000 nascidos vivos e a taxa de mor-

A Contribuição da Medicina de Família e Comunidade para os Sistemas de Saúde **229**

talidade abaixo de 5 anos era de 14 por 1.000 nascidos vivos.[95] A principal causa de morte em 2005 era o acidente vascular encefálico.[96]

Reforma da atenção primária na Tailândia

Estratégia de Demonstração Difusão

O conceito de medicina de família, como uma nova abordagem para a prestação de atendimentos primários de qualidade e orientação para a comunidade, foi introduzido por centros de saúde de demonstração, a partir da década de 1990, em algumas províncias (Ayutthaya, Korat, Songkla e KhonKhean), no que foi chamado de "Estratégia de Demonstração Difusão".[97]

A primeira etapa dessa estratégia foi multiplicar o número de centros de saúde de demonstração por meio de atividades de desenvolvimento do modelo de campo. Ao melhorar capacidade profissional e *know-how*, e ao garantir visibilidade desses modelos de atenção primária, esperava-se estimular o suprimento e a demanda por clínica de família na comunidade. Isso, por sua vez, ajudaria a disseminar o conhecimento sobre essa abordagem e desviar o foco dos hospitais e especialistas consultores para a clínica de família.

As principais características desses centros de saúde de demonstração eram uma população bem definida, encontros regulares com a comunidade para ouvir as impressões das pessoas, um uso maior de consultas domiciliares e atendimentos domiciliares, um sistema de informação construído ao redor de pastas de família e solidariedade e acessibilidade financeira por meio de uma taxa fixa por episódio de doença. A taxa fixa era inicialmente de 70 Baht; foi depois reduzido para 30 Baht, com o nome de "esquema de 30 Baht", até que o serviço passasse a ser oferecido de forma gratuita. A gama de serviços cobria atendimentos curativos, atenção e acompanhamento ativo de pessoas com problemas crônicos de saúde, atenção e acompanhamento ativo de grupos de risco identificados e outros serviços baseados nas necessidades da comunidade específica. É importante observar que o modelo também introduziu uma nova maneira de interagir com as pessoas durante a consulta, enfatizando privacidade, escuta e negociação, e não apenas a prescrição.[90] Foram organizadas visitas, a esses centros de saúde de demonstração, de políticos, altos funcionários, representantes da sociedade civil e das organizações de consumidores, e estudantes e profissionais de saúde.[98]

Cobertura universal de saúde

Cobertura universal de saúde foi alcançada em 2002. Isso significa que todos os tailandeses (99,36% em 2009) têm facilidade de acesso a um pacote abrangente de serviços de saúde por meio de três programas complementares: o Programa de Cobertura Universal (75% da população total), o Programa de Benefício Médico de

Servidores Civis (15%) e o Programa de Seguridade Social (10%). Em 2009, o gasto em saúde na Tailândia foi de 4,3% do produto interno bruto. O gasto do governo em saúde foi de 76% do gasto total em saúde, o restante foi de gastos em saúde privada.[99] Tailândia tinha uma extensa rede de instalações de saúde antes de alcançar a cobertura universal: pelo menos um hospital de referência em cada distrito (para 30.000-100.000 pessoas) e um centro de saúde em cada subdistrito (para uma média de 5.000 pessoas).[100]

A experiência dos centros de saúde de demonstração foi considerada a pedra angular da Política de Cobertura Universal ao estabelecer critérios para as Unidades de Atenção Primária. Medicina de família é considerada um avanço acadêmico para apoiar a atenção primária ou a atenção próxima do centro de saúde.

No Programa de Cobertura Universal, conhecido como "programa de 30 Baht", pacientes têm que se registrar em uma Unidade de Atenção Primária contratada. Tornam-se, assim, elegíveis para usar o centro de saúde em que estão registrados ou o departamento ambulatorial do hospital que pertence à mesma Unidade Contratante para Atenção Primária. Para ter acesso aos serviços, as pessoas inicialmente tinham que pagar uma taxa fixa de 30 Baht (cerca de 1 dólar) como copagamento para cada episódio de doença, incluindo hospitalizações. Desde 2007, para reduzir as barreiras financeiras, especialmente para os pobres, o serviço se tornou gratuito no local de atendimento.

Unidades Contratantes para Atenção Primária

Para reforçar os sistemas integrados de atenção à saúde, os prestadores de serviços de saúde devem estar organizados como uma Unidade Contratante para Atenção Primária, para conseguir financiamento. Serviços de saúde que prestam atenção primária devem preencher critérios para serem reconhecidos como uma Unidade Contratante para Atenção Primária, particularmente com relação a recursos humanos: devem ter um médico (1 para cada 10.000 pessoas, pelo menos, com flexibilidade para no máximo 1:30.000 pessoas; cada Unidade Contratante para Atenção Primária deve ter pelo menos um médico para uma Unidade de Atenção Primária); um farmacêutico (1 para cada 20.000 pessoas, pelo menos, com flexibilidade para no máximo 1:30.000 pessoas); e um dentista (1 para cada 20.000 pessoas, pelo menos, com flexibilidade para no máximo 1:40.000 pessoas). Pessoal empregado por uma Unidade Contratante para Atenção Primária deve estar presente por mais de 75% de seu tempo de trabalho, os serviços devem estar disponíveis pelo menos 56 horas por semana e um sistema laboratorial para exames deve estar disponível, assim como veículos para a transferência de pacientes.

Nas áreas rurais, onde os membros qualificados da equipe (i. e., médico, farmacêutico e dentista) só estão disponíveis em hospitais, os centros de saúde devem associar-se ao hospital distrital para constituir uma Unidade Contratante para Atenção Primária. Nesse caso, a Unidade Contratante para Atenção Primária

A Contribuição da Medicina de Família e Comunidade para os Sistemas de Saúde **231**

geralmente consiste em uma rede de serviços públicos no distrito: uma Unidade Contratante para Atenção Primária equivale a um distrito de saúde. Em áreas urbanas, onde há um número maior de serviços de saúde, pode haver vários hospitais na mesma área de saúde administrativa e pode haver médicos trabalhando nos centros de saúde. Cada Unidade Contratante para Atenção Primária pode ser composta como parte de uma rede de vários centros de saúde mais um hospital, ou como parte de uma rede de centros de saúde ou mesmo clínicas privadas apenas se preencherem os critérios de recursos humanos. Uma Unidade Contratante para Atenção Primária no setor privado é chamada de "clínica comunitária quente".

Desenvolvimento da medicina de família

Medicina de família é um conceito relativamente novo na Tailândia. O conceito foi marginalmente introduzido pela Universidade de Chiang Mai, em 1986, como uma disciplina de biomedicina baseada em hospital, mas com programas psicossociais e com base na comunidade bem desenvolvidos.

Todas as escolas médicas ensinam atualmente a medicina de família, pelo menos na graduação; porém, muitas têm uma abordagem exclusivamente teórica. Desde 1998, medicina de família foi reconhecida como uma especialização por si só.[101]

Um programa formal de treinamento em residência de 3 anos para medicina de família iniciou em 1999 e, de 1999 a 2011, esse programa produziu 429 médicos de família. Outro programa de treinamento formal de 3 anos foi criado nos locais de trabalho de alunos estagiários, principalmente em hospitais distritais, desde 2009. Em 2009, 2010 e 2011, o número de médicos que participaram desse programa foi de 11, 37 e 17, respectivamente.

Em um esforço para disponibilizar rapidamente um grande número de médicos de família no estágio inicial da Política de Cobertura Universal, os médicos que demonstravam interesse e tinham experiência em qualquer ramo da medicina por mais de 5 anos eram convidados para cursos de reciclagem para se familiarizar com os conceitos de medicina de família. Esses cursos foram planejados duas vezes ao ano apenas entre 2001 e 2003. O número de participantes nesse "curso rápido" foi surpreendentemente alto. Ao todo, 6.127 médicos foram aprovados nos exames. A maioria desses médicos imaginava que um diploma em medicina de família pudesse ser financeiramente útil para eles, como se seus consultórios privados pudessem ser registrados no programa de Cobertura Universal. Na realidade, esse não foi o caso: clínicas privadas aprovadas como Unidades de Atenção Primária no programa não exigiam que os médicos já em atividade tivessem diploma em medicina de família.

Desde 2004, o curso rápido se tornou a via informal: com 5 anos de experiência profissional, geralmente experiência como médico generalista em um hospital e poucos dias de treinamento adicional, médicos devem ser aprovados em exames para serem médicos de família. Esses médicos passam pelos mesmos testes que os médicos que fazem o treinamento formal de 3 anos em residência. Entre 2004 e 2011, essa via informal produziu 106 médicos de família.

Uma nova estratégia para o treinamento de médicos de família foi lançada em 2012 e chamada de Aprendizado em Clínica de Família. Médicos de família devem ser capazes de prestar atendimentos de saúde diretos para indivíduos e famílias e também apoiar a prestação de atendimentos de saúde por equipes de saúde da família. Foram planejadas quatro dimensões nesse novo programa para treinamento de pós-graduação em medicina de família: atenção primária para indivíduos; participação da comunidade; suporte técnico para serviços de saúde de primeira linha; e administração de enfermarias no hospital de referência. Em sua implementação, algumas famílias "especiais", um primeiro nível de unidade de saúde, uma enfermaria no hospital de referência e uma comunidade foram designados para cada aluno da clínica de família, e isso foi considerado como unidades de aprendizado. O aluno é treinado em sua clínica por um preceptor qualificado em medicina de família e um segundo preceptor qualificado em sistemas de saúde. Os alunos de clínica de família se beneficiam de leituras complementares relacionadas com atenção primária, medicina de família e administração de sistemas de saúde. Os alunos devem realizar tarefas de aprendizado pelo menos por 1 ano. Eles serão elegíveis para a realização de exames para serem médicos de família após terem experiência profissional de pelo menos 5 anos. Em 2012, 88 médicos se formaram na primeira turma desse programa.

Para dar mais reconhecimento e valor a medicina de família, novos métodos para medir as dimensões humanas de atenção à saúde foram introduzidos ao treinamento, como avaliações simuladas de pacientes para analisar responsividade, centralização no paciente, tomada de decisões terapêuticas, custo de diferentes instalações nos setores privado e público[102] e em clínicas de família e não de família[103] e medida da responsividade como parte de uma atenção centrada na pessoa, usando um conjunto de questionários e vinhetas para avaliar a experiência na intersecção entre o paciente e o sistema de saúde.[104]

Reforço da força de trabalho

Em termos de desenvolvimento e mobilização de recursos humanos, para investir mais no desenvolvimento de recursos humanos, a política estende o treinamento de 2 anos para enfermeiros do centro de saúde para um módulo de treinamento de 4 anos, enviando alguns dos novos enfermeiros formados com treinamento de 4 anos ou enfermeiros existentes em hospitais para trabalharem em centros de saúde. Alguns dos novos graduados também são treinados durante 4 meses adicionais para se tornarem enfermeiros clínicos com a expectativa de que trabalhem melhor na prestação de serviços curativos no centro de saúde.

Recentemente, aprendizado baseado no contexto foi introduzido; isso começou em cinco distritos, em 2007, e foi estendido, em 2011, para pelo menos um distrito em cada província. Aprendizado baseado no contexto é uma estratégia complementar ao treinamento formal para melhorar as habilidades de profissionais do centro de saúde, a fim de prestarem atenção primária de qualidade no seu sistema de saúde distrital integrado. Aprendizado baseado no contexto visa à aquisição e à transferência de conhecimento e habilidades no próprio ambiente de trabalho da pessoa. Aprendizado baseado no contexto é muito mais que um exercício de treinamento para melhorar as habilidades da equipe; é um processo de desenvolvimento organizacional, baseado na formação de equipe e no estímulo ao desenvolvimento de sistemas integrados de atenção à saúde. Aprendizado baseado no contexto utiliza médicos de família no treinamento de profissionais do centro de saúde e é ao mesmo tempo uma oportunidade para treinar médicos no modelo de Aprendizado de Clínica de Família.

Alguns desafios encontrados durante o processo de reforma

Coexistência de modelos diferentes

Na Tailândia, pessoas diferentes claramente têm modelos diferentes de clínica de família em mente. O que difere principalmente é a importância relativa associada a medicina e saúde pública e aos aspectos biomédicos, psicossociais, individuais e coletivos de atenção à saúde, levando em conta o contexto sociopolítico, história, evolução de sistemas de saúde e as necessidades da sociedade. Ainda não se conseguiu consenso explícito, e vários modelos diferentes continuam coexistindo e gerando confusão.

Em termos de atenção primária no centro de saúde, por um lado o modelo prevalente define uma clara separação entre atividades curativas e preventivas, sendo responsabilidade essencial dos centros de saúde desenvolver atividades de promoção de saúde e prevenção. Por outro lado, o modelo é destacado por experiências como uma nova abordagem, na qual o sistema é organizado ao redor de serviços de primeira linha descentralizados e versáteis. O centro de saúde deve ser capaz de dar uma resposta para a maioria dos problemas de saúde de cada paciente, prestando serviços curativos e preventivos integrados.

Uma das principais razões para confusão é que quase todos os profissionais de saúde na Tailândia vêm de uma cultura centrada em hospitais. Mesmo se alguns tomadores de decisões em políticas de saúde estiverem familiarizados com os conceitos de atenção primária, medicina de família e sistemas integrados de saúde, tiverem uma visão teórica, eles não têm experiência prática e podem, algumas vezes, dividir-se entre a visão teórica que defendem e sua própria cultura profissional.

Confrontação da cultura hospitalar com conceitos de atenção primária e clínica de família

A Política de Cobertura Universal visa reforçar a atenção primária. No entanto, os principais atores para a sua implementação são a equipe hospitalar e os administradores hospitalares.

A grande maioria dos profissionais de saúde que trabalham em hospitais não está familiarizada com os conceitos da atenção primária, medicina de família e sistemas de saúde. Para muitos deles, sua interpretação da nova política tem viés significativo dentro de seu próprio modelo de referência, sua experiência e cultura organizacional. Não são muitos os profissionais de saúde que parecem ter uma profunda compreensão da medicina de família em termos de ter internalizado os conceitos teóricos por meio de experiência direta da própria prática. A ideia fundamental é de que aspectos biomédicos, psicossociais, individuais e coletivos de atenção não são opções alternativas de atenção, mas, em vez disso, diferentes dimensões de atenção, e que a questão importante não é escolher entre elas, mas articulá-las no processo de consulta e na prestação dos serviços.

Tem sido útil esclarecer continuamente objetivos e estratégias , explicitando as fontes existentes de confusão e esclarecendo-a,s. Para esse propósito, devem ser mantidas comunicação, discussão e debate entre legisladores e os diferentes participantes no processo.

Impacto e lições aprendidas

Transposição maciça das Unidades de Atenção Primária, por pacientes que vão diretamente para ambulatórios de hospitais, tem diminuído. A proporção de pacientes de ambulatórios hospitalares/unidades de atenção primária em números de todas as consultas era de 1,2 em 2003 e foi reduzida para 0,7 em 2011. Isso inclui números de consultas de pacientes encaminhados de ambulatórios hospitalares e número de consultas em unidades de atenção primária que foram encaminhadas de volta dos hospitais para sua unidade de atenção primária. Esse aspecto indica um aumento no uso das unidades de atenção primária, um melhor encaminhamento dos pacientes das unidades de atenção primária para hospitais de referência e vice-versa como orientação da Política de Cobertura Universal.[105]

Em termos de experiências e satisfação dos pacientes, clínica de família tem sido sistematicamente mais bem avaliada que a clínica não de família.[102,106,107] Em pesquisas com pacientes simulados, com queixas padronizadas de ansiedade apresentando-se como dor de estômago recorrente que respondia bem a antiácidos autoadministrados, pacientes com uma média de idade de 25 anos foram instruídos a expressar medo de câncer, expressar ansiedade e solicitar informações e explicações por meio de afirmações e questionamentos previamente definidos. Os estudos revelaram que as clínicas de família, principalmente fora do contexto hospitalar, eram significativamente mais responsivas e centradas no paciente, bem como mais baratas e menos inclinadas à medicalização excessiva.[102,103] Há uma menor tendência à investigação excessiva em resposta a ansiedade e medo desse tipo de problema de saúde nas clínicas de família (ver Quadro 6.1).[103]

O impacto positivo da reforma de atenção primária como parte da Política de Cobertura Universal está associado a uma tendência decrescente na incidência de gastos catastróficos em saúde, definidos como pagamentos do próprio bolso pela atenção à saúde acima de 10% da despesa total em consumo da família; a incidência caiu de 6,8% em 1996 para 2,8% em 2008.[108] A incidência específica por província de empobrecimento familiar por gastos com saúde, medida pelo número adicional de famílias não pobres que caem abaixo da linha de pobreza nacional como consequência do pagamento por medicamentos e serviços de saúde ambulatoriais e hospitalares, foi significativamente reduzida após 2002 na região nordeste rural mais pobre da Tailândia, e o número de famílias empobrecidas caiu de 3,4% em 1996 para 2,3% em 2002 e para 0,8% em 2008.[99] Ainda havia um grau de empobrecimento, cuja principal razão é que algumas pessoas optam por sair de seu programa e pagar do próprio bolso por serviços ambulatoriais e hospitalares, especialmente em hospitais privados, o que não era ainda coberto pelo programa de Cobertura Universal de Saúde.[109]

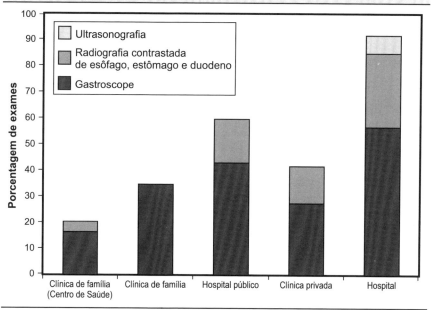

QUADRO 6.1 Tendência de investigação excessiva comparando clínicas de família e clínicas não de família em resposta a um paciente com dor de estômago leve, ansiedade e medo

Uma lição-chave da experiência tailandesa é que tanto o trabalho de campo técnico como a pressão política são importantes como facilitadores de mudanças. Quando o movimento político pela cobertura universal resultou em reformas nacionais, o modelo de centros de saúde com clínica de família já tinha sido tentado, testado e conhecido, sendo assim adotado como meio de disponibilizar atenção à saúde para todos.

Ter uma força de trabalho adequada é fundamental para a reforma. Isso se relaciona não apenas com a escassez geral de recursos humanos, mas também com as habilidades da equipe que são necessárias em cada ambiente de saúde. A questão de recursos humanos só pode ser resolvida se houver um acordo sobre o que é esperado dos serviços de saúde de primeira linha.

Aumentar a capacidade da equipe do centro de saúde, trabalhar alinhado com a atenção à saúde centrada na pessoa, contínua, integrada e efetiva[110] e ganhar a confiança de toda a população, tudo isso exige que haja maior apoio do hospital e das Unidades Contratantes de Atenção Primária. É fundamental dar apoio a enfermeiros e outros profissionais do centro de saúde, bem como à equipe médica. Médicos, especialmente médicos de família, podem logicamente encontrar seu espaço no sistema por meio de apoio à atenção primária. Além do trabalho em centros de saúde ou hospitais distritais, o apoio efetivo de médicos de família à equipe do centro de saúde é uma questão fundamental para ganhar a confiança de uma população acostumada a não usar os centros de saúde.

REFERÊNCIAS

1. PAHO/WHO. *Renewing Primary Health Care in the Americas: a position paper of the Pan American Health Organization.* Washington DC: PAHO/WHO, 2007.

2. World Health Organization. *World Health Report 2008. Primary health care: now more than ever.* Geneva: WHO, 2008.

3. World Health Organization: Resolution WHA62.12. Primary health care, including health system strengthening. In: *Sixty-Second World Health Assembly, Geneva, 18–22 May 2009. Resolutions and Decisions.* Geneva, 2009 (WHA62-/2009/REC/1).

4. World Health Organization. Sustainable health financing structures and universal coverage. Sixty-fourth World Health Assembly Resolution, WHA64.9, Agenda item 13.4, 24 May 2011.

5. Brasil. Ministerio do Planejamento, Orçamento e Gestão. Instituto Brasileiro de Geografia e Estatística/IBGE. Rio de Janeiro: IBGE, 2010. Disponível em: www.ibge.gov.br/home/presidencia/noticias/noticia_visualiza.php?id_noticia=2170&id_pagina=1

6. Brazil. Presidência da Republica. Lei nº 8.080, de 19 de setembro de 1990. Dispõe sobre as condições para a promoção, proteção e recuperação da saúde, a organização e o funciona- mento dos serviços correspondentes e dá outras providências.

7. Mendes, EV. *O cuidado das Condições Crônicas na atenção primária a saúde: o imperativo da consolidação da estratégia saúde da família.* Brasilia: Organização Panamericana da Saude 2012, 512.

A Contribuição da Medicina de Família e Comunidade para os Sistemas de Saúde **237**

8. Giovanella, L, Mendonça MH. *Atenção Primária à Saude. Em: Políticas e Sistema de Saúde no Brasil.* Rio de Janeiro: Editora Fiocruz 2008, 1112.

9. Brazil. Ministry of Health, Health Care Department, Basic Health Care Department. *National Basic Health Care Policy.* Brasília: Ministry of Health, 2007. (Series E. Health legislation) (Series Health Covenants 2006; 4). Directive No. 648, 28 March 2006. Official Gazette of the Union, Executive Power, Brasília, DF, 29 March 2006.

10. Brazil. Ministry of Health, Health Care Department, Basic Health Care Department. *Principles and Guidelines for Family Support Core Units.* Brasília: Ministry of Health, 2010; 152 p. (Series A. Technical Standards and Manuals) (Basic Health Care Handbook, No. 27).

11. Sampaio LFR. The Brazilian health system: highlighting the primary health care reform. *Italian Journal of Public Health.* 2010; 8: 360–8.

12. National Register of Health Facilities. September 2012.

13. Macinko J, Almeida CSE, de Sa PK. Organization and delivery of primary health care services in Petrópolis, Brazil. *International Journal of Health Planning Management.* 2004; 19: 303–17.

14. Harzheim E, Starfield B, Rajmil L, et al. Internal consistency and reliability of Primary Care Assessment Tool (PCATool-Brazil) for child health services. *Cad Saúde Pública.* 2006; 22: 1649–59.

15. Zils AA, Castro RCL, Oliveira MMC, Harzheim E, Duncan BB. Satisfação dos usuários da rede de Atenção Primária de Porto Alegre. *Revista Brasileira Médica Famaceutica e Comunitaria.* 2009; 4: 270–6.

16. Facchini LA, Piccin RX, Tomasi E, et al. Desempenho do PSF no Sul e no Nordeste: avaliação institucional e epidemiológica da Atenção Básica á Saúde. [Performance of the Family Health Programme in the South and North East: institutional and epidemiological assessment of Basic Health Care]. *Revista Ciência & Saúde Coletiva.* 2006; 11: 669–81.

17. Elias PE, Ferreira CW, Alves MCG, et al. Atenção Básica em Saúde: comparação entre PSF e UBS por estrato de exclusão social no município de São Paulo. [Basic health care: compar- ison of the Family Health Programme and basic health care facilities by social exclusion stratum in São Paulo municipality]. *Revista Ciência & Saúde Coletiva.* 2006; 11: 633–41.

18. Harzheim E, Duncan BB, Stein AT, et al. Quality and effectiveness of different approaches to primary care delivery in Brazil. *BMC Health Services Research.* 2006; 6: 156.

19. Piccini RX, Facchini A, Tomasi E, Thumé E, Silveira DS, Siqueira FV, Rodrigues MA. Necessidades de saúde comuns aos idosos: efetividade na oferta e utilização em atenção básica à saúde. [Common health needs in the elderly: effectiveness of supply and use of basic health care]. *Ciência e Saúde Coletiva.* 2006; 11: 657–67.

20. Viana AL, Rocha JSY, Elias PE, Ibañez N, Novaes MHD. Modelos de Atenção Básica nos grandes municípios paulistas: efetividade, eficácia, sustentabilidade e governabilidade. [Basic health care models in the urban municipalities of São Paulo: effectiveness, efficiency, sustainability and governance] *Rev Cienc Saude Coletiva.* 2006; 11: 577–606.

21. Macinko J, Guanais FC, Souza MFM. An evaluation of the Family Health Programme on Infant Mortality in Brazil, 1990–2002. *Journal of Epidemiology Community Health*. 2006; 60: 13–19.

22. Aquino R, de Oliveira NF, Barreto ML. Impact of the Family Health Programme on Infant Mortality in Brazilian Municipalities. *American Journal of Public Health*. 2009; 99: 87–93.

23. Zanini RR, Moraes AB de, Giugliani ERJ, Riboldi J. Tendência da mortalidade infantil no Rio Grande do Sul, Brasil, 1994–2004: uma análise multinível de fatores de risco individuais e contextuais. [Infant mortality trends in Rio Grande do Sul, Brazil, 1994–2004: a multi- level study of individual and contextual risk factors]. *Cad Saúde Pública*. 2009; 25: 1035–45.

24. Alfradique ME, Bonolo PF, Dourado I, et al. Internações por condições sensíveis à atenção primária: a construção da lista brasileira como ferramenta para medir o desempenho do sistema de saúde (ICSAP Project – Brazil). [Hospital admissions for conditions treatable at the primary health-care level: the construction of the Brazilian list as a tool for measuring health system performance]. *Cadernos de Saúde Pública. Rio de Janeiro*. 2009; 25: 1337–49.

25. Guanais F, Macinko J. Primary care and avoidable hospitalisations: evidence from Brazil. *Journal of Ambulatory Care Management*. 2009; 32: 115–22.

26. Macinko J, Dourado I, Aquino R, et al. Major Expansion of Primary Care in Brazil linked to Decline in Unnecessary Hospitalisations. *Health Affairs*. 2010; 29: 2149–60.

27. Macinko J, de Oliveira VB, Turci MA, et al. The Influence of Primary Care and Hospital Supply on Ambulatory Care-Sensitive Hospitalisations Among Adults in Brazil, 1999–2007. *Am J Public Health*. 2011; 101: 1963–70.

28. Mendonça CS, Harzheim E, Duncan BB, et al. Trends in hospitalisations for primary care sensitive conditions following the implementation of Family Health Teams in Belo Horizonte, Brazil. *Health Policy and Planning*. 2011: 1–8.

29. Rocha R, Soares RR. *Evaluating the Impact of Community Based Health Interventions: evid- ence from Brazil's Family Health Programme*. Forschungsinstitut zur Zukunft der Arbeit – Institute for the Study of the Future of Labour. IZA Discussion Paper No. 4119. April 2009.

30. Instituto Brasileiro de Geografia e Estatística (IBGE). *Pesquisa Nacional por Amostra de Domicílios, PNAD, 2008: um panorama da saúde no Brasil – acesso e utilização dos serviços, condições de saúde e fatores de risco e proteção à saúde*. Rio de Janeiro: IBGE, 2010.

31. White KL, Williams TF, Greenberg BG. The Ecology of Medical Care. *New England Journal of Medicine*. 1961; 265: 885–92.

32. Green LA, Fryer GE, Jr, Yawn BP, et al. The ecology of medical care revisited. *N Engl J Med*. 2001; 344: 2021–5.

33. Facchini LA, Piccini RX, Tomasi E, et al. Grupo de Pesquisa AQUARES, Avaliação em Saúde. Relatórios, em: dms.ufpel.edu.br/aquares/

34. IPEA, System of Indicators of Public Perception (SIPS – Health). Brasília, 2011. Disponível em: www.ipea.gov.br/portal/images/stories/PDFs/SIPS/110207_sipssaude.pdf

35. Chomatas ER da V. Avaliação da presença e extensão dos atributos da atenção primária na rede básica de saúde no município de Curitiba, no ano de 2008. [Evaluation of the presence and extension of the core components of primary health care in the basic health care network in Curitiba, 2008]. Disponível em: www.lume.ufrgs.br/bitstream/handle/ 10183/24606/000747716.pdf

36. Brazil. Ministerio da Saude. Departamento de Atenção Básica. Coordenação Nacional de Saúde Bucal. SB 2010. Pesquisa Nacional de Saúde Bucal. Relatório Final. Brasilia: 2011. Em: dab.saude.gov.br/CNSB/sbbrasil/arqivos/projeto_sb2010_relatorio_final.pdf

37. Bhutta ZA, Lassi ZS, Pariyo G, et al. Global Experience of Community Health Workers for Delivery of Health Related Millennium Development Goals: A Systematic Review, Country Case Studies, and Recommendations for Scaling Up. Global Health Workforce Alliance (GHWA), Switzerland, April, 2010. Disponível em: www.who.int/workforce-alliance/knowledge/publications/alliance/Global_CHW_web.pdf

38. Disponível em: determinantes.saúde.bvs.br/docs/relatorio_cndss.pdf

39. World Health Organization. *The World Health Report 2008. Primary health care, now more than ever.* Geneva: WHO, 2008.

40. Harris M, Haines A. Brazil's Family Health Programme. *British Medical Journal Editorial.* 2010; 341: c4945.

41. CFM/AMB/CNRM. Pesquisa Demografia Médica no Brasil [Demographic and Medical Research in Brazil] 2011.

42. Leão CDA, Caldeira AP. Assessment of the association between the qualification of physi- cians and nurses in primary healthcare and the quality of care. *Revista Ciência & Saúde Coletiva.* 2011;16: 4415–23.

43. Castro RCL de. Percepção dos profissionais médicos e enfermeiros sobre a qualidade da atenção à saúde do adulto: comparação entre os serviços de atenção primária de Porto Alegre. [Perception by medical professionals and nurses of the quality of adult health care: comparison between primary health care services in Porto Alegre]. Disponível em: hdl.handle. net/10183/18766

44. National Bureau of Statistics of China. Statistical Communiqué of the People's Republic of China on the Sixth National Population Census (2010). Disponível em: www.stats.gov.cn/

45. National Bureau of Statistics of China. Statistical Communiqué of the People's Republic of China on the 2010 National Economic and Social Development. Disponível em: www.stats. gov.cn/

46. Wang Weixia. Situation, Problems and Countermeasures of the Aging Population in China. 2011; 8: 315.

47. Chinese Ministry of Health. *Chinese Health Statistical Yearbook 2011.* Chinese Peking Union Medical College Press.

48. Guiding opinions of the CPC Central Committee and the State Council on Deepening the Reform of the Medical and Health Care System, 2009. Disponível em: www.gov.cn

49. Guiding Opinion of the Ministry of Health on Further Strengthening the Work of Maternal and Child Health, 2007. Disponível em: www.gov.cn

50. Li Yan, Wen Liyang. Studies on the structure of higher medical education in China. *China Higher Medical Education*. 2012; 1: 1–5.

51. Decision of the Central Committee of the Communist Party of China and the State Council Concerning Public Health Reform and Development, 1997. Disponível em: www.gov.cn

52. Notice about Several Opinions on the Development of City Community Health Service, 1999. Disponível em: www.moh.gov.cn

53. Guiding Opinion on Developing Urban Community Health Service by State Council, 2006. Disponível em: www.gov.cn

54. Ministry of Personnel and Ministry of Health Issuing the Intermediate and Advanced Technological Accreditation Conditions for Clinical Professions (trial), 1999. Disponível em: www.gov.cn

55. Notice of the Ministry of Health Issuing the General Practitioner Standardised Training Pilot Scheme 1999. Disponível em: www.moh.gov.cn

56. Notice of the Department of Medical Science, Technology and Education, MOH, Issuing the General Practitioner Standardised Training Outline (trial), 1999. Disponível em: www. moh.gov.cn

57. Notice of the Ministry of Health Issuing Opinions on Developing General Practice Education, 2000. Disponível em: www.moh.gov.cn

58. Notice of the Ministry of Health Issuing Implementation Measures of Clinical Medicine, Preventive Medicine, General Practice, Pharmacy, Nursing and Other Health Professional and Technical Qualification Examinations, 2000. Disponível em: www.moh. gov.cn

59. Notice of Interim Provisions of Practice Scope in General Practitioner's Registration by the Ministry of Health, 2001. Disponível em: www.moh.gov.cn

60. Guiding Opinion on Strengthening the Urban Community Health Personnel Team Building by the Ministry of Personnel and Four Other Ministries, 2006. Disponível em: www. moh.gov.cn

61. Dong Yanmin. Status of General Practitioners in China and the Strategy for Development. *Chinese General Practice*. 2009; 2: 529–31.

62. Zhang Ling, Zhu Yuewei. Discussing the service model of general practitioners teams in the community. *Chinese Health Service Management*. 2008; 24: 327–9.

63. State Council's Guiding Opinion on Establishing the General Practitioner System, 2011. Disponível em: www.gov.cn

64. Ministry of Health, Ministry of Finance and National Population and Family Planning Commission Jointly Issuing the Opinion on Promoting the Equalisation of Basic Public Health Service, 2009. Disponível em: www.moh.gov.cn

65. Ministry of Health. 100 Frequently Asked Questions about National Basic Public Health Services, 2011. Disponível em: www.moh.gov.cn

66. Health Care Reform Office of State Council. Summary Report on Three Years Deepening the Health Career Reform, 2011.

A Contribuição da Medicina de Família e Comunidade para os Sistemas de Saúde **241**

67. Ministry of Labour and Social Security. Guiding Opinion on Encouraging Patients with Health Care Insurance to Take Full Advantage of Community Health Care Service, 2006. Disponível em: www.moh.gov.cn

68. Chinese Ministry of Health. *Chinese Health Statistical Yearbook 2011*. Chinese Peking Union Medical College Press.

69. Notice on Issuing Guiding Opinions on Setting and Staffing Standards of Urban Community Health Care Service Institutions, 2006. Disponível em: www.gov.cn

70. Notice of State Commission Office for Public Sector Reform, Ministry of Health and Ministry of Finance on Issuing the Guiding Opinion on the Staffing Standard of Township Hospitals, 2011. Disponível em: www.gov.cn

71. Chinese Ministry of Health. *Chinese Health Statistical Yearbook 2005*. Chinese Peking Union Medical College Press.

72. LuZuXun, LiYongbin, WangFang, et al. The development, effect and concerned issues of pilot work of national community health service system building in key contact cities – based on the comprehensive analysis of the baseline survey and routine monitoring data. *Chinese Journal of Social Medicine*. 2009; 26: 321–5.

73. World Health Organization, Eastern Mediterranean Regional Office. Health systems strengthening in countries of the Eastern Mediterranean Region: challenges, priorities and options for future action. EM/RC59/TechnicalDiscussion. September 1, 2012.

74. *Primary Health Care: report of the International Conference on Primary Health Care; 1978 Sep 6–12; Alma-Ata, USSR*. Geneva: World Health Organization, 1978.

75. *The World Health Report 2008: Primary health care: now more than ever*. Geneva: World Health Organization, 2008.

76. American Board of Family Medicine. *Definitions and Policies*. Disponível em: www. theabfm. org/about/policy.aspx

77. Ministry of Health and Medical Education. *Family Physician Guide*. In: I.R of Iran, MoH &ME 2012 (published in Persian).

78. Abdulrazak A, Al-Baho AK, Unluoglu I, et al. Development of family medicine in the Middle East. *Family Medicine*. 2007; 39: 736–41.

79. Hamad B. Community-based education in Gezira, Sudan. Paper commissioned by WHO for the international meeting on community-based education. Geneva: November 1986.

80. World Health Organization, Eastern Mediterranean Regional Office. Report on the Regional Consultation on Family Practice: assessing the current situation and paving the way forward. WHO/EMRO, December 2011.

81. World Health Organization, Eastern Mediterranean Regional Office. Good practices in delivery of PHC in urban areas. WHO/EMRO, 2012.

82. World Health Organization, Eastern Mediterranean Regional Office. An overview on FP. In: I.R of Iran, WHO/EMRO, December 2012.

83. Ministry of Health and Population. Egypt Health Sector Reform Programme. Central Administration for Technical Support and Projects, 2005.

84. World Health Organization, Eastern Mediterranean Regional Office. Report on the Regional Consultation on Family Practice: assessing the current situation and paving the way forward. WHO/EMRO, December 2011.

85. Integrated district health system based on family practice approach; assessment tool and guidelines. WHO/EMRO, July 2010.

86. Sangvichean S. Siriraj Hospital, The first hospital in Thailand. In: Sangvichean S (ed). *100 years of Siriraj Hospital, History and Evolution.* Bangkok: Faculty of Medicine of Siriraj Hospital, Mahidol University 1998: 1–14.

87. Pearce RM. Letter from The Director of Medical Education of The Rockefeller Foundation to The Minister of Education of Siam. Archive of the Thai National Library, 1922.

88. Donaldson PJ. Foreign intervention in medical education: a case study of the Rockefeller Foundation's involvement in a Thai medical school. *International Journal of Health Services.* 1976; 6: 251–70.

89. WONCA. Statement issued at 13th WONCA Conference. Vancouver, 1991.

90. Pongsupap Y. *Introducing a Human Dimension to Thai Health Care: the case for family prac- tice.* Brussels: VUB Press, 2007.

91. Zimmerman CC. *Siam Rural Economic Survey 1930–31.* London & New York: GP Putnam's, 1931. 2nd ed. Bangkok: White Lotus, 1999.

92. Nitayarumphong S, Srivanichakorn S, Pongsupap Y. Strategies to respond to health man- power needs in rural Thailand. In: Ferrinho P, Van Lerberghe W (eds). *Providing Health Care under Adverse Circumstances: health personnel performance & individual coping strat- egies.* Antwerp: ITG-Press 2000; 16: 55–72.

93. Nittayaramphong S, Pannarunothai S. Thailand at the crossroads, challenges for health care reform. In: *Proceedings of the 5th WONCA Asia Pacific Regional Conference on Family Medicine Education "Learning and Teaching Family Medicine", 1998 Feb 8–10;* Bangkok.

94. Nittayaramphong S, Tangcharoensathien V. Thailand: private health care out of control? *Health Policy and Planning.* 1994: 31–40.

95. World Bank. *Thailand Overviews and Key Indicators, 2011.*

96. Rao C, Porapakkham Y, Pattaraarchachai J, et al. Verifying causes of death in Thailand: rationale and methods for empirical investigation. *Population Health Metrics.* 2010; 8: 11.

97. Health Care Reform Project Team. *Final Report, Thailand's Health Care Reform Project, 1996–2001, Annex 2: Strategy for developing family practice.* Bangkok: Health Care Reform Project, 2001.

98. Pongsupap Y, Vatcharasil P, Suksom J. *Analysis of Visitors of Ayutthaya Urban Health Centres.* Bangkok: Health Care Reform Project, 2002.

99. McManus J. *Thailand's Universal Coverage Scheme: achievement and challenges, an independent assessment of the first 10 years (2001–2010), a synthesis report.* Bangkok: Health Insurance System Research Office, 2012.

100. Pacharanrumol W, Tangcharoensathien V, Limwattananon S, et al. Why and how did Thailand achieve good health at low cost? In: Balabanova D, Mackee M, Mills A (eds). *'Good Health at Low Cost' 25 Years On: what makes a successful health system?* London: London School of Hygiene and Tropical Medicine, 2011: 193–234.

101. Prueksaritanond S, Tuchinda P. General practice residency training program in Thailand: past, present, and future. *Journal of the Medical Association of Thailand*. 2001; 84: 1153–7.

102. Pongsupap Y, Van Lerberghe W. Choosing between public and private or between hospital and primary care: responsiveness, patient-centredness and prescribing patterns in outpa- tient consultations. *Tropical Medicine & International Health*. 2006; 11: 81–9.

103. Pongsupap Y, Van Lerberghe W. Is motivation enough? Responsiveness, patient-centredness, medicalization and cost in family practice and conventional care settings in Thailand. *Human Resources for Health*. 2006; 4: 19–28.

104. Polpak A, Pongsupap Y, Aekplakorn W, et al. Responsiveness under different health insur- ance schemes and hospital types of the Thai health care system. *Journal of Health Systems Research*. 2012; 6: 207–21.

105. National Health Security Office. *Annual Report of the National Health Security Office*. Bangkok: NHSO, 2011.

106. Pongsupap Y, Van Lerberghe W. Patient experience with self-styled family practices and conventional primary care in Thailand. *Asia Pacific Family Medicine*. 2006; 5: 4–12.

107. Pongsupap Y, Boonyapaisarncharoen T, Van Lerberghe W. The perception of patients using primary care units in comparison with conventional public hospital outpatient departments and "prime mover family practices": an exit survey. *Journal of Health Sciences*. 2006; 14: 475–83.

108. Prakongsai P, Limwattananon S, Tangcharoensathien V. The equity impact of the universal coverage policy: lessons from Thailand. *Advances in Health Economics and Health Services Research*. 2009; 21: 57–81.

109. Limwattananon S, Tangcharoensathien V, Prakongsai P. Catastrophic and poverty impacts of health payments: results from national household surveys in Thailand. *Bulletin of the World Health Organization*. 2007; 85: 600–6.

110. World Health Organization. *World health report: Primary health care – now more than ever*. Geneva: World Health Organization, 2008.

7

"O médico de família africano": desenvolvimento da medicina de família na África no século XXI

Em comparação com o restante do mundo, os cuidados de saúde, na África, se caracterizam por uma grande discrepância entre a elevada carga de doença e a escassez de profissionais de saúde para carregarem essa carga, particularmente médicos.[1] Este capítulo descreve as condições de saúde específicas da África e os diferentes problemas que o continente está enfrentando em saúde e em cuidados de saúde, fornecendo uma visão geral sobre o desenvolvimento da medicina de família na África, com apoio das universidades Flemish, da África do Sul ao Leste da África e restante do continente. É descrito o caminho pela frente para reforçar a medicina de família nos sistemas de saúde da África.

Na África, os médicos têm trabalhado como generalistas na atenção primária e em hospitais rurais sem qualquer treinamento adicional desde o início do século XIX. No século XX, o desenvolvimento da medicina de família, na África, ficou restrito às iniciativas de dois países: África do Sul e Nigéria. Embora o primeiro departamento acadêmico de medicina de família tenha começado na década de 1960, na University of Pretoria, na África do Sul, o governo da África do Sul reconheceu oficialmente a medicina de família como especialidade apenas em 2007.[2]

Na Nigéria, o treinamento em medicina de família começou em 1980,[3] mas a primeira Organização Mundial dos Médicos de Família (WONCA) Regional Africa Conference só ocorreu na Nigéria em 2000. Em 2012, menos de 10 países estavam representados na WONCA da Região da África.

A disciplina da medicina de família adota o modelo biopsicossocial como um de seus princípios fundamentais, embora isso ainda desafie o *status quo* dos cuidados de saúde em que o modelo biomédico domina. Essa disputa ideológica é evidente na história da medicina de família na África do Sul[4] e em outros países africanos. Os médicos de família recém-formados na África estão começando a encontrar seu espaço nos sistemas de saúde dos diferentes países do continente. Os departamentos acadêmicos de medicina de família estão lutando pelo reconhecimento, e os sistemas de saúde ainda são dominados por uma dependência de serviços centralizados de consultores especializados e por abordagens verticais orientadas para a doença. O World Health Report 2006 da Organização Mundial de Saúde (OMS), *Working Together for Health*, enfatizou a necessidade de treinamento em cuidados de atenção primária à saúde na comunidade local para lidar com a "fuga de cérebros" de países de regiões da África, Caribe e Pacífico.[5] O treinamento dos médicos no campo da medicina de família para fornecerem cuidados de saúde em nível distrital pode ser visto como uma resposta a essa necessidade.

AS CONDIÇÕES DE SAÚDE DA ÁFRICA

Os países com poucos recursos, na África subsaariana, enfrentam enormes dificuldades, incluindo altas taxas de mortalidade infantil e materna, HIV/Aids, tuberculose, malária endêmica, doenças não transmissíveis, violência, traumatismos e pobreza pervasiva. Conforme o World Health Report 2006, a África subsaariana tinha 11% da população global e 25% da carga de doença global. Apenas 3% dos profissionais de saúde do mundo estão nessa região que é responsável por menos de 1% do gasto global em saúde.[1] Com o crescimento contínuo da população e as economias subdesenvolvidas, o número de pessoas que vivem na pobreza, na África subsaariana, continua a aumentar, com 20,6% vivendo com menos de 1,25 dólar por dia em 2008.[6]

Apesar do trabalho de organizações governamentais e não governamentais em programas locais, nacionais e internacionais, a maioria das pessoas, na África, ainda não tem acesso fácil a cuidados de saúde de qualidade com baixo custo. E mesmo que uma crescente classe média urbana possa e queira pagar por cuidados de saúde de qualidade, a maioria da comunidade ainda não consegue pagar por um melhor tratamento.[7] Os 20% mais ricos da população recebem mais de duas vezes o benefício financeiro de gastos governamentais em serviços de saúde em relação aos 20% mais pobres. Os grupos mais ricos da população têm uma probabilidade crescente de obter cuidados de saúde quando necessitam, embora utilizem menos do seu gasto total em cuidados de saúde em comparação com os pobres e tenham mais chances de ser atendidos por um médico e receber medicamentos quando estão doentes.[8] A "lei do cuidado invertido"[9], que demonstra menos profissionais de saúde onde são mais necessários e vice-versa, ainda é muito aplicável na maioria dos países da África. Por exemplo, em Gana, em 2008, as duas regiões mais urbanas tinham 75,2% de todos os médicos, enquanto as três zonas rurais mais pobres tinham apenas 3,8% para oferecer cuidados para a comunidade.[8] Existem desigualdades semelhantes em Ruanda, com as mulheres de regiões urbanas tendo muito mais chances de serem atendidas por um atendente de parto habilitado, durante o trabalho de parto, do que as mulheres em áreas rurais. A pobreza também prediz desigualdades em Ruanda, com os 20% mais ricos tendo mais do que o dobro de chances de serem atendidos por um profissional habilitado, em relação às mulheres dos 20% mais pobres de Ruanda.[10]

A Contribuição da Medicina de Família e Comunidade para os Sistemas de Saúde **247**

A distribuição desequilibrada de recursos humanos cria uma provisão de cuidados de saúde altamente desigual.[11] Não apenas os pobres têm mais chances de adoecer, mas também são incapazes de lidar com as doenças, pois seu acesso aos cuidados de saúde é difícil.

QUADRO 7.1 Pobreza é o maior assassino mundial

A Organização Mundial de Saúde reconhece que a pobreza é o maior assassino mundial.[4] A pobreza exerce sua influência destrutiva em todos os estágios da vida humana, do momento da concepção até o túmulo. Ela conspira com as doenças mais letais e dolorosas para tornar miserável a existência de todos aqueles que sofrem por causa dela.

Além da pobreza, a "fuga de cérebros", ou a saída de recursos humanos, é um importante contribuidor para os problemas de cuidados de saúde na África. As pesquisas mostram que aproximadamente 65.000 médicos nascidos na África e 70.000 enfermeiros profissionais também africanos trabalhavam fora da África, em países ricos, no ano de 2000. Isso representa cerca de um quinto dos médicos nascidos na África no mundo e cerca de um décimo dos enfermeiros profissionais nascidos na África.[12]

A fuga de cérebros não é apenas internacional e externa à África, mas também ocorre dentro do continente africano, com os trabalhadores de saúde indo para países com maiores salários ou ambientes mais estáveis. Por exemplo, muitos médicos da Nigéria e da República Democrática do Congo foram para a Namíbia, África do Sul e Botsuana. Dentro dos países, a fuga de cérebros interna deixa grandes partes da comunidade privadas de números adequados de profissionais de saúde. Isso costuma afetar grupos da população que já são mais necessitados, com piores condições socioeconômicas e maiores necessidades de cuidados de saúde. A fuga de cérebros ocorre de zonas rurais para urbanas, de cuidados públicos para privados ou organizações não governamentais com recursos, da atenção primária para cuidados terciários e de cuidados clínicos para administração em saúde ou para saúde pública. A maioria dos países na África subsaariana tem mais médicos especializados trabalhando em seus hospitais terciários da capital do que generalistas trabalhando em hospitais distritais ou centros de saúde, apesar da maior necessidade de cuidados mais perto da comunidade.

QUADRO 7.2 "Eu sonho com o dia do retorno desses médicos"

Eu sonho com o dia em que esses ... médicos ... retornarão de Londres e Manchester e Paris e Bruxelas para aumentar o poder intelectual da África, para questionar e encontrar soluções para os problemas e desafios da África.

—Thabo Mbeki, ex-presidente da África do Sul,
sobre "a Renascença Africana"13

---

248 Michael Kidd

Há muitas razões pelas quais as pessoas vão embora, não apenas os salários melhores, mas também melhores condições de trabalho, melhores padrões de vida, mais oportunidades para familiares, satisfação com o trabalho ou oportunidades de carreira. Outra razão muito importante é a segurança pessoal para evitar instabilidades políticas, guerras ou ameaças de violência no local de trabalho e na comunidade.

MEDICINA DE FAMÍLIA, COMEÇANDO NA ÁFRICA DO SUL

Em 1968, a University of Pretoria, na África do Sul, desenvolveu o primeiro departamento acadêmico de medicina de família para o treinamento de médicos especializados em cuidados de atenção primária à saúde, o que atualmente chamamos de médicos de família. Todas as sete faculdades de Ciências da Saúde em outras universidades da África do Sul seguiram essa iniciativa, o que levou ao desenvolvimento da disciplina de medicina de família na África do Sul.

Em 1997, uma oficina envolvendo os departamentos acadêmicos de medicina de família de todas as oito faculdades de medicina na África do Sul e profissionais da Ghent University, da Bélgica, foi realizada em Durban, sobre o tema "Treinamento em Medicina de Família e Cuidados de atenção primária à saúde na África do Sul e Flandres". No final da oficina, foi formulada a "declaração de Durban", na qual os departamentos de medicina de família concordaram em formar uma rede para comunicação e consultoria. O Family Medicine Educational Consortium (FaMEC) foi estabelecido para compartilhar e trocar experiências, apoiar o desenvolvimento uns dos outros, padronizar os resultados do treinamento e currículos centrais subjacentes e desenvolver avaliações e exames apropriados.[14,15]

Nos anos que se seguiram ao estabelecimento do FaMEC, os departamentos associados desenvolveram e organizaram encontros interuniversitários regulares.[16] A partir de 2003, esse desenvolvimento foi financiado por uma verba da cooperação de desenvolvimento interuniversitário Flemish (VLIR-UOS).[17] Um coordenador geral foi escolhido, oficinas anuais de treinamento foram organizadas e dois grupos de professores sul-africanos de medicina de família visitaram os Flemish University Departments of Family Medicine para trocar experiências sobre o treinamento de médicos de família. Os currículos foram gradualmente revisados para serem mais socialmente responsáveis e para refletir os resultados do treinamento nacional.

Alguns programas, como o da Stellenbosch University, desenvolveram módulos baseados em *internet* com o potencial de alcançar uma população mais ampla, incluindo médicos em outros países africanos. O consenso nacional foi obtido em relação aos resultados que deveriam ser esperados nas habilidades em procedimentos clínicos com os programas de treinamento.[18] Em agosto de 2007, o governo da África do Sul oficialmente reconheceu a medicina de família como uma especialidade.[19] Após esse reconhecimento, foi organizado mais treinamento em centros de cuidados de atenção primária à saúde e hospitais distritais, com postos de treinamento formal e supervisão direta sendo estabelecidos. Mais treinamentos complexos, consistindo em instalações de cuidados de atenção primária à saúde, hospitais distritais e hospitais regionais, foram desenvolvidos em todas as províncias da África do Sul.

DA ÁFRICA DO SUL AO LESTE DA ÁFRICA

Em 2005, o FaMEC fez contato com universidades e departamentos de medicina de família fora da África do Sul, incluindo Tanzânia, Uganda, Moçambique e República Democrática do Congo. A experiência positiva da colaboração na África do Sul levou ao desenvolvimento de um novo projeto, chamado "Desenvolvimento do treinamento em medicina de família/cuidados de atenção primária à saúde no Sul e Leste da África: uma contribuição para a obtenção de qualidade e cuidados de saúde igualitários por meio de uma Rede de Sul a Sul."[20]

Nesse projeto foi desenvolvida uma estratégia de cooperação de Sul a Sul. Os oito departamentos de medicina de família da África do Sul que trabalharam juntos no FaMEC criaram uma ligação com departamentos emergentes de medicina de família no Leste da África, incluindo Tanzânia (Aga Khan University), Quênia (Moi University – Eldoret), República Democrática do Congo (Goma), Ruanda (National University – Butare) e Uganda (Mbarara University of Science and Technology and Makerere University). Foram escolhidos dois coordenadores em tempo parcial, um para a África do Sul e um para o Leste da África. Estava claro que, em relação ao conteúdo dos programas, toda a experiência necessária estava dentro da colaboração de Sul a Sul. Era fundamental encontrar estratégias para o compartilhamento de informações e traduzir isso em um contexto educacional apropriado nos diferentes cenários. A cooperação de Sul a Sul catalisou o progresso do desenvolvimento, pois os modelos que eram desenvolvidos em um local podiam ser implementados em outros lugares. Oficinas anuais foram uma plataforma importante para a troca de experiências e, embora o contexto fosse bem diferente entre os vários países, foram usadas estratégias semelhantes com ênfase na responsabilidade social, aprendizado baseado na prática e criação de complexos de treinamento mais próximos da comunidade.

Dentro desse projeto, foi realizada[21] uma revisão da literatura sobre a cooperação de Sul a Sul. Desde os tempos de colônia, as universidades africanas tinham muitas ligações com universidades dos países colonizadores na Europa (o "Norte") para suporte, pesquisa e desenvolvimento de recursos humanos. Por muitas décadas, a conexão com o norte era a regra, ao passo que havia muito pouca ligação e cooperação entre as universidades na mesma região geográfica. A partir da década de 1960, quando os países africanos se tornaram independentes, houve movimentos para focar na construção de redes entre os países do "Sul", começando pela conferência de Bandung, em 1955, onde líderes de países da África e da Ásia se

250 Michael Kidd

uniram para criar ligações em áreas culturais e econômicas em prol de todo o Sul.[21] Em 2006, a UNESCO (United Nations Educational, Scientific and Cultural Organization) definiu a cooperação de Sul a Sul como um processo pelo qual dois ou mais países em desenvolvimento buscam seu desenvolvimento individual ou coletivo por meio de cooperações relacionadas a trocas de conhecimentos, habilidades, recursos e conhecimento técnico. Ligados por aspectos socioeconômicos e políticos em comum, os países do Sul têm muitas lições importantes a compartilhar.[22]

QUADRO 7.3 "Pode-se quebrar facilmente um galho de árvore, mas não um feixe de galhos"

Pode-se quebrar facilmente um galho de árvore, mas um feixe de galhos é inquebrável – juntos podemos alcançar mais do que uma única instituição.

—*Professor Nelson Sewankambo, diretor da faculdade de medicina na Makerere University, Uganda (uma das mais antigas e prestigiosas universidades na África, estabelecida em 1922)*

Como o financiamento em muitos casos vem do Norte, isso costuma estimular uma cooperação entre Norte-Sul-Sul, com o parceiro do Norte financiando os parceiros do Sul em sua cooperação e compartilhamento de recursos e pesquisas integradas.

EXPANSÃO DO LESTE DA ÁFRICA PARA O RESTANTE DA ÁFRICA ANGLÓFONA

Em 2007, uma solicitação bem-sucedida foi feita ao Edulink, o qual implementa programas financiados pela Comissão Europeia em regiões da África, Caribe e Pacífico, para formar a Primafamed Network, a "Rede de educação em atenção primária/medicina de família."[23] O objetivo da Primafamed Network era estabelecer uma rede de instituições entre departamentos acadêmicos emergentes e estabelecidos e unidades de medicina de família em universidades da África subsaariana.

Os objetivos da Primafamed Network eram contribuir para a saúde das comunidades mediante sistemas de saúde acessíveis, responsivos e de qualidade nos países da África subsaariana, por meio de:

- educação e treinamento de médicos de família para fornecer
- serviços de atenção primária interdisciplinares, orientados para as necessidades dos indivíduos, suas famílias e comunidades onde vivem;
- planejamento, desenvolvimento e fortalecimento de departamentos ou unidades acadêmicas de medicina de família que oferecem treinamento em medicina de família nos níveis de graduação e pós-graduação;
- desenvolvimento de uma visão e estratégia abrangentes dentro do contexto específico dos países subsaarianos, as quais delineiem a contribuição integral da medicina de família e da equipe da atenção primária para um sistema de cuidados de atenção primária à saúde igualitários e de qualidade;

- estabelecimento de uma rede institucional específica entre departamentos e unidades de medicina de família e cuidados primários.

Após o início da Primafamed Network, a escala geográfica da rede aumentou de maneira considerável. Os oito departamentos acadêmicos de medicina de família na África do Sul se associaram no projeto e outros departamentos participaram na Tanzânia, Quênia, Uganda, República Democrática do Congo, Ruanda, Sudão, Gana e Nigéria. Em cada um dos 10 departamentos participantes, foi escolhido um coordenador local para dar apoio ao desenvolvimento do departamento e complexos de treinamento foram estabelecidos com apoio financeiro para o projeto. Além disso, houve a oportunidade para a mobilidade da equipe, com os departamentos podendo convidar professores de outros parceiros ou associados africanos para reforçar a capacidade de treinamento local. Em Kampala, em 2008, na primeira conferência da Primafamed Network sobre "Melhora da qualidade do treinamento em medicina de família na África subsaariana", representantes de mais de 20 países se comprometeram a defender a reforma do currículo de graduação de suas faculdades de medicina, com maior exposição dos estudantes aos cuidados de atenção primária à saúde, a desenvolver e ampliar o treinamento de números suficientes de médicos de família, a contribuir para o desenvolvimento científico da medicina de família e dos cuidados de atenção primária à saúde, a interagir com os governos para desenvolver e reforçar as parcerias de cuidados de atenção primária à saúde no sistema de saúde e a criar carreiras atrativas e sustentáveis em medicina de família e cuidados de atenção primária à saúde.[24]

Uma grande conquista, durante a conferência, foi o lançamento do *African Journal of Primary Health Care and Family Medicine*.[25] Esse periódico *on-line* de livre acesso dá aos pesquisadores a oportunidade para publicarem artigos sobre pesquisas no contexto africano e visa documentar o desenvolvimento da disciplina de medicina de família e de cuidados de atenção primária à saúde na África. O periódico estimulou vários autores africanos a publicarem seus primeiros artigos e a documentarem aspectos importantes da epidemiologia dos cuidados de atenção primária à saúde, dos processos de cuidados de atenção primária à saúde, dos cuidados de atenção primária à saúde orientados para a comunidade e da implementação da medicina baseada em evidências no contexto africano. Em 2010, esse periódico se tornou bilíngue francês-inglês, o que abriu a rede de medicina de família para nações no Centro e Oeste da África.

Em 2009, iniciou-se um novo projeto para a expansão da medicina de família, chamado "Reforçando a capacidade de desenvolvimento do treinamento em medicina de família na África: o projeto Southern Africa Family Medicine Twinning."[26] Nesse projeto, cada um dos departamentos de medicina de família na África do Sul se unia a um país "gêmeo" no Sul da África para o treinamento de médicos de família. Isso inclui países sem um departamento de medicina de família em faculdades de medicina:[27]

- University of Limpopo unida com Ruanda
- University of Pretoria unida com Suazilândia
- Witwatersrand University unida com Malauí

- University of the Free State unida com Lesoto
- University of KwaZulu-Natal unida com Moçambique
- Walter Sisulu University unida com Zimbábue
- University of Cape Town unida com Namíbia
- Stellenbosch University unida com Botsuana.

Essa união consistia em uma troca de programas de ensino e no apoio para o estabelecimento e funcionamento de complexos de treinamento local nos parceiros "unidos". Um dos objetivos desse projeto era o desenvolvimento de uma estratégia para interromper a perda interna de cérebros no continente africano, pois é muito comum que os estudantes que moram em países onde não há faculdade de medicina deixem seu país para estudar medicina e jamais retornem a seu país de origem. Por exemplo, Botsuana financiou muitos estudantes para fazerem treinamento médico em outros locais, mas menos de 20% desses estudantes retornaram para Botsuana após a formatura, e em 2012 apenas 10% dos médicos desse país eram originários de Botsuana. [27] Com o estabelecimento de complexos de treinamento em cada um desses países e com o estímulo ao desenvolvimento de departamentos acadêmicos de medicina de família, aumentam as chances de que após a formatura os médicos clínicos e de medicina de família permaneçam em seu país de origem.

Apesar de algumas dificuldades, esse projeto foi melhorado e expandiu a medicina de família na África subsaariana. Por exemplo, na University of Namibia, uma nova faculdade de medicina começou em 2009 e incorporou a medicina de família no treinamento em 2010. A nova faculdade de medicina em Botsuana incorporou o treinamento em medicina de família na graduação e na pós-graduação e estabeleceu complexos de treinamento em Maun e Mahalapye. Apoio da faculdade, treinamento de treinadores e oportunidades para o intercâmbio de estudantes são alguns dos outros resultados do projeto.

MEDICINA DE FAMÍLIA NO OESTE DA ÁFRICA: A SITUAÇÃO NA NIGÉRIA E EM GANA

Ao mesmo tempo em que o desenvolvimento da medicina de família na África do Sul ocorreu, outro país na África anglófona viu surgir a medicina de família. No início do Postgraduate Medical College of Nigeria na década de 1970, a clínica geral (atualmente chamada de medicina de família) foi listada como uma especialidade que necessitava de treinamento em pós-graduação. Os clínicos privados solicitaram e receberam a responsabilidade de desenvolver essa especialidade; entretanto, o treinamento em pós-graduação em medicina de família só iniciou cerca de 10 anos mais tarde. Com o apoio do Royal College of General Practitioners, no Reino Unido, em trabalho próximo com a Association of General Medical Practitioners of Nigeria e missionários com base na Nigéria, o National Pos-

A Contribuição da Medicina de Família e Comunidade para os Sistemas de Saúde **253**

tgraduate Medical College of Nigeria acreditou três hospitais de missão baseada na fé para iniciar o treinamento em medicina de família em 1981. A University of Calabar em seu começo, em 1990, iniciou o primeiro departamento de graduação em medicina de família na Nigéria. Uma Unidade de Medicina de Família no Departamento de Saúde Comunitária e Cuidados Primários, no College of Medicine of the University of Lagos, surgiu em seguida, em 2010, com o apoio da Primafamed Network.

A nomenclatura de médico generalista na Nigéria é singular. Os clínicos gerais são os médicos que trabalham na clínica privada. Os médicos de família são os médicos que fizeram 4 anos de treinamento em residência, mas a maioria desses médicos não trabalha na clínica privada, mas como consultores em instituições públicas, tais como hospitais de ensino, centros clínicos federais e hospitais gerais. Devido ao seu amplo treinamento, eles podem atuar como cirurgiões, obstetras, especialistas em medicina interna e pediatras, quando há escassez em hospitais gerais e centros clínicos federais, bem como manter seu papel de generalistas. Há um curso de treinamento em nível de diploma para treinar clínicos gerais na prática privada, para que sejam reconhecidos como médicos de família.

A Nigéria tem uma forte cultura de pesquisa médica. As especialidades de medicina de família, saúde comunitária e saúde pública são fortes, tanto na parte clínica como acadêmica. São comuns as publicações de médicos de família nigerianos em periódicos como o *African Journal of Primary Health Care and Family Medicine.*

A medicina de família foi estendida para a sub-região do Oeste da África além da Nigéria, em 1991, por meio do West African College of Physicians.[50] O treinamento de pós-graduação começou em 1999, em Gana, com apenas três residentes. Como na experiência nigeriana, o programa tinha base hospitalar, e os primeiros treinadores eram clínicos gerais privados que foram escolhidos como adjuntos do College. Os primeiros graduados completaram seu treinamento e avaliação em 2005. No mesmo ano, o Ghana College of Physicians and Surgeons começou outro programa de medicina de família fora do programa do West African College of Physicians. O patrocínio do treinamento em Gana é feito pelo Ministério da Saúde, e os graduados em medicina de família recebem o mesmo *status* e mesma remuneração dos graduados de outros programas de especialização.[51]

O QUE É MEDICINA DE FAMÍLIA NO CONTEXTO AFRICANO?

Para desenvolver de maneira apropriada a medicina de família na África foi necessário explorar a questão crucial "o que é medicina de família na África? " e examinar de que maneira a medicina de família pode contribuir para melhorar os cuidados de saúde e reduzir a carga de doenças na África. O primeiro passo para responder a essa questão foi uma exploração dos princípios fundamentais da medicina de família na África subsaariana, usando um processo internacional de consenso Delphi.[28] Esse estudo revelou os principais valores e características, tais como ser holística, longitudinal, abrangente e orientada para a família e a comunidade, foram considerados relevantes, com diferenças em relação aos cenários mais desenvolvidos em termos de ênfase. Vários princípios organizacionais importantes da medicina de família, como cuidado de primeiro contato e consultas domiciliares, eram vistos de maneira diferente nos países desenvolvidos. Os princípios relacionados ao escopo da prática mostraram a maior diferença, com a necessidade de que os médicos de família sejam competentes nas habilidades clínicas necessárias em hospitais distritais e capazes de desenvolver habilidades em procedimentos e cirurgias, agindo ainda como consultores e professores para os membros da equipe de cuidados primários de primeiro contato. Esse estudo convidou a uma maior reflexão sobre o papel dos médicos de família no contexto africano e tornou claro que há um papel específico para essa disciplina de clínica médica na equipe de cuidados de atenção primária à saúde, trabalhando em hospitais distritais e em cuidados de atenção primária à saúde, com diferentes papéis em diferentes contextos, como provedores de cuidados, consultores, capacitadores, supervisores, administradores e líderes comunitários.[29]

Os participantes da conferência regional africana da WONCA em 2009 chegaram a um consenso sobre a medicina de família na África, descrevendo o papel do médico de família na África como "um líder clínico e consultor na equipe de cuidados de atenção primária à saúde, garantindo cuidados primários, continuados, abrangentes, holísticos e personalizados de alta qualidade a indivíduos, famílias e comunidades".[30] Esse documento atualmente serve como o núcleo de compreensão e a base para novos desenvolvimentos da medicina de família na África.

Para analisar o progresso que o treinamento em medicina de família teve, os parceiros na Primafamed Network desenvolveram uma escala para avaliar o funcionamento de vários departamentos ou unidades de medicina de família. Essa escala examinou conquistas importantes, como a implementação da estrutura do departamento, o desenvolvimento de um currículo, a existência de complexos de treinamento, o início do treinamento em pós-graduação e a aceitação da medicina de família como uma área de especialização médica pelo Ministério da Saúde ou Educação nacional. Esse estudo revelou o progresso obtido durante o período de 2008-2010, mostrou haver numerosos fatores influenciando o desenvolvimento do treinamento em medicina de família e o desenvolvimento de departamentos acadêmicos, demonstrando como o projeto Primafamed Network foi um catalisador nesse processo. No início do projeto Primafamed Network, todos os parceiros tinham uma unidade ou departamento de medicina de família no local ou em desenvolvimento; porém, apenas três tinham oficialmente começado o treinamento na pós-graduação. No final do projeto, oito de dez parceiros tinham iniciado o treinamento em pós-graduação.

A Contribuição da Medicina de Família e Comunidade para os Sistemas de Saúde **255**

Em 2013, foi publicado um estudo sobre a visão dos principais líderes em medicina de família. Líderes governamentais e acadêmicos foram entrevistados sobre suas perspectivas sobre a medicina de família no contexto africano. Os benefícios relatados pelos líderes em relação à medicina de família incluíam ter cuidados holísticos e habilitados nos hospitais distritais, com um forte papel de liderança e administração em cuidados de saúde distritais e com possibilidade de instruir as equipes de cuidados de atenção primária à saúde na comunidade. Também havia preocupações, especificamente por ser a medicina de família ainda desconhecida ou mal compreendida e, assim, pouco reconhecida por muitas autoridades. É necessário defender enfaticamente a disciplina para vencer a luta contra a ambivalência política.[31]

RESTRIÇÕES

Apesar da expansão gradual da medicina de família na África, esse não é um caminho fácil e muitos obstáculos continuam a ser encontrados pelos programas de medicina de família e pelos médicos de família. A integração da medicina de família nos sistemas de saúde locais é um processo lento. Em muitos países, os políticos permanecem muito conservadores, os sistemas de saúde ainda são orientados para hospitais de referência, especialistas em hospitais e programas verticais específicos para doenças, isso geralmente sendo definido pelos doadores de verbas.[32] A medicina de família enfatiza a importância dos médicos generalistas e dos sistemas de saúde fundamentados em cuidados primários. É necessária uma massa crítica de médicos de família bem treinados para demonstrar a contribuição da medicina de família para os cuidados de atenção primária à saúde efetivos na África. A maioria das universidades treina apenas poucos residentes de medicina de família simultaneamente, devido a sua capacidade limitada e demora para que seja obtida uma "virada" fundamental. A Gezira University, no Sudão, mostrou que é possível criar uma grande quantidade de médicos de família bem treinados que podem fazer a diferença em pouco tempo. Isso foi possível devido à sinergia entre políticos, autoridades locais e a Gezira University para responder às necessidades de saúde vitais de sua população de maneira custo-efetiva.

A experiência demonstrou que é difícil conseguir dinheiro para apoiar a medicina de família e redes como a Primafamed Network. A maioria dos doadores internacionais, incluindo a Bill and Melinda Gates Foundation, o Banco Mundial, o Fundo Monetário Internacional e a Clinton Foundation tem concentrado a maior parte de seus esforços em programas verticais orientados por doenças em hospitais ou distritos específicos, em vez de reforçar a medicina de família e os cuidados de atenção primária à saúde com base nas comunidades, abrangentes e de todo o país.

Os Millennium Development Goals estabeleceram objetivos para serem alcançados até 2015. É uma tragédia que, em 2012, a África subsaariana permaneça fora do caminho em todos os objetivos. Muitos países africanos não fizeram progresso suficiente na redução das taxas de mortalidade materna e infantil e o número de pessoas com HIV/Aids continua a crescer. Em muitos países, deve ser feito um esforço muito maior para garantir a cobertura universal para todas as pessoas, especialmente os pobres.[33] Está claro que a África foi afetada de forma mais adversa pelo aumento das desigualdades globais em taxas de mortalidade, muitas vezes como resultado da pandemia de HIV/Aids, e isso foi exacerbado pelas desigualdades econômicas prevalentes. Para os dois continentes com as disparidades mais extremas na distribuição de riquezas, América do Norte e África, a diferença na expectativa de vida caiu de 30,6 anos no período de 1950-1955 para menos de 24 anos no período de 1985-1990. No entanto, a diferença aumentou depois disso novamente e, em 2012, estava quase no mesmo nível da década de 1950.[34] No mundo todo, o acesso aos cuidados de saúde ficou problemático para um número cada vez maior de pessoas, especialmente nos países em desenvolvimento. Como consequência da globalização, a mobilidade e a migração aumentaram de forma significativa, levando a uma fuga de cérebros que afastou os profissionais de saúde bem treinados dos lugares onde eles são mais necessários.

MEDICINA DE FAMÍLIA NA ÁFRICA E DESENVOLVIMENTO DE SISTEMAS DE SAÚDE

Na maioria dos países em desenvolvimento, a maior parte dos recursos vai para os hospitais de cuidados secundários e terciários, que fornecem cuidados para apenas uma pequena porcentagem da população. A atratividade e o "poder" dos hospitais no sistema de saúde são fortes. Um hospital é mais visível, enquanto os cuidados de atenção primária à saúde são muito mais dispersos na comunidade, na forma de clínicas, centros de saúde comunitários e hospitais distritais. O World Health Report de 2008, *Primary Health Care, Now More Than Ever*, enfatizou a necessidade de se afastar dessa centralização em hospitais, focando no fornecimento de cuidados mais próximos da comunidade como uma das etapas cruciais para melhorar os cuidados de saúde e obter o acesso universal e os cuidados igualitários.[35]

Nos últimos anos, outra tensão tem ficado cada vez mais importante. Essa é o antagonismo entre cuidados horizontais (cuidados orientados para pessoas e comunidades) e verticais (orientados para doenças). Logo após a Declaração de Alma-Ata em 1978, em que a importância dos cuidados de atenção primária à saúde abrangentes foi muito enfatizada,[36] o conceito de cuidados de atenção primária à saúde seletivos reforçou os programas de saúde verticais "orientados para doenças". A epidemia de HIV/Aids na década de 1980 deu forte ímpeto a esse desenvolvimento de programas verticais. Muitas organizações não governamentais internacionais também concentraram seus esforços em programas verticais.

Embora uma enorme quantidade de dinheiro tenha sido investida nesses programas verticais, o desempenho geral de muitos programas de controle de doenças permanece ruim[37] e, na África, grande parte dos Millennium Development Goals para 2015 não irá ser alcançada. Um grande problema dos programas verticais é que abordam apenas uma fração das demandas da comunidade ou das necessidades de cuidados de saúde. Um relatório da Swiss Agency for Development and Cooperation identifica outras desvantagens dos programas verticais, incluindo: a criação de duplicação, uma vez que cada programa de controle de doença isoladamente exige sua própria burocracia; a utilização ineficiente de instalações pela população, a qual pode levar a falhas nos cuidados; a incompatibilidade com a oferta de cuidados de saúde de qualidade; e, quando o financiamento é externo, tais programas podem destruir gradualmente a capacidade do governo, por reduzir a responsabilidade do estado em melhorar os cuidados de saúde por meio de seus próprios serviços.[38,39] Talvez seja necessária uma abordagem diagonal para reduzir a polarização na discussão entre programas de cuidados horizontais ou verticais, com os programas sendo gradual e cuidadosamente transformados em uma abordagem de financiamento diagonal e, talvez, horizontal.

Em março de 2008, a campanha 15 em 2015[40,41] foi lançada pela WONCA em colaboração com o Global Health through Education, Training and Service (GHETS),[42] a Network: Towards Unity for Health[43] e o European Forum for Primary Care.[44] A campanha 15 em 2015 conclama as organizações de financiamento para darem aos cuidados de atenção primária à saúde um papel central por meio do investimento, até 2015, de 15% dos fundos destinados a programas verticais orientados para doenças para o reforço de sistemas de saúde locais integrados e bem coordenados, solicitando que essa porcentagem aumente com o passar do tempo. A campanha pediu que os ministérios da saúde monitorassem a acessibilidade e a qualidade dos cuidados de forma transparente, para garantir que a iniciativa 15 em 2015 leve a melhoras mais efetivas na saúde da comunidade.

AUMENTANDO A CAPACIDADE DA MEDICINA DE FAMÍLIA NA ÁFRICA

Em 2012, a terceira conferência regional da WONCA na África foi realizada no Zimbábue. Nos dias posteriores à conferência, os participantes de 20 países se reuniram para uma conferência da Primafamed Network, em que os participantes formularam a Declaração da Primafamed sobre o "Aumento da medicina de família e cuidados de atenção primária à saúde".[45] Em acordo com a Resolução 62.12 da World Health Assembly de 2009 (ver Quadro 7.4),[46] a WHO Global Health Workforce Strategy[47] e a Resolução 59.23 da World Health Assembly de 2006 sobre "Aumento rápido da força de trabalho em saúde,"[48] os participantes reforçaram a necessidade de uma abordagem integrada para cuidados de atenção primária à saúde abrangentes, a fim de tratar a fragmentação dos cuidados e dos sistemas de saúde como consequência de um foco exagerado em programas verticais orientados para doenças.

QUADRO 7.4 Resolução 62.12 da World Health Assembly sobre cuidados de atenção primária à saúde, incluindo o reforço do sistema de saúde, 2009[48]

Treinar e reter número adequado de profissionais de saúde, com mistura adequada de habilidades, incluindo enfermeiros de cuidados de atenção primária à saúde, parteiras, profissionais de saúde aliados e médicos de família, capazes de trabalhar em um contexto multidisciplinar, em cooperação com profissionais de saúde da comunidade não profissionais para responder efetivamente às necessidades de saúde das pessoas.

Estimular que os programas verticais, incluindo programas específicos para doenças, sejam desenvolvidos, integrados e implementados no contexto de cuidados de atenção primária à saúde integrados.

Os médicos de família apoiam completamente o trabalho dos governos africanos para a implementação da cobertura universal de saúde que seja orientada para garantir o direito à saúde para todos, incluindo a implementação da Declaração de Abuja de 2001 para aumentar o financiamento governamental para a saúde para pelo menos 15% do orçamento de cada nação,[49] desenvolvendo sistemas de seguro de saúde nacionais, socialmente orientados para oferecer acesso universal, desenvolvendo fortes sistemas de saúde distritais descentralizados e responsivos às comunidades locais e implementando sistemas inovadores de pagamento para melhorar a qualidade do trabalho em equipe nos cuidados de atenção primária à saúde integrados, a fim de obter a "Saúde para Todos". O futuro da medicina de família estará no modelo do sistema de cuidados de atenção primária à saúde, e os médicos de família devem ser treinados de acordo, em uma abordagem de equipe baseada na comunidade no sistema de saúde distrital com foco na acessibilidade, conectividade, promoção da saúde e prevenção de doenças, abrangência, continuidade e coordenação de cuidados no contexto de famílias e comunidades, abordando os problemas que surgem no contexto de multimorbidade e fornecendo cuidados apropriados centrados nas pessoas e nas famílias. Todos os departamentos e instituições de treinamento para a medicina de família devem comprometer-se com uma abordagem socialmente responsável para responder às necessidades da força de trabalho e às exigências do sistema de saúde. O treinamento em medicina de família deve basear-se na conquista de conhecimento, habilidades e atitudes adequadas no contexto da comunidade, com predomínio do treinamento baseado na comunidade nesses programas. A Declaração Primafamed de 2012 sobre "Aumento da medicina de família e cuidados de atenção primária à saúde" fornece uma lista de ações estratégicas concretas que devem ser desenvolvidas para esse aumento, incluindo:

- convencer os Ministérios da Saúde e da Educação e as lideranças de faculdades de medicina de que uma proporção significativa dos formados em medicina (entre 40% e 60%) deve ser treinada em medicina de família;

A Contribuição da Medicina de Família e Comunidade para os Sistemas de Saúde **259**

- integrar os períodos existentes de serviço comunitário após o treinamento médico na graduação no programa de treinamento em medicina de família, para acelerar o aumento a um custo baixo;definir conteúdo e duração apropriados do programa de treinamento em medicina de família em cada país;
- preparar os médicos de família para o aprendizado por toda a vida e promover o desenvolvimento profissional contínuo adequado.

As condições fundamentais para isso acontecer incluem:

- garantir que todos os países tenham treinamento em medicina de família e estabelecer redes, sinergias e colaborações para fornecer suporte por meio da cooperação de Sul a Sul;
- integrar a exposição aos cuidados de atenção primária à saúde e à medicina de família em cada currículo de graduação das faculdades de medicina;
- estabelecer complexos de treinamento bem equipados para equipes de cuidados de atenção primária à saúde e criar um ambiente para o aprendizado que transforma;
- oferecer um número suficiente de postos financiados para aprendizes de medicina de família;
- prover remuneração adequada para médicos de família e os outros membros das equipes de cuidados de atenção primária à saúde, bem como planos de carreira atrativos;
- desenvolver programas de treinamento para os treinadores, aproveitando a cooperação de Sul a Sul;
- aumentar a verba para os cuidados de atenção primária à saúde e estimular organizações e doadores não governamentais a investirem no reforço dos sistemas de cuidados de atenção primária à saúde locais;
- implementar campanhas orientadas para a população, a fim de promover a medicina de família e os cuidados de atenção primária à saúde e estimular o uso custo-efetivo dos serviços de saúde pela população.

Há uma discussão atual sobre a duração ideal do treinamento de pós-graduação em medicina de família, o qual pode variar em relação à relevância das oportunidades de treinamento na graduação e conforme fatores relacionados ao contexto, como a necessidade de trabalhar em hospitais distritais e comunitários após a graduação.

A pesquisa apropriada em medicina de família e cuidados de atenção primária à saúde na África é fundamental, e exige a construção de capacidade de pesquisa em departamentos acadêmicos de medicina de família e o desenvolvimento de uma rede africana de pesquisa em medicina de família e cuidados de atenção primária à saúde para apoiar os pesquisadores e promover a colaboração entre os países.

O desenvolvimento da medicina de família na África se beneficiará das atuais escolhas estratégicas para se concentrar no aumento do acesso por meio da cobertura universal, com apoio de seguro público, sistemas de seguridade social e programas de seguro-saúde baseados na comunidade, entre outros.

A reorientação do sistema de saúde, da centralização no hospital para um foco em cuidados de atenção primária à saúde, e o treinamento de estudantes de medicina da graduação e médicos da pós-graduação em programas com maior responsabilidade social e mais próximos da comunidade são essenciais para criar, na África, uma quantidade suficiente de médicos de família que respondam às necessidades de suas comunidades de maneira abrangente, acessível, com baixo custo, igualitária, de qualidade e contínua. Ao fazer isso, estamos convencidos de que a medicina de família pode fazer a diferença onde ela realmente interessa, para contribuir para um futuro mais saudável na África.

A mudança de foco para os cuidados de atenção primária à saúde deve trazer para a prática a "mensagem de esperança" proposta pelo Arcebispo Emérito Desmond Tutu (*ver* Quadro 7.5).[4]

QUADRO 7.5 "Mensagem de esperança" do Arcebispo Emérito Desmond Tutu

Os médicos de família conhecem os desafios, tentam compreendê-los melhor e trabalham para vencê-los... As questões dos princípios e valores, relacionamentos e significado não são deixadas ao acaso, mas se tornam um importante elemento dos serviços, sistemas, treinamento e pesquisa.

Isso me dá a esperança de uma transformação nos serviços de saúde que podem cuidar de nossa população, podendo guiar-nos por esse período difícil. Essa esperança não é apenas da África do Sul, mas também de todos os irmãos e irmãs no restante do continente e no restante do mundo.

Se o movimento da medicina de família puder desempenhar esse papel, vamos dar as mãos e realizar esse sonho.

AGRADECIMENTOS

Os autores do presente capítulo agradecem aos doadores que fornecem fundos para os diferentes projetos citados neste capítulo, incluindo VLIR-UOS, a União Europeia no programa Edulink e o GHETS para apoio financeiro contínuo, e aos membros da WONCA na Região da África por sua contribuição para o desenvolvimento da medicina de família e dos cuidados de atenção primária à saúde na África. Agradecem a todos os seus colegas na África e no restante do mundo, que forneceram inspiração por meio de comprometimento, motivação e criatividade contínuos e intermináveis no desenvolvimento da medicina de família e do treinamento em medicina de família na África subsaariana.

REFERÊNCIAS

1. *World Health Report 2006. Working together for health.* World Health Organization, 2006. Disponível em: www.who.int/whr/2006/en/

2. Hellenberg D, Gibbs T. Developing family medicine in South Africa: A new and important step for medical education. *Medical Teacher.* 2007; 29: 897–900.

3. Pearson A. *Training for General Practice in Nigeria.* University of Ibadan Press, 1980.

4. Hugo J, Allan L. *Doctors for Tomorrow.* NISC South Africa, 2008.

5. *World Health Report 2006. Working together for health.* World Health Organization, 2006. Disponível em: www.who.int/whr/2006/en/

6. World Databank. *World Development Indicators & Global Development Finance.* Disponível em: databank.worldbank.org/ddp/home.do?Step=3&id=4

7. The Economist. *The Future of Health Care in Africa.* A report from the Economist Intelligence Unit. Sponsored by Janssen 2012.

8. Discussion paper. International conference on Primary Health Care and health care systems in Africa: Ouagadougou 2008. Disponível em: www.afro.who.int/index.php?option=com_ content&view=article&id=2034&Itemid=830

9. Hart JT. The Inverse Care Law. *Lancet.* 1971; 1: 405–12.

10. www.who.int/gho/countries/rwa.pdf

11. Summaries of country experiences on Primary Health Care revitalization. International conference on Primary Health Care and health care systems in Africa: Towards the Achievement of the Health Millennium Development Goals. Ouagadougou 2008. Disponível em: www.afro.who.int/index.php?option=com_content&view=article&id=2034& Itemid=830

12. Clemens M, Petterson G. New data on African health professionals abroad. *Human Resources for Health.* 2008; 6: 1.

13. The African Renaissance Statement of Deputy President, Thabo Mbeki. August 13, 1998. Disponível em: www.dfa.gov.za/docs/speeches/1998/mbek0813.htm

14. Supported by Ministry of Education of Flemish Community.

15. Training in Family Medicine and Primary Health Care in South Africa and Flanders: report of a study visit (16–25/09/97). Projectnr. ZA.96.11, Ministerie van de Vlaamse Gemeenschap, Departement Onderwijs.

16. Williams RL, Reid S. Family practice in the new South Africa. *Family Medicine.* 1998; 30(8): 574–8.

17. The VLIR-ZEIN2003 PR290 project financed by VLIR UOS.

18. Mash B, Couper I, Hugo J. Building consensus on clinical procedural skills for South African family medicine training using the Delphi technique. *South African Family Practice.* 2006; 48(10): 14.

19. Hellenberg D, Gibbs T. Developing family medicine in South Africa: A new and important step for medical education. *Medical Teacher.* 2007; 29: 897–900.

20. The VLIR-ZEIN 2006 PR320-project financed by VLIR UOS.

21. Du Toit L. *South-South Cooperation in Health Science Education: a literature review.* Johannesburg: Wits Centre for Rural Health, 2011.

262 Michael Kidd

22. UNESCO Executive Board 2006. Report by the director-general on the financial implications of creating and implementing a South-South cooperation programme in education. Paris: UNESCO. Disponível em: www.unesco.org

23. EuropeAid/124308/D/ACT/ACP. Disponível em: www.primafamed-ugent.be

24. The Kampala commitment. Primafamed conference. 17–21 November 2008, Kampala, Uganda. Disponível em: www.nivel.nl/sites/default/files/bestanden/KAMPALA_DECLARATION.pdf

25. African Journal of Primary Health Care and Family Medicine www.phcfm.org

26. The VLIR ZEIN 2009 PR360 project funded by the VLIR UOS.

27. www.aho.afro.who.int/profiles_information/index.php/Botswana:Analytical_summary_-_Health_workforce

28. Mash R, Downing R, Moosa S, et al. Exploring the key principles of Family Medicine in sub-Saharan Africa: international Delphi consensus process. *South African Family Practice*. 2008; 50(3): 60–5.

29. Mash B. Reflections on the development of family medicine in the Western Cape: A 15-year review. *South African Family Practice*. 2011; 53(6): 557–62.

30. Mash R, Reid S. Statement of consensus of family medicine in Africa. *African Journal of Primary Health Care and Family Medicine*. Disponível em: www.phcfm.org/index.php/phcfm/ article/view/151/50

31. Moosa S, Downing R, Mash B, et al. Understanding of Family Medicine in Africa: a qualita- tive study of leaders' views. *British Journal of General Practice*. 2013; 63(608): 209–16.

32. Reid S, Mash R, Downing R, et al. Perspectives on key principles of generalist medical practice in public service in sub-Saharan Africa: a qualitative study. *BMC Family Practice* 2011; 12: 1–9.

33. International Bank for Reconstruction and Development/World Bank. *Global Monitoring Report 2006: Millennium Development Goals: strengthening mutual accountability, aid, trade and governance*. Washington: IBRD 2006.

34. Dorling D, Shaw M, Smith GD. Global inequality of life expectancy due to AIDS. *British Medical Journal*. 2006; 332: 662–4.

35. World Health Report 2008. *Primary Health Care, Now More Than Ever*. World Health Organization, 2008.

36. International Conference on Primary Health Care. Declaration of Alma-Ata; USSR. World Health Organization, September 1978 (*see* Annex A).

37. Unger JP, De Paepe P, Ghilbert P, et al. Disintegrated care: the Achilles heel of international health policies in low and middle-income countries. *International Journal of Integrated Care*. 2006; 6: 1–13.

38. Brown A. *Integrating Vertical Health Programmes into Sector Wide Approaches – experiences and lessons. Swiss Agency for Development and Cooperation*. London: Institute for Health Sector Development, 2001.

39. Ooms G, Van Damme W, Baker B, et al. The 'diagonal' approach to Global Fund financing: a cure for the broader malaise of health systems? *Globalization and Health*. 2008, 4: 6.

40. De Maeseneer J, van Weel C, Egilman D, et al. Strengthening Primary Care: addressing the disparity between vertical and horizontal investment. *British Journal of General Practice.* 2008; 58: 3–4.

41. De Maeseneer J, van Weel C, Egilman D, et al. Funding for primary health care in develop- ing countries: money from disease specific projects could be used to strengthen primary care. *British Medical Journal.* 2008; 336: 518–19.

42. www.ghets.org

43. www.the-networktufh.org

44. www.euprimarycare.org

45. Scaling up Family Medicine and Primary Health Care in Africa: Statement of the Primafamed Network. 23 November 2012, Victoria Falls, Zimbabwe.

46. www.who.int/hrh/resources/A62_12_EN.pdf

47. www.who.int/hrh/documents/en/workforce_strategy.pdf

48. www.who.int/workforcealliance/knowledge/resources/wha_scalingup/en/index.html

49. World Health Organization. *The Abuja declaration. Ten years on.* 2011. www.who.int/healthsystems/publications/abuja_report_aug_2011.pdf

50. *Faculty of Family Medicine curriculum.* West African College of Physicians, 2008.

51. Essuman A, Anthony-Krueger C, Ndanu TA. Perceptions of medical students about family médicine in Ghana. *Ghana Medical Journal.* 2012; 7: 148.

Anexo A

A Conferência Internacional sobre Cuidados Primários de Saúde, reunida em Alma-
-Ata aos doze dias do mês de setembro de mil novecentos e setenta e oito, expres-
sando a necessidade de ação urgente de todos os governos, de todos os que trabalham nos campos da saúde e do desenvolvimento e da comunidade mundial para
promover a saúde de todos os povos do mundo, formulou a seguinte declaração:

1. A Conferência enfatiza que a saúde - estado de completo bem-estar
   físico, mental e social, e não simplesmente a ausência de doença ou
   enfermidade - é um direito humano fundamental, e que a consecução
   do mais alto nível possível de saúde é a mais importante meta social
   mundial, cuja realização requer a ação de muitos outros setores sociais
   e econômicos, além do setor saúde.

2. A chocante desigualdade existente no estado de saúde dos povos, particularmente entre os países desenvolvidos e em desenvolvimento, assim
   como dentro dos países, é política, social e economicamente inaceitável
   e constitui, por isso, objeto da preocupação comum de todos os países.

3. O desenvolvimento econômico e social baseado numa ordem econômica internacional é de importância fundamental para a mais plena
   realização da meta de Saúde para Todos no Ano 2000 e para a redução da lacuna existente entre o estado de saúde dos países em desenvolvimento e o dos desenvolvidos. A promoção e proteção da saúde dos
   povos é essencial para o contínuo desenvolvimento econômico e social e
   contribui para a melhor qualidade de vida e para a paz mundial.

4. É direito e dever dos povos participar individual e coletivamente no planejamento e na execução de seus cuidados de saúde.

5. Os governos têm pela saúde de seus povos uma responsabilidade que
   só pode ser realizada mediante adequadas medidas sanitárias e sociais.

266 Anexo A

Uma das principais metas sociais dos governos, das organizações internacionais e de toda a comunidade mundial na próxima década deve ser a de que todos os povos do mundo, até o ano 2000, atinjam um nível de saúde que lhes permita levar uma vida social e economicamente produtiva. Os cuidados primários de saúde constituem a chave para que essa meta seja atingida, como parte do desenvolvimento, no espírito da justiça social.

6. Os cuidados primários de saúde são cuidados essenciais de saúde baseados em métodos e tecnologias práticas, cientificamente bem fundamentadas e socialmente aceitáveis, colocadas ao alcance universal de indivíduos e famílias da comunidade, mediante sua plena participação e a um custo que a comunidade e o país possam manter em cada fase de seu desenvolvimento, no espírito de autoconfiança e automedicação. Fazem parte integrante tanto do sistema de saúde do país, do qual constituem a função central e o foco principal, quanto do desenvolvimento social e econômico global da comunidade. Representam o primeiro nível de contato dos indivíduos, da família e da comunidade com o sistema nacional de saúde, pelo qual os cuidados de saúde são levados o mais proximamente possível aos lugares onde pessoas vivem e trabalham, e constituem o primeiro elemento de um continuado processo de assistência à saúde.

7. Os cuidados primários de saúde:

    a) Refletem, e a partir delas evoluem, as condições econômicas e as características socioculturais e políticas do país e de suas comunidades, e se baseiam na aplicação dos resultados relevantes da pesquisa social, biomédica e de serviços de saúde e da experiência em saúde pública.

    b) Têm em vista os principais problemas de saúde da comunidade, proporcionando serviços de proteção, cura e reabilitação, conforme as necessidades.

    c) Incluem pelo menos: educação, no tocante a problemas prevalecentes de saúde e aos métodos para sua prevenção e controle, promoção da distribuição de alimentos e da nutrição apropriada, previsão adequada de água de boa qualidade e saneamento básico, cuidados de saúde materno-infantil, inclusive planejamento familiar, imunização contra as principais doenças infecciosas, prevenção e controle de doenças localmente endêmicas, tratamento apropriado de doenças e lesões comuns e fornecimento de medicamentos essenciais.

    d) Envolvem, além do setor saúde, todos os setores e aspectos correlatos do desenvolvimento nacional e comunitário, mormente a agricultura, a pecuária, a produção de alimentos, a indústria, a educação, a habitação, as obras públicas, as comunicações e outros setores.

Anexo A **267**

e) Requerem e promovem a máxima autoconfiança e participação comunitária e individual no planejamento, organização, operação e controle dos cuidados primários de saúde, fazendo o mais pleno uso possível de recursos disponíveis, locais, nacionais e outros, e para esse fim desenvolvem, através da educação apropriada, a capacidade de participação das comunidades.

f) Devem ser apoiados por sistemas de referência integrados, funcionais e mutuamente amparados, levando à progressiva melhoria dos cuidados gerais de saúde para todos e dando prioridade aos que têm mais necessidade.

g) Baseiam-se, nos níveis locais e de encaminhamento, nos que trabalham no campo da saúde, inclusive médicos, enfermeiros, parteiras, auxiliares e agentes comunitários, conforme seja aplicável, assim como em praticantes tradicionais, conforme seja necessário, convenientemente treinados para trabalhar, social e tecnicamente, ao lado da equipe de saúde e responder às necessidades expressas de saúde da comunidade.

8. Todos os governos devem formular políticas, estratégias e planos nacionais de ação para lançar/sustentar os cuidados primários de saúde em coordenação com outros setores. Para esse fim, será necessário agir com vontade política, mobilizar os recursos do país e utilizar racionalmente os recursos externos disponíveis.

9. Todos os países devem cooperar, num espírito de comunidade e serviço, para assegurar os cuidados primários de saúde a todos os povos, uma vez que a consecução da saúde do povo de qualquer país interessa e beneficia diretamente todos os outros países. Nesse contexto, o relatório conjunto da OMS/UNICEF sobre cuidados primários de saúde constitui sólida base para o aprimoramento adicional e a operação dos cuidados primários de saúde em todo o mundo.

10. Poder-se-á atingir nível aceitável de saúde para todos os povos do mundo até o ano 2000 mediante o melhor e mais completo uso dos recursos mundiais, dos quais uma parte considerável é atualmente gasta em armamento e conflitos militares. Uma política legítima de independência, paz, distensão e desarmamento pode e deve liberar recursos adicionais, que podem ser destinados a fins pacíficos e, em particular, à aceleração do desenvolvimento social e econômico, do qual os cuidados primários de saúde, como parte essencial, devem receber sua parcela apropriada.

A Conferência Internacional sobre Cuidados Primários de Saúde concita à ação internacional e nacional urgente e eficaz, para que os cuidados primários de saúde sejam desenvolvidos e aplicados em todo o mundo e, particularmente, nos países em desenvolvimento, num espírito de cooperação técnica e em consonância com a nova ordem econômica internacional. Exorta os governos, a OMS e o UNICEF, assim como outras organizações internacionais, entidades multilaterais e bilaterais, organizações governamentais, agências financeiras, todos os que trabalham no campo da saúde e toda a comunidade mundial a apoiar um compromisso nacional e internacional para com os cuidados primários de saúde e a canalizar maior volume de apoio técnico e financeiro para esse fim, particularmente nos países em desenvolvimento. A Conferência concita todos a colaborar para que os cuidados primários de saúde sejam introduzidos, desenvolvidos e mantidos, de acordo com a letra e espírito desta Declaração.

Anexo B

REORIENTAÇÃO DA EDUCAÇAO MÉDICA E DA PRÁTICA MÉDICA EM DIREÇÃO À SAÚDE PARA TODOS[1]

WHA 48.8 *The Forty-eighth World Health Assembly*

Considerando a necessidade de obter relevância, qualidade, custo-efetividade e igualdade nos cuidados de saúde do mundo todo;

Ciente da importância do número e da combinação adequados de provedores de cuidados de saúde para obter a oferta ideal de cuidados de saúde, da reorientação da educação e da prática de todos os provedores de cuidados de saúde em direção à saúde para todos e da necessidade de iniciar a consideração sistemática de cada um;

Reconhecendo que é importante colocar a educação médica no contexto de educação multidisciplinar e prover cuidados de atenção primária à saúde de forma multidisciplinar;

Reconhecendo a influência importante dos profissionais médicos sobre os gastos em cuidados de saúde e as decisões para mudar a forma dessa oferta de cuidados;

Ciente de que os profissionais médicos podem ter um papel muito importante na melhora da relevância, qualidade e custo-efetividade da oferta de cuidados de saúde e na conquista da saúde para todos;

Ciente de que as práticas clínicas atuais devem ser adaptadas para responder melhor às necessidades de cuidados de indivíduos e comunidades, usando os recursos existentes;

Reconhecendo a necessidade de que as faculdades de medicina melhorem sua contribuição para as mudanças na oferta de cuidados de saúde por meio de oferta mais adequada de educação, pesquisa e serviços, incluindo atividades preventivas e de promoção para responder melhor às necessidades das pessoas e melhorar as condições de saúde;

Reconhecendo que as reformas na prática médica e na educação médica devem ser coordenadas, relevantes e aceitáveis;

Reconhecendo a importante contribuição que as mulheres fazem para a força de trabalho;

Considerando a posição privilegiada da OMS para facilitar as relações de trabalho entre autoridades de saúde, associações profissionais e faculdades de medicina em todo o mundo,

1. CONCLAMA os Estados-Membros a:

   a) revisar, dentro do contexto de suas necessidades de recursos humanos para a saúde, a especial contribuição de profissionais médicos e faculdades de medicina para a conquista da saúde para todos;

   b) colaborar com todas as partes envolvidas, incluindo associações profissionais, para definir o perfil desejado dos futuros profissionais médicos e, quando apropriado, os papéis respectivos e complementares de generalistas e especialistas e suas relações com outros provedores de cuidados de atenção primária à saúde, a fim de melhor responder às necessidades das pessoas e melhorar suas condições de saúde;

   c) promover e apoiar pesquisas nos sistemas de saúde para definir o ideal em termos de número, combinação, funções, infraestrutura e condições de trabalho para melhorar a relevância e a custo-efetividade dos profissionais médicos na oferta de cuidados de saúde;

   d) apoiar esforços para melhorar a relevância dos programas de educação médica e as contribuições das faculdades de medicina para a implementação de mudanças na oferta de cuidados de saúde e reformar a educação básica, considerando as contribuições feitas por profissionais generalistas para os serviços orientados para cuidados de atenção primária à saúde;

2. SOLICITA ao Diretor Geral que:

   a) promova esforços coordenados por autoridades de saúde, associações profissionais e faculdades de medicina para estudar e implementar novos padrões de prática e condições de trabalho que melhor capacitariam os clínicos gerais a identificar e responder às necessidades de saúde das pessoas atendidas, a fim de melhorar a qualidade, relevância, custo-efetividade e igualdade dos cuidados de saúde;

   b) apoie o desenvolvimento de diretrizes e modelos que permitam que as faculdades de medicina e outras instituições educacionais aumentem sua capacidade de treinamento inicial e continuado da força de trabalho médico, reorientando sua pesquisa, atividades de saúde clínicas e comunitárias, a fim de fazer a contribuição ideal para as mudanças na forma de oferta dos cuidados de saúde;

c) responda às solicitações dos Estados-Membros para cooperação técnica na implementação de reformas na educação médica e na prática médica, envolvendo redes de centros de colaboração da OMS e organizações não governamentais e usando recursos disponíveis dentro da OMS;

d) estimule e facilite a coordenação de esforços mundiais para reformar a educação médica e a prática médica em linha com os princípios de saúde para todos, cofinanciando encontros e iniciativas regionais para levar adiante políticas, estratégias e diretrizes adequadas para alunos de graduação e pós-graduação, coletando e disseminando informações relevantes e monitorando o progresso no processo de reforma;

e) preste especial atenção às necessidades de muitos países que não têm instalações para treinar seus próprios profissionais médicos;

f) apresente ao Comitê Executivo, em sua nonagésima sétima sessão, um relatório sobre a reorientação da educação e prática de enfermeiros e parteiras e, em sua nonagésima nona sessão, um relatório semelhante sobre outros provedores de cuidados de saúde em relação à saúde para todos, complementarmente à reorientação da educação e da prática médica nessa resolução, solicitando que o Comitê Executivo apresente suas recomendações sobre a reorientação de enfermeiros e parteiras e outros provedores de cuidados de saúde nas quadragésima nona e quinquagésima World Health Assemblies, respectivamente.

Maio de 1995

REFERÊNCIA

1. World Health Organization (WHO). *Proceedings of the 48th World Health Assembly.* WHA48/1995/REC/1; 8–10. Geneva: WHO, 1995.

Anexo C

EXTRATO DO WORLD HEALTH REPORT 2008: CUIDADOS DE ATENÇÃO PRIMÁRIA À SAÚDE – AGORA MAIS DO QUE NUNCA[1]

O que se considera atenção primária no contexto de muitos recursos foi perigosamente simplificado em locais com menos recursos. A atenção primária foi definida, descrita e extensivamente estudada em contextos de muitos recursos, em geral com referência aos médicos com especialização em medicina de família ou clínica geral. Essas descrições fornecem uma agenda de atenção primária bem mais ambiciosa do que aquela inaceitavelmente restritiva e excludente que foi definida para países de baixa renda:[2,3]

- A atenção primária oferece um local onde as pessoas podem tratar uma ampla gama de problemas de saúde – não é aceitável que nos países de baixa renda a atenção primária só lide com algumas "doenças prioritárias".
- A atenção primária é um centro para onde as pessoas são guiadas ao longo do sistema de saúde – não é aceitável que, em países de baixa renda, a atenção primária seja reduzida a um profissional de saúde da comunidade ou um posto de saúde isolado;
- A atenção primária facilita relações duradouras entre pacientes e médicos, nas quais os pacientes participam da tomada de decisões sobre sua saúde e cuidados; isso constrói pontes entre os cuidados de saúde pessoais e as famílias e comunidades dos pacientes – não é aceitável que, nos países de baixa renda, a atenção primária fique restrita a um canal com uma só via de oferta para intervenções de saúde prioritárias;
- A atenção primária abre oportunidades para a prevenção de doenças e a promoção de saúde, bem como para a detecção precoce de doenças – não é aceitável que, em países de baixa renda, a atenção primária se limite a tratar problemas comuns;

- A atenção primária exige equipes de profissionais de saúde: médicos, enfermeiros e assistentes com habilidades biomédicas e sociais específicas e sofisticadas – não é aceitável que, em países de baixa renda, a atenção primária seja sinônimo de cuidado de baixa tecnologia e não profissional para a população rural pobre que não pode pagar por algo melhor;
- A atenção primária exige recursos e investimentos adequados e pode, assim, prover um cuidado muito mais custo-efetivo que suas alternativas – não é aceitável que, nos países de baixa renda, a atenção primária tenha que ser financiada por pagamentos do próprio bolso com o errôneo pressuposto de que ela custa pouco e os pobres devem poder pagar por ela.

REFERÊNCIAS

1. *The World Health Report 2008: Primary health care – now more than ever.* Geneva: World Health Organization, 2008. Disponível em: www.who.int/whr/2008/whr08_en.pdf
2. *Primary Care. America's health in a new era.* Washington DC: National Academy Press, Institute of Medicine, 1996.
3. Starfield B. *Primary Care: balancing health needs, services, and technology.* New York: Oxford University Press, 1998.

Anexo D

COLABORAÇÃO OMS-WONCA

Um dos objetivos centrais da Organização Mundial de Saúde (OMS) e da Organização Mundial dos Médicos de Família (WONCA) é conquistar a saúde para toda a população do mundo. Essa causa comum levou essas duas organizações a se comunicarem e colaborarem em projetos de interesse mútuo nas últimas duas décadas.

Essa colaboração foi anunciada em 1963 por um Comitê de Especialistas da OMS, em seu relatório intitulado *The Training of the Physician for Family Practice*, o qual reforçou a necessidade de haver médicos de família em todos os países do mundo, independentemente de seu estado de desenvolvimento econômico. Em 1973, um grupo de trabalho da OMS enfatizou a importância da atenção primária e definiu a unidade de cuidados de atenção primária à saúde como o clínico geral, o enfermeiro e o profissional de serviço social. Cinco anos depois, a OMS e o United Nations International Children's Fund (UNICEF) patrocinaram uma International Conference on Primary Health Care em Alma-Ata, na antiga União Soviética (atualmente Almaty, Cazaquistão). A declaração histórica que surgiu dessa conferência conclamou a OMS, o UNICEF e outras organizações internacionais, governos, setor privado e público para melhorar a duração da vida produtiva da população e reduzir as disparidades nas condições de saúde entre subgrupos da população. A conferência de Alma-Ata reconheceu a necessidade de que os países ofereçam serviços de saúde essenciais a toda a sua população e tenham uma adequada força de trabalho na saúde, recomendando "que profissionais da saúde, especialmente médicos e enfermeiros, devam ser social e tecnicamente treinados e motivados para atender a comunidade."

Quando a OMS estava articulando uma visão de saúde para todos, na década de 1970, uma evolução significativa no treinamento de médicos generalistas estava ocorrendo em países ao redor do mundo. Em vez de serem educados de maneira indiferenciada como no passado, os médicos generalistas, chamados de médicos

Anexo D **275**

de família, recebiam treinamento em pós-graduação especificamente desenhado para prepará-los para diagnosticar e tratar a maioria dos problemas de saúde das pessoas dentro do contexto de suas famílias e comunidades. Esses esforços receberam reforço substancial na 5th World Conference on General/Family Practice, em Melbourne, Austrália, em 1972, quando representantes de 23 países estabeleceram a World Organization of National Colleges, Academies, and Academic Associations of General Practitioners/Family Physicians (WONCA). Hoje, conhecida como Organização Mundial dos Médicos de Família, a WONCA tem mais de 100 organizações-membros que representam os médicos de família de mais de 130 países em todas as regiões do mundo. A WONCA cresceu rapidamente nos últimos anos e atualmente representa mais de 300.000 médicos de família no mundo todo.

Abraçando o conceito de saúde para todos, essa crescente comunidade global de médicos de família abriu o diálogo com a OMS no início da década de 1980, o que subsequentemente levou a WONCA a ser reconhecida como uma organização não governamental nas relações oficiais com a OMS. Em outubro de 1993, representantes da WONCA e da OMS se encontraram durante uma conferência internacional realizada no National Institutes of Health em Bethesda, Maryland, Estados Unidos, a qual explorou as formas pelas quais os consultores poderiam fornecer assistência efetiva a países e instituições que desejam treinar médicos de família. Nesse momento, um encontro global de trabalho foi planejado para desenvolver uma visão comum e um plano de ação para melhorar a saúde de indivíduos e comunidades compatíveis com os objetivos de saúde para todos. Esse encontro ocorreu em novembro de 1994, quando as duas organizações reuniram-se em um foro de ação estratégica em London, Ontário, no Canadá, envolvendo 60 autoridades de saúde governamentais, educadores médicos, médicos de família e representantes do setor público de todo o mundo. Os participantes examinaram o papel dos médicos no sistema de saúde, com especial ênfase nos médicos de família. Eles analisaram os obstáculos que as nações encontram ao tentar desenvolver sistemas de saúde e educação médica responsivos às necessidades das pessoas e recomendaram 21 ações específicas para abordar esses desafios. A deliberação desse foro de ação estratégica contribuiu para a publicação de um relatório de trabalho da OMS-WONCA em janeiro de 1995, *Making Medical Practice and Education More Relevant to People's Needs: the contribution of the family doctor*. A visão que orienta essa parceria foi capturada na seguinte declaração conjunta do documento:

> Para satisfazer as necessidades das pessoas, devem ocorrer mudanças fundamentais no sistema de saúde, na profissão médica, nas faculdades de medicina e em outras instituições de ensino. O médico de família (clínico geral) deve ter um papel central para se obter qualidade, custo-efetividade e equidade no sistema de cuidados de saúde. Para cumprir essa responsabilidade, o médico de família deve ser altamente competente no cuidado com o paciente e deve integrar cuidados de saúde individuais e de comunidade. A cooperação entre a Organização Mundial de Saúde (OMS) e a Organização Mundial dos Médicos de Família (WONCA) para essa visão é histórica.

276 Anexo D

O documento lançado nessa conferência fundamentou uma importante resolução adotada pela World Health Assembly, em maio de 1995, sobre a reorientação da educação médica e da prática médica em direção à saúde para todos (ver Anexo B). Essa resolução reconheceu "a importante influência dos médicos sobre os gastos em cuidados de saúde e as decisões para mudar a maneira de oferta dos cuidados de saúde". Foi solicitado que o Diretor Geral da OMS estimule e facilite a coordenação de esforços mundiais para a reforma da educação e da prática médica alinhada com os princípios de saúde para todos.

Subsequentemente, a WONCA e a OMS publicaram um relatório sobre o progresso das atividades feitas entre 1995 e 1998 para implementar as recomendações feitas em Ontário. Esse relatório inclui casos de 31 países que descreveram seu progresso na direção de tornar a prática e a educação médica mais relevantes para as necessidades das pessoas. Esse objetivo foi ainda mais reforçado quando 57 delegados representando 56 países se encontraram no Reino Unido para explorar as relações entre sistemas de financiamento e cuidados de saúde mundialmente. Os participantes examinaram a preocupação fundamental de como os sistemas de pagamento se relacionam com a qualidade de cuidados, a oferta custo-efetiva e a equidade do acesso aos serviços de saúde em países ricos e pobres.

Um plano de ação baseado em um Memorandum of Understanding for Collaborative Activities da OMS-WONCA para 1998–2001 impulsionou o desenvolvimento deste manual, conclamando esforços conjuntos para auxiliar as nações a tomarem as decisões apropriadas com relação ao desenvolvimento da educação e prática de família em apoio aos seus sistemas orientados para cuidados de atenção primária à saúde.

Esta nova edição desse manual representa um dos muitos esforços de cooperação entre a WONCA e a OMS. As iniciativas conjuntas atuais incluem o trabalho em muitas áreas como o reforço dos cuidados de atenção primária à saúde, saúde mental, prevenção e manejo de doenças não transmissíveis, classificação da atenção primária, treinamento e apoio da força de trabalho na saúde, saúde rural, saúde ocupacional, saúde ambiental, determinantes sociais da saúde, responsabilidade social do treinamento médico, cuidados de saúde centrados na pessoa, doenças transmissíveis e cessação do tabagismo. A forte associação entre a OMS e a WONCA continua com as duas organizações unidas pelos objetivos de qualidade, relevância, equidade e custo-efetividade nos serviços de saúde e redução da fragmentação por meio de maior integração da saúde pública e pessoal.

Créditos

COLABORADORES DESTA 2ª EDIÇÃO

Autor: Michael Kidd

Capítulo 1: Cynthia Haq (principal), Liliana Arias-Castillo, Mary Kay Hunt, Vincent Hunt, Janko Kersnik, Donald Li, Khaya Mfenyana, Dan Ostergaard, Jinan Usta, Preethi Wijegoonewardene

Capítulo 2: Igor Svab (principal), Charles Boelen, Jan De Maeseneer, Alex Warner

Capítulo 3: Tiago Villanueva (principal), Bruce Arroll, Luís Filipe Cavadas, Gustavo Gusso, Juan Gérvas, Kim Griswold, Lawrence Loh, Luisa Pettigrew

Capítulo 4: Jeffrey Markuns (principal), Marcelo Marcos Piva Demarzo, Nandani de Silva, Ilse Hellemann-Geschwinder, Inderjit Singh Ludher, Roar Maagaard, Allyn Walsh

Capítulo 5: Waris Qidwai (principal), Samia Almusallam, William E. Cayley Jr., Felicity Goodyear-Smith, Gustavo Gusso, Victor Inem, Tawfik A.M. Khoja, Meng-Chih Lee, Lesley Pocock

Capítulo 6: Wim Van Lerberghe, Hernan Montenegro (principais), Dheepa Rajan, Mart Leys, Yun Yu (introdução), Claunara Schilling Mendonça (Brasil), Chen Bowen, Dong Yanmin, Guo Aimin, Yin Delu (China), Sameen Siddiqi, Hassan Salah, Mohammad Assai (Mediterrâneo Oriental), Yongyuth Pongsupap (Tailândia)

Capítulo 7: Maaike Flinkenflögel (Ruanda), Bob Mash (África do Sul), Olayinka O. Ayankogbe (Nigéria), Steve Reid (África do Sul), Akye Essuman (Gana), Jan De Maeseneer (Bélgica)

278 Créditos

Revisores: Iona Heath, Jan De Maeseneer, Hernan Montenegro, Marc Rivo, Edward Shahady

Suporte técnico: Alfred Loh, Garth Manning, Rachel Cork, Julie-Anne Burton

COLABORADORES DA Iª EDIÇÃO

A edição original desta obra foi preparada pelos coautores: Charles Boelen, Cynthia Haq, Vincent Hunt, Marc Rivo e Edward Shahady. Marc Rivo e Edward Shahady desenvolveram o conceito e o primeiro esboço com a orientação de um comitê diretor patrocinado pela Organização Mundial de Saúde (OMS) e da Organização Mundial dos Médicos de Família (WONCA). Trabalhando com Charles Boelen em Genebra, Cynthia Haq e Vincent Hunt amplificaram e revisaram a obra com valiosa colaboração da equipe da OMS. Os coautores prepararam um esboço final que foi revisado pela equipe da OMS e membros da WONCA. A versão final foi complementada com base nas contribuições úteis dos revisores.

A orientação geral foi fornecida pelo comitê diretor conjunto da OMS-WONCA, o qual foi composto por Dan Baden, Charles Boelen, Michael Boland, Wes Fabb, Alan Fatayi-Williams, Robert W. Higgins, Vincent Hunt, Daniel J. Ostergaard, Reg Perkin, Marc Rivo, Robert Schwartz, Edward Shahady e Adam Windak. A revisão foi feita por Ilse Hellemann, a pessoa de ligação da WONCA com a OMS.

Muitos outros contribuíram para a obra. Os autores que forneceram seções específicas incluem Marjukka Makela, Barbara Booth e Richard Roberts (Melhorando a qualidade dos cuidados e os resultados), John Beasley (Apoio à pesquisa em atenção primária), Denis Pereira Gray, Philip H. Evans, Russell Steele, Adrian Freeman (Estabelecendo organizações profissionais para médicos de família), Scott Brown (Financiamento de serviços de cuidados de saúde primários e médicos de família) e Wes Fabb (Promoção de relações positivas, Diretoria de Recursos). Barbara Starfield contribuiu com conselhos e críticas em capítulos selecionados e Mary Kay Hunt forneceu assistência em todo o livro.

Outros profissionais que ajudaram em aspectos específicos, estudos de casos ou *feedback* foram Ian Couper, Javier Dominguez del Olmo, Pham Huy Dung, Sam Fehrsen, Abra Fransch, Adrian Freeman, Craig Gjerde, Jamie Gofan, Shatendra Gupta, Marc Hansen, Warren Heffron, Per Hjortdahl, Abraham Joseph, Zorayda Leopando, Alain Montegut, Marconi Monteiro, Faisal Al Naser, Robert Parkerson, Perry Pugno, Winnie Siao, Stephen Spann, Renato Torres, Chris van Weel e Taiwoo Yoo. Muitos outros contribuíram para este livro com seu inestimável trabalho, o que foi incorporado nesta publicação e referenciado de maneira grata. Foram recebidas valiosas contribuições da equipe da OMS, incluindo Orvill Adams, Ala Alwan, Raphael Bengoa, Philip Musgrove, Mario Dal Poz, Naeema AI-Gasseer, Alexandre Goubarev, Haile Kahssay, Kimmo Leppo e Jorn Heldrup. O financiamento do projeto foi fornecido por meio de um contrato entre a OMS e a WONCA.

Créditos **279**

A versão original deste livro foi publicada sob a direção deAlfred W.T. Loh, Diretor Executivo e Yvonne Chung, Gerente Administrativo da WONCA. O suporte administrativo e técnico foi fornecido por Nadine Buzzetti, Janet Clevenstine, Amel Chaouachi e Aaron Lawrence, com assistência editorial de Angela Haden.

CAPÍTULO 6 DA 2ª EDIÇÃO

Os direitos autorais do Capítulo 6 são da Organização Mundial de Saúde. Todos os direitos reservados. A OMS deu permissão para a reprodução deste capítulo. Os autores do Capítulo 6 são membros da equipe da OMS. Apenas os autores são os responsáveis pelas visões expressadas nesta publicação, as quais não representam necessariamente as visões, decisões ou políticas da OMS.

Glossário

atenção apropriada: (i) atenção que abrange as necessidades de saúde de toda a população; (ii) atenção que é efetiva e baseada nas melhores evidências científicas disponíveis; (iii) intervenções que são seguras e não causam dano ou sofrimento algum; e prioridades para a alocação e a organização de recursos com base na equidade e na eficiência econômica.[1]

atenção centrada nas pessoas: atenção que está concentrada e organizada para as necessidades de saúde e expectativas das pessoas e comunidades, e não para as doenças. A atenção centrada nas pessoas estende o conceito de atenção centrada no paciente para indivíduos, famílias, comunidades e sociedade. Enquanto a atenção centrada no paciente é comumente compreendida como voltada ao indivíduo que busca a assistência – o paciente –, a atenção centrada nas pessoas abrange esses encontros clínicos e também inclui a atenção à saúde das pessoas em suas comunidades, e seu papel fundamental para moldar as políticas de saúde e os serviços de saúde.[2]

atenção primária à saúde: um movimento de reforma na saúde lançado em Alma-Ata em 1978 em direção à saúde para todos. (i) No ano de 1978: cuidados de saúde essenciais, fundamentados em tecnologias e métodos práticos, cientificamente comprovados e socialmente aceitáveis, universalmente acessíveis para indivíduos e famílias na comunidade, por meio da sua ampla participação e a um custo que a comunidade e o país podem pagar em todos os estágios de seu desenvolvimento, num espírito da autoconfiança e autodeterminação. Constituem uma parte integral do sistema de saúde do país, do qual são a função central e o foco principal, e do desenvolvimento social e econômico da comunidade.[3] (ii) Na década de 1980: o conjunto de atividades descritas na Declaração de Alma-Ata: educação em relação aos problemas prevalentes de saúde e métodos para sua prevenção e controle; incentivo à suplementação alimentar e nutrição adequada; suprimento adequado de água potável e saneamento básico; atenção à saúde materna e infantil, incluindo planejamento familiar; imunização contra as principais doenças infecciosas; prevenção e controle de doenças localmente endêmicas; tratamento adequado de doenças e lesões comuns; e fornecimento de fármacos essenciais. (iii) Na década de 1990: um nível de atenção que é a porta de entrada para o sistema de serviços de saúde (ver *atenção primária*). (iv) Em 2008: conjunto de orientações políticas e reformas necessárias para ir em direção à saúde para todos: evoluindo para a cobertura universal; mudando a oferta de serviços para a atenção primária centrada nas pessoas; garantindo a saúde em todas as políticas; promovendo a liderança e governança inclusivas.[4] Ver *Reformas da Atenção primária à saúde*.

282 Glossário

atenção primária: muitas vezes usada como sinônimo do primeiro nível de atenção. (i) A parte de um sistema de serviços de saúde que garante – atenção com foco na pessoa ao longo do tempo, para uma população definida, acessibilidade para facilitar a obtenção de cuidados quando são primeiramente necessários, integralidade de atenção no sentido de que apenas manifestações raras ou incomuns de doenças são encaminhadas para outros locais e a coordenação* da atenção de maneira que todas as facetas dos cuidados (onde quer que ocorram) estejam integradas. As características de qualidade da atenção primária incluem efetividade, segurança, foco nas pessoas, integralidade, continuidade e integração.[4,5] (ii) A prestação de serviços de saúde integrados e acessíveis por médicos responsáveis pela maior parte das necessidades pessoais de saúde, desenvolvendo uma parceria sustentada com os pacientes e praticando a medicina no contexto da família e da comunidade.[6] A medicina de família/clínica geral é um componente da atenção primária.

carga de doença: uma medida da diferença entre o estado de saúde atual e uma situação ideal, em que todo mundo vive até uma idade avançada, livre de doença e incapacidade.[7]

clínica geral: ver *prática de clínica de família.*

clínico geral: ver *médico de família.*

cobertura universal ou cobertura universal de saúde: garantia de que todas as pessoas possam usar os serviços de saúde de promoção, prevenção, cura e reabilitação de que necessitem, de qualidade suficiente para serem efetivos, garantindo que o uso desses serviços não exponha o usuário a dificuldades financeiras.[8]

continuidade ** da atenção:** termo usado para indicar um ou mais dos seguintes atributos da atenção: (i) a prestação de serviços coordenados entre vários níveis de atenção primária e serviços de saúde e prestadores de referência; (ii) a prestação de cuidados durante todo o ciclo vital; (iii) atenção que continua de maneira ininterrupta até a resolução de um episódio de doença ou risco; (iv) o grau em que uma série de distintos eventos s de atenção à saúde são experimentados pelas pessoas como coerentes e interconectados ao longo do tempo, e são compatíveis com suas necessidades de saúde e preferências.[9]

desigualdade de saúde: é o termo genérico usado para designar diferenças, variações e disparidades na melhora das condições de saúde de indivíduos ou grupos. A desigualdade de saúde é um termo descritivo que não deve implicar em julgamento moral. É um conceito dimensional, referindo-se simplesmente a quantidades mensuráveis,[10] diferenças no estado de saúde ou na distribuição de determinantes de saúde entre diferentes grupos populacionais. Algumas desigualdades de saúde são atribuíveis a variações biológicas ou livre escolha, e outras são atribuíveis ao ambiente externo e condições principalmente fora do controle dos indivíduos afetados.[11]

determinantes sociais de saúde: as condições em que as pessoas nascem, crescem, vivem, trabalham e envelhecem, incluindo sua relação com o sistema de saúde. Essas circunstâncias são moldadas pela distribuição de dinheiro, poder e recursos nos níveis global,

---

* N. de R.T.: É um dos quatro atributos da atenção primária à saúde, conforme Barbara Starfield (ver capítulo 1, referência 18).

** N. de R.T.: Optamos por deixar o termo "continuidade" como no original, lembrando que "longitudinalidade", um dos quatro atributos da atenção primária (de acordo com Barbara Starfield), é um termo considerado melhor do que continuidade e o engloba, pressupondo a existência de uma fonte regular de atenção e seu uso ao longo do tempo (*ver* Capítulo 1, referência 18).

Glossário **283**

nacional e local. Os determinantes sociais de saúde são os principais responsáveis pelas iniquidades de saúde as diferenças injustas e evitáveis no estado de saúde que são observadas dentro dos países e entre eles.[12]

gerenciamento de doença: sistema coordenado de informações e intervenções para populações que sofrem de doenças que têm em comum o valor do autocuidado em seu tratamento e controle. O gerenciamento focaliza sua ação em pacientes com diagnósticos específicos; visa a doenças altamente prevalentes, que necessitam de cuidados intensivos ou de alto custo ou que representam altos custos com medicamentos; concentra-se em intervenções cujos resultados podem ser medidos e para as quais são descritas variações significativas na prática clínica.[13]

iniquidades em saúde: referem-se às desigualdades em saúde consideradas injustas ou derivadas de alguma forma de injustiça. A identificação de iniquidades em saúde envolve o julgamento normativo fundamentado em (i) teorias de justiça; (ii) teorias de sociedade; e (iii) raciocínio subjacente à gênese das desigualdades em saúde. É um conceito político que expressa um comprometimento moral com a justiça social.[10]

integralidade* da atenção: a extensão em que o espectro da atenção e os recursos disponíveis respondem à gama de problemas de saúde em uma determinada comunidade. Integralidade da atenção engloba intervenções preventivas e de promoção da saúde, bem como diagnóstico e tratamento ou encaminhamento para serviço de referência e para cuidados paliativos. Inclui atenção domiciliar crônica ou de longo prazo e, em alguns modelos, serviços sociais.[4]

medicina comunitária**: especialidade da medicina que se ocupa da saúde de populações ou grupos específicos; concentra-se na saúde da comunidade como um todo em vez dos indivíduos; inclui epidemiologia, rastreamento e saúde ambiental, e atua na promoção da saúde, prevenção de doença e de incapacidade, e reabilitação, por meio de ações sociais coletivas, geralmente promovidas pelo estado ou por autoridades locais de saúde.

medicina de família***: especialidade da medicina voltada à integralidade da atenção para indivíduos e famílias, integrando as ciências biomédicas, comportamentais e sociais; uma disciplina médica acadêmica que inclui serviços de atenção integral à saúde, educação e pesquisa; conhecida como clínica geral em alguns países.

médico de família: médico especialista treinado em prestar serviços de atenção à saúde para todas as pessoas, independentemente de idade, sexo ou tipo de problema de saúde; atua na atenção primária e presta serviços continuados para famílias inteiras dentro de suas comunidades; aborda problemas físicos, psicológicos e sociais; coordena serviços de atenção à saúde com outros especialistas conforme a necessidade; pode também ser conhecido como clínico geral em alguns países.

níveis do sistema de saúde: arranjos funcionais do sistema de saúde que se concentram na oferta de atenção a grupos específicos; o nível primário ou da comunidade presta serviços essenciais em nível local; o nível secundário oferece serviços selecionados, geralmente fei-

---

* N. de R.T.: É um dos quatro atributos da atenção primária, de acordo com Barbara Starfield (*ver* Capítulo 1, referência 18); integralidade é o termo mais utilizado, considerado melhor do que "abrangência".

** N. de R.T.: No Brasil, não se usa o termo "medicina comunitária"; Medicina Preventiva e Social é a especialidade médica reconhecida pelo Conselho Federal de Medicina com atuação semelhante à descrita.

*** N. de R.T.: No Brasil, é especialidade médica reconhecida pelo Conselho Federal de Medicina sob o nome de Medicina de Família e Comunidade.

284 Glossário

tos por consultores ou médicos especialistas; o nível terciário oferece serviços necessários para um subgrupo menor da população, geralmente em hospitais e muitas vezes necessitando de tecnologia sofisticada; o nível quaternário também é usado algumas vezes, como extensão do cuidado terciário à medicina de níveis avançados, de referência, que são altamente especializados e não amplamente acessíveis.

prática de clínica de família: serviços de atenção à saúde prestados por médicos de família; caracterizam-se como serviços integrais, contínuos, coordenados, colaborativos, pessoais, orientados para a família e comunidade; atenção médica integral com ênfase especial na unidade familiar; conhecida como prática de clínica geral em alguns países.

primeiro nível de atenção*: ponto de entrada no sistema de atenção à saúde na interface entre serviços e comunidade. Quando o primeiro nível de atenção satisfaz vários critérios de qualidade, é chamado de atenção primária. Ver *atenção primária*.

reformas da atenção primária à saúde: reformas políticas necessárias para alcançar saúde para todos: buscando a cobertura universal para contribuir para a equidade de saúde, justiça social e fim da exclusão; mudando a oferta de serviços para uma atenção primária centrada nas pessoas, para tornar os serviços de saúde mais socialmente relevantes e responsivos a um mundo em mudança e produzindo melhores resultados; garantindo a inclusão da saúde em todas as políticas para assegurar comunidades mais saudáveis por meio da integração de ações de saúde pública com a atenção primária e pelo envolvimento de todos os setores com as políticas de saúde pública; promovendo liderança e governança inclusivas, para substituir a confiança desproporcional no comando e controle ou a falta de envolvimento do estado exercendo uma liderança participativa baseada em negociação.[4]

saúde: estado de completo bem-estar físico, mental e social, e não somente a ausência de doença ou enfermidade.[14]

saúde pública: esforço organizado pela sociedade, principalmente por suas instituições públicas, para melhorar, promover, proteger e restaurar a saúde da população por meio de ação coletiva. Inclui serviços como análise da situação da saúde, vigilância em saúde, promoção de saúde, prevenção, controle de doenças infecciosas, proteção ambiental e saneamento básico, preparo e resposta para desastres e emergências em saúde, e saúde ocupacional, entre outros.[15]

serviço de saúde: qualquer serviço (i.e., não limitado a serviços médicos ou clínicos) que vise a contribuir para a melhora da saúde ou para o diagnóstico, tratamento e reabilitação de pessoas doentes.[16]

serviços pessoais de saúde: serviços de saúde que visam ao indivíduo. Incluem, entre outros, serviços de promoção da saúde, prevenção, diagnóstico e tratamento, reabilitação, cuidados paliativos, agudos e de longo prazo.[17]

sistema de saúde: (i) todas as atividades cujo primeiro propósito é promover, restaurar e/ou manter a saúde;[4] (ii) pessoas, instituições e recursos organizados de acordo com políticas estabelecidas, para melhorar a saúde da população usuária, respondendo às expectativas legítimas das pessoas e as protegendo contra o custo de uma saúde precária por meio de uma variedade de atividades, cuja primeira intenção é melhorar a saúde;[18]

---

* N. de R.T.: Atenção ao primeiro contato é um dos quatro atributos da atenção primária, de acordo com Barbara Starfield (ver capítulo 1, referência 18).

Glossário **285**

(iii) o conjunto de organizações, instituições e recursos públicos e privados, cujo objetivo é melhorar, manter ou restaurar a saúde. Sistemas de saúde abrangem serviços tanto para cada pessoa como para a população, e também atividades que influenciam as políticas e ações de outros setores para lidar com os determinantes sociais, ambientais e econômicos de saúde.[19]

sistema de saúde com base na atenção primária à saúde: sistema de saúde organizado e operado de modo que o principal objetivo seja o melhor nível de saúde possível, maximizando a equidade e a solidariedade. Um sistema de saúde com base na atenção primária à saúde abrange um conjunto central de elementos estruturais e funcionais que garanta cobertura universal e acesso a serviços que sejam aceitáveis para a população e que aumentem a equidade. Esse sistema oferece atenção integral com serviços integrados e adequados ao longo do tempo, enfatiza prevenção, promoção e atenção primária de primeiro contato, bem como ações intersetoriais para abordar outros determinantes de saúde e equidade.[1]

serviços de saúde pública: serviços de saúde que visam à população como um todo. Incluem, entre outros, análise da situação da saúde, vigilância em saúde, promoção da saúde, serviços preventivos, controle de doenças infecciosas, proteção ambiental e saneamento básico, preparo e resposta para desastres, e saúde ocupacional.[15]

REFERÊNCIAS

1. *La renovación de la atención primaria de salud en las Américas: documento de posición de la OPS/OMS*. Washington DC: La Organizacion Panamericana de la Salud, 2007.

2. *People Centred Care in Low- and Middle- Income Countries – meeting report*. Geneva: World Health Organization, 2010.

3. Declaration of Alma- Ata. Available at: www.who.int/publications/almaata_declaration _en.pdf

4. *The World Health Report 2008: primary health care now more than ever*. Geneva: World Health Organization, 2008. Available at: www.who.int/whr/2008/whr08_en.pdf

5. Starfield B. Basic concepts in population health and health care. *Journal of Epidemiology and Community Health*. 2001; 55: 452–4.

6. Institute of Medicine. *Primary Care: America's health in a new era*. Washington DC: National Academy Press, 1996.

7. *The Global Burden of Disease: 2004 update*. Geneva: World Health Organization, 2008. Available at: www.who.int/healthinfo/global_burden_disease/2004_report_update/en/ index.html

8. World Health Organization. *Health Financing for Universal Coverage*. Geneva: World Health Organization, 2013. Available at: www.who.int/health_financing

9. Modified from Haggerty JL, Reid RJ, Freeman GK, et al. Continuity of care: a multidisciplinar review. *British Medical Journal*. 2003; 327: 1219–21.

10. Kawachi I, Subramanian SV, Almeida-Filho N. A glossary for health inequalities. *Journal of Epidemiology and Community Health*. 2002; 56: 647–52. Available at: jech.bmj.com/ content/56/9/647.full.pdf

286 Glossário

11. Reference – Health Impact Assessment. World Health Organization [online glossary]. www.who.int/hia/about/glos/en/index1.html

12. World Health Organization. *Social Determinants of Health*. Geneva: World Health Organization, 2013. Available at: www.who.int/social_determinants/en/

13. Modified from Pilnick A, Dingwall R, Starkey K. Disease management: definitions, difficulties and future directions. *Bulletin of the World Health Organization*. 2001; 79: 755–63.

14. World Health Organization (1946): Preamble to the Constitution of the World Health Organization as adopted by the International Health Conference, New York, 19 June–2 July 1946; signed on July 22, 1946 by the representatives of 61 States (Official Records of the World Health Organization, no.2, p. 100) and entered into force on April 7, 1948.

15. *La salud pública en las Américas: nuevos conceptos, análisis del desempeño y bases para la acción*. Publicación científica y técnic No. 589. Washington DC: Organización Panamericana de la Salud, 2002.

16. A glossary of technical terms on the economics and finance of health services. World Health Organization, Regional Office for Europe, 1998. Available at: www.euro.who.int/__data/assets/pdf_file/0014/102173/E69927.pdf

17. *Análisis del sector salud, una herramienta para viabilizar la formulación de políticas,lineamientos metodológicos*. Edición especial No. 9. Washington DC: La Organización Panamericana de la Salud, 2006.

18. WHO Terminology Informational System [online glossary]. Available at: www.who.int/health- systems- performance/docs/glossary.htm

19. The Tallinn Charter: Health Systems for Health and Wealth. WHO European Ministerial Conference on Health Systems: "Health Systems, Health and Wealth", Tallinn, Estonia, June 25–27, 2008. Available at: www.euro.who.int/__data/assets/pdf_fi le/0008/88613/E91438.pdf

Índice

Páginas em *itálico* referem-se a quadros; páginas em **negrito** referem-se a tabelas.

15em2015, campanha 256–58
30 Baht Scheme 229–31, 233–36

A

abordagens com base em doenças 42–3, 101–2, 105–26
Abuja, Declaração de 258–59
abuso de álcool 173–74
ACA (Affordable Care Act) 152–53
acesso, princípios de 59–60, 86–7
ACGME (Accreditation Council for Graduate Medical Education) 139–41
aconselhamento, pagamento para 165–66
administradores de saúde 35–6
Afeganistão 215–16
África anglófona 249–50, 252–53
África do Sul
    cooperação internacional da 250–51
    departamentos acadêmicos na 247–48, 251–52
    disciplina de medicina de família na 247–49
    escopo da prática de família na *57–58*
    fuga de cérebros para 246–47
    médicos de família na *53–55*, 245
    treinamento em medicina de família na *184*
África subsaariana
    acesso a 10
    áreas urbanas na 246–47
    carga de doenças na 1–2, 27–8
    condições de saúde na 245–46
    desenvolvimento da 255–56
    diferença dos médicos de família 86–8
    e telemedicina 80–1
    encaminhamento para 88–9

ensino por 89–90, 118–19
medicina de família na 251–52, 253–54
subespecialistas
trabalhando com 94–5
universidades na 249–51
Sudão 215–22, 250–51
África
    acesso a cuidados de saúde na 245–47
    condições de saúde na 245–46
    cooperação universitária na 248–50, 259–60
    medicina de família na *83–4*, 245, 247–49, 251–52, 253–58
    reformas do sistemas de saúde na 259–61
África, Leste da 248–50
African Journal of Primary Health Care and Family Medicine 250–53
agências doadoras 34–35, 175–76, 254–56
agências internacionais de desenvolvimento 35–6
agentes de mudança 23–4, 139–41
agentes de saúde da comunidade
    cuidados primários de 9, 46–8, 54–8
    equipes com médicos 123–24
    no Brasil 194–95, 190–200, 203–5
    no Irã 224
ajuda internacional 25–6, 34–5
Alemanha, escopo da prática de família na *56–7*
alocação errada de recursos 29–32
residentes de medicina de família
    estudo extra para 53–5
    fornecendo cuidados a pacientes 113–14
    suporte para 141–44
ambientes de apoio 34–5, 141–44, 151–53, 158–59
American Academy of Family Physicians *66–7*, 159–60
American Board of Family Practice 159–60, 161–62
andragogia 75

288 Índice

antibióticos, prescrição custo-efetiva de 167–68
aprendizado ativo 137–38
aprendizado baseado no contexto 232–34
aprendizado clínico centrado no aluno 121–22
aprendizado eletrônico 80–1, 137–39
Aprendizado em Prática de Família (Family Practice Learning; Tailândia) 231–34
Arab Board in Family Medicine 218–19
Arábia Saudita 215–16
arquivos familiares 216–17, 220–22, 229–30
assistentes médicos 9, 46–8, 61–2, 73–4, 123–24
atenção primária
    abordagens seletivas para 20–1
    serviços essenciais em 60–1
    equipes multidisciplinares para 9
    apresentação do paciente para 32–3
    formando alianças em 154
    sistemas locais de *159*
    características únicas da 4–5
    percepção do estudante de medicina 128–29
    melhora do acesso a 169–70, 171–73
    na Tailândia 233–35
    ecologia da 48–51
    custo-efetividade da 59–61
    e desfechos de saúde 81–3
    uso do termo 2–3, 84–5
    alta qualidade da 84–6
atividades de saúde comunitária 64–5, 100–2
atraso permitido 59–60
Austrália
    escopo da prática de família na *56–7*
    organizações locais de cuidados primários na *158–59*
    práticas de ensino na 122–23
Áustria, currículo de medicina de família na *113*
autoavaliação 137–38
autocuidado 104–5
autoestudo 137–38
autoridades de saúde 151, 156–58, *157–58*, 160–61
avaliação da formação 138–40
avaliação de necessidades 139–41
avaliação resumida 138–40
Avaliação
    apropriada 58–9
    métodos de 79–80, 117–18, 120–21, 127–28, 138–39

B

Balint, grupo 103–4
Bamako, Iniciativa de *169*

Barein 215–22
    educação em medicina de família no *109*
Bélgica 167–68
Botsuana 246–47, 251–52
Brasil
    cuidados de atenção primária à saúde no 198–200
    desafios para o sistema de saúde 204–6
    educação médica no 206–8
    medicina de família no 194–95, 200
    municipalidades do 205–7
    resultados de reformas no 201–5
    saúde de família no *67*, *77–9*, 194–5, 199–201

C

"clínica comunitária acolhedora" 230–1
Canadá
    oferta de cuidados primários no 152–3
    pagamento por cuidados primários no 165–7
    sistemas de cuidados primários provincianos no *159*
    treinamento de médicos de família no 53–5, 82–3, *132*
Câncer
    carga global de 28–9
    na Europa 2–3
    relacionado ao tabaco 27–8
carga de doença
    diferenças em 1–3, 26–7
    global 26–8, 245–6
    redução 20–1
    tripla 200
Caribbean College of Family Physicians 163–4
carreiras de especialidades 128–9
Catar 196–7
cefaleia 56–9
cenários ambulatoriais, treinamento em 122–3, 131–4
centralização nas pessoas 193–4
centros clínicos acadêmicos criação de programas 81–2
    e medicina de família 113–4, 155–6
    estudos de 48–50
centros de ensino da prática de família 106–8, 111–2, 117–8
centros de ensino em medicina de família 113–5, 122–4
centros de saúde comunitários
    e agentes de saúde da comunidade 123–4
    ensino em 122–3
    no Brasil 199–200

Índice **289**

centros de saúde de demonstração 196–7, 229–30
certificação
e organizações profissionais 108–9, 160–1
e qualidade de cuidados 181–2
e retreinamento 134–5
em medicina de família 41–2
no Canadá 131–2
nos Estados Unidos 139–41
cessação do tabagismo, aconselhamento *58*
Chiang Mai University 231–2
cuidados abrangentes para 110–11
e equipes de saúde da família 203–5
mortalidade de 20–1, 26–7, 201–2, 209
China
educação médica na 209–10
instalações de cuidados de atenção primária à
saúde na 210–14, **214**
medicina de família na 194–5, 207–9
sistemas de saúde na 194–7
ciclo de etapas da qualidade 182–3
ciências básicas 76–7, 124–5
Cisjordânia, *ver* Palestina
áreas rurais 169–70
África 246–7
Irã 221–2
saúde das mulheres 99–102, 199–200
clínica geral
China 209–14
Dinamarca *159*
Nigéria 252–3
Tailândia 227–9
uso do termo 85–6
cobertura de saúde universal
Baht Scheme relato da OMS sobre 7–8
e medicina de família 10–13
financiamento de 23–4
na África 258–9
progresso em direção a 30–1
reformas sistêmicas para 196–7
colaboração internacional 12–3, 176–7
College of Family Physicians (Polônia) 162–3,
163–5
College of Family Physicians do Canadá 43–5,
131–2
College of General Practitioners do Sri Lanka
138–9
como professores 10, 90–1, 102–3, 124–9, 155–6
como provedores de cuidados de saúde 45–8, *47*
definição da WONCA para *42*
e melhora da qualidade 137–9, 184–5

e relações terapêuticas 179
educação de, *ver* educação médica
experiência de 50–1
futuros papéis de 185–6
habilidades e competências de 86–90, 108–11,
137–8
liderança de 65–8, *67–8*, 162–3
no Mediterrâneo Oriental 220–1
orientação familiar de 98–101
padrões de certificação 160–162
papéis de 41–2, 44–6, 51–7
papel de pesquisa de 174–6
papel preventivo de 97–9
percepções de 128–9, 152–4
reconhecimento do paciente de 91–3
relações governamentais de 156–8, *158*
relações profissionais de 154–5, *155*
remuneração de 165–9
retreinamento 134–6, **136**
serviços oferecidos por **51–5**, 88–9
supervisão de treinamento 133–4
uso do termo 35–7, 85–7
competência cultural 44–5
competência
abrangência em medicina de família 4–5, 16–7,
32–3, 45–6, 59–60, 88–91
e necessidades locais 6–7
em cuidados abrangentes 88–9
em educação médica 78–81, 84–5, 107–8
manutenção vitalícia da 75
práticas médicas complementares 103–4
comunicação, habilidades de
avaliação 161–2
avaliação do paciente 180
centradas no paciente 102–3, *103*
na administração da prática 66–7
na coordenação de cuidados 96–7
na educação médica 113
comunidade, diagnóstico e 63–4, 153–4
comunidade, locais de ensino 123–4
comunidade, orientação para a 100–2;
comunidades, definição de 33–4
condições de saúde, influências nas 2–3
Congo, República Democrática do 246–7, 248–9,
250–1
Consenso Global relativo à Responsabilidade
Social das Escolas Médicas 23–4, 77–8
continuidade de cuidados 58–60, *62–4*, 90–5
cobertura continuada 46–8
e capitação integrada 167–8

290 Índice

e prevenção 198–9
envolvimento do estudante em 127–8
continuidade de informação 90–2
continuidade interpessoal 91–4
continuidade longitudinal 91–2, 93–4
coordenação de cuidados 94–8, 127–8, 155, 201
CPOC (cuidados primários orientados para a comunidade) 33–5
como estratégia 100–1, 153–4
crescimento da população 26–8
Cuba 199–200
cuidado centrado na pessoa 41–3, 44–6, 85–6, 119–20, 168–9
cuidado centrado no paciente 101–4, **121**, 232–3
cuidado fragmentado 7–8
cuidado inseguro 7–8
cuidado maldirecionado 7–8
cuidado orientado para a família 98–100
cuidado orientado para objetivos 28–9, 1173–4
cuidados de atenção primária à saúde
acesso a 213–14
capacidade de oferta 16–17
como direito humano 10–2
como síntese holística 1
desafios em 6–8
desfechos em 45–6
e manejo 205–6
financiamento para 164–5, 168–70, *169*, 204–6, 256–8
foco individual dos 63–4
imagem dos 207–8
implementação dos 32–4, 222–3
não médicos em 9–10
organizações locais para *158*
papel no sistema de saúde 25–7, 193–4
periódicos sobre 250–2
princípios dos 196–7, 215
priorização dos 31–3, 41–3, 260–61
provisão universal de 211–12
reformas dos 7–8
seletivos 255–56
unindo as partes envolvidas em 34–7
uso do termo 2–5
valores centrais dos 18–9
cuidados de saúde
abordagem holística aos 90–1
barreiras para 86–7
desigualdades em 25–6, 30–1, 202–3
dimensões humanas de 232–33
gastos com 59–61

igualdade em 16–7
orientados para objetivos 28–9
paradigmas conflitantes de 255–56
percepção da necessidade de 193
relevância de 16–18
cuidados paliativos 125–26
cuidados terciários, investimento excessivo 22–3
cultura centrada em hospital 233–5
cultura médica tradicional 95–6
curandeiros tradicionais 54–8, 130–31
Curitiba, Brasil 203–4
currículos de faculdades de medicina
centralização no paciente em 101–2
desenvolvimento de 76, 127–29
esforço por mudanças em 103–4, *127–28*
medicina de família em 119–20, 124–27
currículos de liderança e administração 95–6
custo–efetividade 17–9, 29–30, 116–17

D

dados, coleta de 24–5
Declaração de Alma–Ata 265–68
cuidados de atenção primária à saúde na 2–3, 31–2, 44–5
saúde como bem universal 18–9, 274–75
defensores da saúde comunitária 153–54
departamentos acadêmicos
como partes envolvidas 35–6
e pesquisa 174–75, 176–77
e programas de treinamento 106–8
em políticas públicas 7–8
estabelecimento 113–16, *115–16*
faculdade central de 121–22
instituições acadêmicas
na África 245–46, 250–51, 254–55, 259–60
na China 212–23
no Brasil 77–9
organizações profissionais e 160–61
reforço *116–17*
resistência aos 155–56
retreinamento em 134–35
departamentos hospitalares ambulatoriais 50–1, 131–33, 234–35
desenvolvimento de recursos humanos 21–4, 232–33
desenvolvimento profissional continuado, *ver* EMC
determinantes sociais da saúde 77–8
agências de serviço social 48–9
relato da OMS sobre 25–7
justiça social 7–8, 10–2, 16–7, 103–4
difusão 196–97, 229–30

Dinamarca
carga global de 26–7
cessação do tabagismo na *57–8*
componentes da clínica geral na *158–59*
diabetes
sistemas de pagamento 167–68
em atenção primária 32–3
estágios de desenvolvimento 1–2
medicina de família na *117–18*
na educação médica 125–26
na Europa 2–3
prevenção terciária de 97–8
Djibuti 215–16
doenças crônicas
abordagens clínicas para 58–9
base científica de 76
carga global de 28–9
doença respiratória crônica 26–9
e coordenação 94–5
e saúde pública 33–4
história natural de 123–24
manejo ideal de 125–26
processo a longo prazo de 93–4
técnica de micro-habilidades clínicas 133–35
doenças mentais 1–3, 26–7
doenças não transmissíveis 1–3, 5, 27–8, 209,
222–23, 245–46
doenças transmissíveis 1–2, 27–8, 198

E

educação a distância 80–1
educação em medicina de família
construindo relações em 116–19
desenvolvimento de 81–2
e saúde da população 44–5
financiamento para 121–23
habilidades de melhora da qualidade em 183
implementação baseada no sistema 105–8
infraestrutura para 106–8, *107–8*, 108–11
natureza distinta de 73
no Mediterrâneo Oriental *108–9*
professores em 92–3, 119–22, 133–34
programas em 108–13
recursos humanos em 118–20
educação em saúde
centros de educação em saúde no Brasil 198
equipes de cuidados primários em 48–50, 67
médicos de família em 104–5, 153–54
mobilização de apoio para 54–8, 65–6
objetivos de saúde 102–3, 104–6

educação médica continuada (EMC)
e DPC (desenvolvimento profissional
continuado) 75
e organizações profissionais 161–62
e qualidade de cuidados 184–85
efetiva *138–39*
em medicina de família 130–31, 137–38, 141–44
início da 73–5
no Laos *134–35*
on-line 81–2
educação médica
a distância 80–2
alocação errada de recursos em 30–1
ambulatorial 131–33
avaliação crítica da 137–38
básica 73–5, 82–3, 135–36, 141–43, 164–65
centrada no aluno **121–22**
centralização no paciente em 101–3
continuada, *ver* EMC continuidade de cuidados
em 90–4
coordenação de cuidados em 94–7
cuidado abrangente em 89–91
evolução da 76
globalização em 29–30
habilidades de melhora da qualidade em 182–83
medicina de família em 81–2
métodos de ensino em 78–80
objetivos da 75
orientação familiar em 99–101
orientação para a comunidade em 76–7, 100–2
pré-serviço 73–4, 124–25
prevenção em 97–9
protocolo para mudança em *141–42*
relevância social da 76–8
Edulink 249–50
efetividade, pesquisa de 173–74
Egito 196–97, 215–22, 225
EMC, *ver* educação médica continuada serviços
cognitivos 165–66
Emirados Árabes Unidos 215–16
empobrecimento por cuidados 7–8
enfermeiros 9, 46–8, 84–5, 123–24, 232–33
entrevista 99–100
envelhecimento da população 28–9
equipes de atenção primária
coordenação em 94–6
educação para 73
função das 45–8
médicos de família em 47–50, 87–8, 154
multidisciplinares 5

292 Índice

na China 212-13
no Brasil, *ver* equipes de saúde da família
relações dentro das 155
equipes de saúde da família 67, 77-8, 200-7
equipes multidisciplinares 91-2, 197, 210-11
Especialistas
    abordagem à medicina 58-9
    como professores 113-14
    comunicação com 97-8
    e médicos de família 155, 174-75
    provisão ineficiente de 31-2
Estado de Gezira no Sudão 215-16, 217-19,
    220-22, 254-55
Estados Unidos
    Declaração Universal dos Direitos Humanos
      12-3
    doenças não transmissíveis nos 3 atenção
      primária nos 152-53
    mês típico de cuidados de saúde nos *50-1*
    organizações de medicina de família nos 159-60
    pagamento dos médicos de família nos 167-68
    treinamento dos médicos de família nos 82-3,
      111-12
estágios integrados longitudinais 92-4, *93-4*,
    124-25
Estratégia de Saúde da Família (Brasil) 194-95,
    199-200, 204-5
estudantes de medicina, escolha da carreira 128-30
Etiópia 1-2
EURACT (European Academy of Teachers in
    General Practice) *120-21*
exames e certificação 160-61
expectativa de vida
    e atenção primária 32-3, 59-61
    e desigualdade social 255-56
    na Tailândia 228-29
    no Brasil 198
    tendências em 25-7

F

faculdade, médicos de 113-15
faculdades 159-60, 162-63
faculdades de medicina acreditação para 29-30
FaMEC (Family Medicine Educational
    Consortium) 247-49
Famílias
    múltiplos membros de 131-33
    papel na saúde 98-100
 Family Practice Management, programa 66-7
Filipinas *156-57*

Flemish, universidades 245, 247-48
Flexner, Abraham 76
fuga de cérebros 83-4, 245-48, *247-48*, 251-52,
    255-56
Fundo de Cuidados Básicos (Basic Care Fund) 200
Fundo de Saúde da Família (Family Health Fund;
    Egito) 219-20, 225

G

Gana 245-46, 250-51, 252-54
Ghent University na Bélgica 247-48
GHETS (Global Health through Education,
    Training and Service) 256-58
globalização 26-7, 28-30, 255-56
governança 25-6
governos
    e garantia de qualidade 181-82
    e medicina de família 254-55
    e organizações profissionais 162-64
    políticas de saúde de 7-8, 157-58, 164-65,
      207-8
grupo de pacientes ambulatoriais 96-7, 131-33,
    139-41
Gulf Cooperation Council Countries 215-16

H

habilidades clínicas na África 253-54
    desenvolvimento de 125-26, 131-33
    gama necessária 89-90, 94-5, 134-35
habilidades médicas básicas 126-27, 138-39
heredograma 99-100
hipertensão
    educação sobre 125-26
    em atenção primária 32-3
    na China 213-14
    na Europa 2-3
    no Mediterrâneo Oriental 219-20, 222-23
HIV/Aids 20-1
    carga global de 27-8
    e programas verticais 255-56
    em treinamento em medicina de família 123-24
    na África *53-5*, *83-4*, 245-46, 255-56
    resposta integrada a 20-1
Holanda, reformas de cuidados de saúde em *159*
hospitais
    atratividade e poder de 255-56
    como locais de ensino 123-24
    departamentos de clínica geral em 210-11
    suporte financeiro para treinamento 116-17

I

Iêmen 215–16
imunização
  entre refugiados palestinos 222–23
  oferta de 18–9, 20–1
internet
  em regiões necessitadas 171–72
  na educação 80–1
  no manejo prático 66–7
Irã 196–97, 215–24
Iraque 215–21, 226–27

J

JANUS, projeto *44–5*
Jordan 196–97, 215–19, 220–22, 226–27

K

Kuweit 215–16

L

Laos *134–35*
lei do cuidado inverso (ou invertido) 6–7, 245–46
Lesoto *83–4*, 251–52
Líbano 215–17, 221–22
  educação em medicina de família no *108–9*
Líbia 215–16
Liderança
  convencendo a 8–9
  funções da 24–6
  reformas da 7–8
locais de treinamento de especialidades 123–24
longitudinalidade 4–5, 16–7, 32–3, 41, 59–60

M

Makerere University 248–50
malária resistente a fármacos 27–8
Malauí 1–2, 251–52
manejo prático 65–7, 108–9
manutenção da saúde 29–30, 32–3, 84–5, 122–23, 167–68
Marrocos 215–16
Mbeki, Thabo *247–48*
medicina acadêmica, domínios da 76–7
medicina baseada em evidências 102–3, 159, 173–74, 227–28, 251–52
medicina de família
  acesso à 87–8
  aumentando o reconhecimento de 153–54
  aumento da capacidade em 256–60

avaliação em 138–41
características de 41, 42–4, 85–6
carreiras em 128–30, *129–30*
coalizões apoiando 113–14
como disciplina clínica 101–2
como especialidade 83–4, 86–7, 128–29, 141–44, 248–49
como síntese holística 1
continuidade em 91–2
coordenação em 94–5
currículo para 108–11, *110–11*, *113*, 139–41
desafios em 8–12
e atenção primária 4–5, 104–5
elementos centrais de 55–7, 84–5, 107–9, 125–26
em países de renda média 193–95
envolvimento da comunidade 197
financiamento de 254–56
implementação de 9, 164–65
introdução em um país 152–54
modelo biopsicossocial em 245–46
no currículo básico 124–25
padrões internacionais para *141–43*
papel no sistema de saúde 45–6
parcerias com governos 156–58, *156–57*
pesquisa em 174–77
planejamento de programa em *185–86*
princípios de *43–4*, 85–6, 102–3, 117–18, 253–54
problemas mais frequentes em **54–8**
promoção de 12–3
qualidade de cuidados em 58–60, 85–6, 176–78, 181–82, 184–85
razões mais comuns para consultas **54–8**
rodízios em tempo integral em 125–27
médicos cinco estrelas *48–9*, 48–50
médicos da atenção primária 35–7
médicos de família
ambiente de 151
  centralização no paciente de 102–5
  como especialistas 4–5, 82–3, 206–7
  como porta de entrada 209, 210–11, 213–14
  abordagem para cuidados de saúde 58–60, 104–6
  atributos de 42–3
  conceito africano de 5, 252–54
  contextos de trabalho 5
  disponibilidade de 82–3, 87–8, 235–36
  em departamentos acadêmicos 113–14
  em regiões necessitadas 170–72, *172–73*

294 Índice

orientação para a comunidade de *64–6*, 100–1,
152–53, *154*
papel coordenador de 60–3, *62–4*, 94–8
progressão da carreira de 10
médicos generalistas
abordagem à medicina 58–9
e medicina de família 154
experiência de 55–7
retreinamento 134–35
treinamento de 6–7, 31–2
Médicos
financiamento de 24–5
retreinamento de 130–31, 134–35
suprimento de 1–2, 21–2, 30–2
Medunsa University *184*
melhora da qualidade 181–85
cooperação para 160–61
treinamento para médicos em 91–2, 95–7, 113
micro-habilidades 133–35
migração, consequências para a saúde 28–9
Millennium Development Goals 203–4, 255–58
Moçambique 248–49, 251–52
modelo de preceptoria 133–34
Modelo de Saúde da Família (Family Health
Model; Egito) 196–97, 225
modelos de pagamento por serviço 31–2, 158–59,
165–66, 167–68
modelos de prática de família 196–97, 226–28,
233–34
morbidade hospitalar no Brasil 202–3
mudança de comportamento 137–38
Multimorbidade
manejo 125–26
na África 258–59
pesquisa em 173–74
prevalência de 26–9

N

Namíbia 246–47, 251–52
Network: Towards Unity for Health 76–7, 115–16
Nigéria
e cooperação acadêmica 250–51
fuga de cérebros da 246–47
medicina de família em 245, 252–53
Nova Zelândia 46–8, *157–59*

O

observação vigilante 92–3
obstetrícia 53–5, 108–11
Oeste da África 252–53

oferta de serviços de saúde desafios da 29–32
envolvimento do setor privado na 29–30
princípios da 45–6
profissionais necessários para 1–2, 4–5
tendências em 25–30
Omã 215–16
Organização Mundial de Saúde (OMS)
atividades educacionais da 76–7
comprometimento com a atenção primária
83–5
constituição da 18–9
WONCA 274–76
Eastern Mediterranean Regional Office of
226–27
projeções da 2–3
organizações de medicina de família 116–17,
159–64, 175–76
organizações de redes *157–59*
organizações não governamentais 245–46, 256–58,
259–60
organizações profissionais 159–64, 171–72

P

Primavera Árabe 215
pacientes hospitalizados
abordagem de especialista a 31–2
e médicos de família 51–2, 97–8, 108–11
educação focada em 76–7
pacientes
experiência dos,
sobre a oferta de
serviços de saúde55–8
indiferenciados 89–90
recrutamento de 119–20
Pacote de Serviços de Saúde Essenciais 219–21,
226–27
pacotes principais 20–1
padrões de doenças 27–8, 108–9, 173–74
padrões éticos 161–62
pagamento por desempenho 167–68
países de baixa renda
atenção primária em 9
gastos com cuidados de saúde em 1–2, 20–1
países, diferenças entre 1–3
Palestina 215–17, 221–22
Paquistão 215–16
parteiras
consultas com 5
em equipes de cuidados de atenção primária à

Índice   **295**

saúde 47–8
treinamento de 22–3
pentágono de parcerias *35–6*
pesquisa em atenção primária 125–26, 172–75, 176–77, 259–60
  categorias de *172*–73
  promoção da *176–78*
pesquisa médica localização da 173–74
  na Nigéria 252–53
pobreza
  áreas com altas concentrações de 8–9, 169–70
  e desigualdades na saúde 1–2
  efeitos na saúde *246*–47
  global 25–7
Política Nacional de Cuidados de Atenção Primária à Saúde (Brasil) 194–95, 199–200
Polônia 55–7, 135–36, 162–63, *163–65*
populações assistidas 220–22, 224
populações necessitadas 24–5, 29–30, 103–4, 170–73
prática de família
  conhecimento usado em **51–2**
  escopo da 5, 50–8, *56–7*
  ideal **151**
  melhora da qualidade em 182–83
  não especialistas em 197
  no Mediterrâneo Oriental 194–95, 215–18, 219–21, 226–28
preceptoria 90–1, 92–3, 133–34, 138–39, 175–76
prevenção terciária 67, 97–8
prevenção, tipos de 97–9
Primafamed Network 249–51, 252–55, 256–58
Primafamed Statement 256–59
Primary Health Care Network System (Irã) 196–97, 222–24
primeiro contato 4–5, 41–2, 43–4, 86–8
princípios centrais da atenção primária
  aplicação dos 87–90, 103–5
  e continuidade de cuidados 93–4
  e treinamento 85–7, 121–22, 131–32
priorizando problemas de saúde 33–4
problemas psicossociais 89–91
processo de admissão em 128–29
  e médicos de família 155–56
  Flexner, reformas de 76
  medicina de família em 77–8, 82–5, 116–18, 124–27
  África 251–52
  Tailândia 231–32
  orientações estratégicas para 23–4

programas básicos em 10
responsabilidade social de 76–7
professores, recrutamento 118–19
profissionais de saúde
acesso a 1, 30–1, 193
  base lógica dos 23–5
  como partes envolvidas 35–7
  conflitos de papéis entre 8 rurais 169–70, 171–72
  custos de 31–2
  e qualidade de cuidados 178–79
  gama de 17–8
  gama necessária de 30–1
  ineficiência em 30–1
  infraestrutura de 20–1
  mercado global para 29–30
  movimento de 28–9
  na Tailândia 233–34
  no nível da comunidade 63–4
  pagamento do próprio bolso por 23–4, 168–69, 234–35
  percepção pública dos 203–4
  relevância da educação 17–8
  reorganização; 7–8, 193–4;
  serviços de saúde
  treinamento de 21–2
  complementação de médicos de família 154–55
  da comunidade 123–24
programas de aprendizado de serviço 126–27
programas de prática de família
  aceitação de 217–19
  financiamento de 218–20
  sucesso de 227–28
programas de treinamento em especialidade 82–3, 117–18, 139–41, 253–54
programas orientados para doenças 255–58
programas verticais 255–59
psoríase em placas 58–9

Q

Qatar Declaration on Primary Health Care 215
qualidade de cuidados
  definições de 176–79, **178–79**
  e igualdade 16–7
  ensino para melhorar 182–83
  fontes de dados para **181–82**
  indicadores de 15–17
  perspectivas profissionais em 178–80
  qualidade de vida 178–79
Quênia 248–49, 250–51

296 Índice

questões de múltipla escolha 78–80

R

recertificação 160–62, 184–85
redes de pesquisa 176–78, 259–60
reformas do sistema de saúde *159*
  diálogo sobre 157–58
  em países de renda média 194–97
  medicina de família em 10–12, 164–65, 197
  residentes em 95–6
  motivação de médicos em 185–86
  na China 194–95, 209–13
  no Egito 225
reformas em políticas públicas 7–8
refugiados palestinos 221–23
Região do Mediterrâneo Oriental estudos de casos
  da 221–22
  pagamentos por serviços de saúde na 219–20
  perfil demográfico da 217–18
  pessoal e encaminhamento na 220–21
  reformas do sistemas de saúde na 196–97, 215,
  226–28
  treinamento em medicina de família na *108–9*
  uso do termo 215–16
regiões remotas 9, 21–2, 138–39
regiões rurais
  África 245–47
  China 209, 210–12
  Tailândia 230–31
  Irã 224
  profissionais de saúde em 8–9, 169–70
  treinamento para 125–26
Reino Unido
  atenção primária no 153–54
  financiamento dos cuidados de saúde no
  159–60
  organizações profissionais no 159–60
  práticas de ensino no 122–23
  renda do médico de família no 166–69
  treinamento do médico de família no 82–3
relação médico-paciente
  atitude médica na 55–7
  centralidade da 42–4
  continuidade na 133–34
  e indicadores de qualidade 180
  em medicina de família 42–3, 102–4
  listas de pacientes 60–2
  longo-prazo 58–60, 126–27
  no treinamento em serviço 92–3
relações terapêuticas 55–7, 91–2, 103–4

respeito incondicional 55–7
retreinamento 124–25, *134–35*, **135–36**, 141–44, 154
RIME 134–35
rodízios hospitalares 113, 138–39
Royal Australian College of General Practitioners
  160–61
Royal College of General Practitioners 24–5, 47–8,
  159–62, 252–53
Royal New Zealand College of General
  Practitioners 160–61
Ruanda 245–47, 248–49, 250–52

S

salário, sistema de 165–67
satisfação do paciente
  como indicador de qualidade 178–79, 180
  certificação 161–62
  competência 78–9
  medicina de família 10–2, 45–6, 81–3, 153–54
  ferramentas de análise de pacientes 180
  melhora da 66–7
  Tailândia 234–35
saúde comunitária
  dados sobre 48–50
  habilidades para 63–5
  serviços de médicos de família 46–8
saúde da família, conceito brasileiro de 200, 201–4
saúde da população
  e departamentos acadêmicos 115–16, 119–20
  em CPOC 33–4, 100–1
  em Lesoto 83–4
  modelo tradicional de 124–25, 130–32
  na África 252–55, 259–60
  na China 209–11
  na Tailândia 228–29, 231–32
  no Brasil 77–8, 82–4, 115–16, 130–31
  no Mediterrâneo Oriental 216–17, 218–19
  OMS sobre 82–3
  Porto Alegre, Brasil 199–200
  pós-graduação, treinamento em
  treinamento ambulatorial em 131–35, 141–43
saúde oral 200, 203–4
saúde pública
  corpos responsáveis pela 6–7
  e cuidado centrado na pessoa 1
saúde, impactos sociais na, *ver* determinantes
  sociais da saúde
seguro de saúde
  África 260–61
  China 211–12

serviço social em cuidados de atenção primária à saúde 44–5, 47–8

serviços de saúde da comunidade
médicos de família 60–1, 63–6, 67–8, 100–1
China 209–10, 211–13
provisão de 46–8

serviços de saúde reprodutiva 88–9, 99–101

serviços essenciais 19–21, 30–1, 60–1

serviços preventivos
categorias de 97–99
coordenação com serviços clínicos 30–1, 173–74
médicos de família **51–5**, 54–8, 88–9, 104–5
atenção primária 7–8
pagamento por 165–66, 167–68
treinamento em 110–11

Sewankambo, Nelson *249–50*

Síria 215–17, 221–22

sistema de capitação integrada 166–68

Sistema de Saúde Distrital Integrado (Integrated District Health System) 226–27, 232–33

Sistema Nacional de Saúde do Brasil 194–95, 198, 201–2

Sistema Único de Saúde (Brasil) 198–200, 201–6, 207–8

sistemas de administração 29–30

sistemas de encaminhamento
campos de refugiados 221–23
e condições crônicas 2–3
e regiões remotas 21–2
em coordenação de cuidados 96–8
hierárquicos 196–97, 210–11, 213–14
no Mediterrâneo Oriental 220–21

sistemas de informação em saúde 216–17, 221–22, 224

sistemas de pagamento combinado 164–65, 167–68

sistemas de pagamento por capitação 164–65, 166–68, 188–90, 219–20

sistemas de saúde
administração de 205–6
avaliação da qualidade em 180–2
coordenados 154
cuidados de atenção primária à saúde em 32–3
descentralização de 17–8, 199–200, 258–59
financiamento dos 23–5, 157–58, 164–65
funções dos 19–20
inadequados 77–8, 225
medicina de família em 186–87
na África 258–59

objetivos dos 18–20, 75
ponto de entrada nos 61–3, 86–7
realinhamento de 9
recursos humanos e físicos 20–3
valores dos 15–8, 76–7

SNAPPS 134–35

Society of Teachers of Family Medicine 159–60

solidariedade 7–8, 10–2, 18–9, 204–5, 229–30

Somália 215–16

Southern Africa Family Medicine Twinning 251–52

Sri Lanka, treinamento em medicina de família no *138–39*

Stellenbosch University 248–49, 251–52

Suazilândia 251–52

Sudão do Sul 215–16

Sudeste da Ásia, retreinamento no *134–35*

Sul a Sul, colaboração 248–50, 259–60

supervisores clínicos 113–14, 133–34

SuQian, cidade na China 210–11

SWOT (*strengths, weaknesses, opportunities and threats*) 182–83

T

Tailândia 233–36
acesso a serviços de saúde na 234–36
instalações de saúde na 229–31
investigação excessiva na *235–36*
medicina de família na 193–95, 227–28, 231–33, 234–35
profissionais de saúde na 232–33, 235–37
reformas no sistema de saúde na 196–97, 228–30,

Tanzânia 248–49, 250–51

taxas de mortalidade e atenção primária 59–60

tecnologias caras 8–9

telemedicina 8–9, 80–2

tomada de decisão compartilhada 179

Towards Unity for Health 34–6

trabalhadores da saúde
equipes de 7–8
uso ineficiente de 30 supervisão de 4–5
suprimento de 21–3

trabalho em equipe efetivo 48–50

transições políticas 185–86

treinamento ambulatorial 131–34, 141–44

treinamento de especialidade
financiamento para 129–30
habilidades de melhora da qualidade em 183
pós-graduação tradicional 129–31

298 Índice

treinamento em medicina de família
acesso a 46–8
ambientes de 86–7, 106–8
atraindo estudantes para 10, 119–20
avaliação em 138–40
com base na comunidade 123–24
continuidade em 92–5
em reformas do sistema de saúde 197, 227–28
estudo de países em *138–39*
financiamento para 122–23
habilidades aprendidas em 113
lista de verificação para experiências *138–40*
na África 253–5, 258–59
na China 194–95
na Tailândia 228–29, 231–34
natureza distinta de 85–6
no Brasil 206–8
no Mediterrâneo Oriental 217–19
objetivo do 106–8
pré-serviço 124–26
requisites mínimos em *111–12*
selecionados em 125–27
treinamento em residência 108–9, 129–30, 252–53
treinamento em serviço
continuidade de cuidados em 92–3
e desenvolvimento de competência 75
sistemas de informação 24–5
tipos de 129–31
versus treinamento pré-serviço 124–25
treinamento vocacional 73, 131–33, 183
treinamento; *ver também* modelo de treinamento
em medicina de família baseado na
continuidade 129–30
baseado em evidências 137–38
modelos flexíveis de 8–9
e organizações profissionais 160–61
trauma, manejo de 5, 89–90
tuberculose 20–1, 27–8, 53–5, *61–2*, 245–46
Tunísia 215–21
Turquia *108–9*, 135–36
Tutu, Desmond *260–61*

U

Uganda 248–51
UNESCO 249–50
UNICEF (United Nations International Children's
Fund) 274–75

Unidades Contratantes para Cuidados Primários
(Tailândia) 230–31, 235–36
Unidades de Cuidados Primários (Tailândia)
230–32, 234–35
UNRWA 196–97, 216–17, 221–23

V

valores humanísticos 11, 133
valores inter-relacionados 17, *18*
ver também CPOC, habilidades para 65–6
Vietnã *139–40*, 141
violência doméstica 49
visitas domiciliares 128, 233

W

WONCA (Organização Mundial dos médicos de
Família)
colaboração com a OMS 274–76
crescimento da 6–7
definição de médico de família 41–2
desenvolvimento de padrões 141–43
e novos departamentos acadêmicos 114–16
e pesquisa em atenção primária 176–78
formação da 275
fundamentos da medicina de família 196–97
Regional Africa Conference 245, 253–54,
256–58
Singapore Statement 82–4
sobre cuidados quaternários 98–9
Working Party on Quality in Family Medicine
178–79, *179*
World Federation for Medical Education (WFME)
141–43
World Health Assembly Resolutions
WHA 48.8 21–3, 82–3, 193–94, 269–71, 275–76
WHA 57.19 22–3
WHA 62.12 22–3, *258–59*
WHA 64.9 193–94
World Health Report 2006 245–46
World Health Report 2008 6–7, 41–2, 193–94,
255–56, 272–73
World Health Report 2010 23–4, 30–1, 168–69
World Health Report, sobre oferta de serviços 20–1

Z

Zimbábue 251–52, 256–58